国家执业药师资格考试卓越速通宝典

中药学专业知识（一）

2017

国家执业药师资格考试命题研究委员会 编写

科学出版社

北京

内 容 简 介

本书参照执业药师资格考试最新考试大纲和教材，精选教材重点知识，力求全面覆盖考点，依据命题规律精编试题。本书分为考点提炼、真题再现、强化练习、模拟测试四大模块。考点提炼精炼书本内容，减少复习压力，有效利用备考时间；真题再现部分"以点带题"，将考点与真题一一对应，帮助考生熟悉命题形式；强化练习则是"以题带点"，用精心编写的练习题强化考点，学以致用；模拟测试为每个章节末的模拟试题，用以检验学习的效果。经过多轮多层次的训练，帮助考生强化应试能力，提高应试技巧，顺利通过国家执业药师资格考试。

本书是执业药师资格考试应试人员的复习备考用书。

图书在版编目（CIP）数据

中药学专业知识（一）：2017 / 国家执业药师资格考试命题研究委员会编写. —北京：科学出版社，2017.4
国家执业药师资格考试卓越速通宝典
ISBN 978-7-03-052481-2

Ⅰ.①中… Ⅱ.①国… Ⅲ.①中药学–资格考试–自学参考资料 Ⅳ.①R28

中国版本图书馆 CIP 数据核字（2017）第 069824 号

责任编辑：赵炜炜　李国红　/　责任校对：桂伟利
责任印制：赵　博　/　封面设计：范　唯

斜 学 去 版 社 出版
北京东黄城根北街 16 号
邮政编码：100717
http://www.sciencep.com

北京市密东印刷有限公司 印刷
科学出版社发行　各地新华书店经销

*

2017 年 4 月第 一 版　　开本：787×1092　1/16
2017 年 4 月第一次印刷　　印张：15
字数：445 000
定价：49.80 元
（如有印装质量问题，我社负责调换）

前　言

根据国务院印发的《"十三五"国家药品安全规划》中对未来执业药师队伍的要求可知，到 2020 年，执业药师服务水平要显著提高。每万人口执业药师数须超过 4 人，所有零售药店主要管理者必须具备执业药师资格、营业时有执业药师指导合理用药。不难看出，国家对执业药师队伍的培养日益重视，执业资格证书行业前景不容小觑。然而，参加药师考试的考生，不可谓专业不精、知识不全，但面对考试，总显得束手无策、屡屡失败。如何破解学与考脱节的困境呢？药学相关知识厚重而渊博，全面而精深，执业药师资格考试，有规律、有重点、有方向，两者并不矛盾，只是需要打通知识与考试的通道。

"国家执业药师资格考试卓越速通宝典"应运而生。本丛书是一套由全国知名执业药师资格考试考前培训学校"环球卓越"策划，众多一线辅导专家倾情加盟，联袂为众多志在考取执业药师资格的考生量身定做的应试辅导丛书。本丛书参照最新考试大纲和教材，精选教材重点知识，力求全面覆盖考点，并结合历年考试的具体情况和新版大纲的修订内容精编部分试题，帮助考生全面掌握知识点，提高应试答题技巧，顺利通过国家执业药师资格考试。

本丛书特点如下：

一、名师执笔，实用性强

编写本丛书的作者常年活跃在教学一线，精研教材，深谙大纲，丛书内容是他们多年辅导经验的提炼和结晶，实用性非常强，专为执业药师考生定制。

二、体例独特，一书多用

本丛书体例为考点提炼、真题再现、强化练习、模拟测试。考点提炼是将原有的大篇幅的书本内容，提炼为精炼的考点，减小复习压力，更有效地利用备考时间；真题再现，则针对每个考点，将最近几年真题中相应的命题挑选出来与之对应，帮助考生熟悉命题形式；强化练习则是一点一题，用一组相关的练习题强化一个考点，学以致用；模拟测试为每个章节精心编写一套模拟试题，用以检验学习的效果。本丛书内容总结性和针对性很强，经过多轮多层次的训练，考生的应试能力得以大幅提升。

三、超值服务，锦上添花

文字内容有限，为了让考生全方位提升应试能力，本书随书附赠分册专属名师网络课堂，让读者结合图书，聆听名师的倾心讲解。轻轻一扫封面二维码，便可将本书变成行走的有声课堂。此外，更有海量资料赠送，真正物超所值。

为了保证编写质量，我们参考了诸多国内外文献，但并未一一注明。我们也引用了部分已出版过的试题和练习，因篇幅所限，也未能一一讲明出处。在此，我们谨对有关作者一并表示感谢。

书中可能还有些遗漏，敬请同行和广大读者指出，待再版时纠正。

国家执业药师资格考试命题研究委员会

2017 年 1 月

目　　录

科目概述 …………………………………… 1
第一章　中药与方剂 …………………… 2
章节概述 ………………………………… 2
第一节　历代本草代表作简介 ………… 2
第二节　中药的性能 …………………… 4
第三节　中药的功效与主治病证 ……… 7
第四节　中药的配伍 …………………… 7
第五节　方剂与治法 …………………… 9
单元测试 ……………………………… 10
第二章　中药材生产与品质 …………… 12
章节概述 ……………………………… 12
第一节　中药材的品种与栽培 ……… 12
第二节　中药材的产地 ……………… 12
第三节　中药材的采收 ……………… 14
第四节　中药材的产地加工 ………… 15
单元测试 ……………………………… 17
第三章　中药化学成分与药效物质基础 … 19
章节概述 ……………………………… 19
第一节　绪论 ………………………… 19
第二节　生物碱 ……………………… 20
第三节　糖和苷 ……………………… 22
第四节　醌类化合物 ………………… 23
第五节　香豆素和木脂素 …………… 24
第六节　黄酮类 ……………………… 25
第七节　萜类和挥发油 ……………… 26
第八节　皂苷类 ……………………… 26
第九节　强心苷 ……………………… 27
单元测试 ……………………………… 28
第四章　中药炮制与饮片质量 ………… 30
章节概述 ……………………………… 30
第一节　炮制目的与药物成分 ……… 30
第二节　炮制的辅料及饮片的质量 … 31
第三节　常用饮片的炮制方法及作用 … 35
单元测试 ……………………………… 52
第五章　中药质量标准和鉴定 ………… 56
章节概述 ……………………………… 56
第一节　中药的质量标准 …………… 56
第二节　中药鉴定的内容和方法 …… 56
单元测试 ……………………………… 68
第六章　中药制剂与剂型 ……………… 70
章节概述 ……………………………… 70
第一节　中药制剂的剂型分类与选择 … 70
第二节　中药制剂卫生与稳定性 …… 71
第三节　散剂 ………………………… 73
第四节　浸出制剂 …………………… 74
第五节　液体制剂 …………………… 78
第六节　注射剂 ……………………… 80
第七节　眼用制剂 …………………… 83
第八节　外用膏剂 …………………… 85
第九节　栓剂 ………………………… 88
第十节　胶囊剂 ……………………… 89
第十一节　丸剂 ……………………… 92
第十二节　颗粒剂 …………………… 94
第十三节　片剂 ……………………… 95
第十四节　气雾剂与喷雾剂 ………… 98
第十五节　胶剂、膜剂、涂膜剂及其
　　　　　他传统剂型 ……………… 100
第十六节　新型给药系统与药剂新
　　　　　技术 …………………… 102
第十七节　药物体内过程 ………… 103

单元测试……………………… 105
第七章　中药药理与毒理…………… 111
　　章节概述……………………… 111
　　第一节　中药药理…………… 111
　　第二节　毒理………………… 119
　　单元测试……………………… 121
第八章　常用中药的鉴别…………… 123
　　章节概述……………………… 123
　　第一节　常用植物类中药的鉴别…… 123
　　第二节　常用动物类中药的鉴别…… 206
　　第三节　常用矿物类中药的鉴别…… 215
　　单元测试……………………… 218
模拟试题（一）……………………… 221
模拟试题（二）……………………… 227

科目概述

科目特点

中药学专业知识一,共计有8个章节组成。

章节	内容	分数
第一章	中药与方剂	6分
第二章	中药材生产与品质	5分
第三章	中药化学成分与药效物质基础	28分
第四章	中药炮制与饮片质量	14分
第五章	中药质量标准和鉴定	1分
第六章	中药制剂与剂型	29分
第七章	中药药理与毒理	5分
第八章	常用中药的鉴别	32分
合计		120分

科目复习指导：

【第一阶段】复习时间1个月

复习内容：

第八章　常用中药鉴别

解读：中药学专业知识一种分值占比最高，且需要拿分的章节，但是内容散，不容易记忆，故在复习中，需要关注一、二级考点，及其重要的小节内容。

【第二阶段】复习时间15天

复习内容：

第六章　中药制剂与剂型

第八章　常用中药的鉴别（复习）

解读：第六章为中药学专业知识中分值占比相对较高的章节，内容散，不易记忆。需要理解性记忆。第八章要关注每个药物的鉴别要点。

【第三阶段】复习时间15天

复习内容：

第四章　中药炮制与饮片质量

第六章　中药制剂与剂型（复习）

第八章　常用中药的鉴别（复习）

解读：第四章分值占比高，相对比较容易掌握，复习第八章的产地加工及鉴别要点

【第四阶段】复习时间15天

第一章　中药与方剂

第二章　中药材生产与品质

第三章　中药化学成分与药效物质基础

第五章　中药质量标准和鉴定

第七章　中药药理与毒理

复习内容：

解读：第一章，二章内容不多，容易拿分。第五章、七章，内容多，分值低，炮制，鉴定，化学的内容来记忆。第三章，虽分值高，但不易掌握。重点关注生物碱。

【第五阶段】复习时间15天

复习内容：大量做复习题，进行模拟测验，检测自己的盲点，难点，进行考前的最后突击。

第一章 中药与方剂

章节概述

中药与方剂共计包含5个小节的内容，历年考试分值在5~6分左右，重要的小节为第二节中药的性能。故在复习时应以第二小节为重点。

章节	内容	分值
第一节	历代本草代表作简介	0~1分
第二节	中药的性能	4分
第三节	中药的功效与主治病证	0~1分
第四节	中药的配伍	0~1分
第五节	方剂与治法	0~1分
合计		5~6分

第一节 历代本草代表作简介

考点1 历代本草代表作简介

1.《神农本草经》——简称《本经》
成书年代：汉代（东汉末年）
作者：假托传说中的神农而作，但并非出于一时一人之手。
载药：365种
学术价值：
（1）以上、中、下三品分类（四气五味毒性）。
（2）现存最早的药学专著，为本草学的发展奠定了基础。

2.《本草经集注》
成书年代：魏晋南北朝
作者：陶弘景
载药：730种（《神农本草经》365*2）
学术价值：
（1）首创药物按药物自然属性分类法。
（2）第一次全面系统地整理、补充了《内经》。

（3）初步确立了综合性本草著作的编写模式。

3.《新修本草》——简称《唐本草》
成书年代：隋唐时期
作者：长孙无忌，李勣，苏敬
载药：850种
学术价值：
（1）我国历史上第一部官修药典性本草，誉为世界上第一部药典。
（2）开创了图文对照法。

4.《经史证类备急本草》——简称《证类本草》
成书年代：宋代
作者：唐慎微
载药：1746种
学术价值：
（1）图文对照，方药并收。
（2）集宋以前本草之大成，具有极高的学术价值和文献价值。

5.《本草纲目》——简称《纲目》
成书年代：明代
作者：李时珍
载药：1892种
学术价值：该书不仅集我国16世纪以前药学成就之大成，对世界医药学和自然科学的许多领域作出了举世公认的卓越贡献。

6.《本草纲目拾遗》——简称《纲目拾遗》
成书年代：清代
作者：赵学敏
载药：921种，新增716种
学术价值：创古本草增收新药之冠。

7.《中华本草》
成书年代：当代
作者：国家中医药管理局主持南京中医药大学总编审。
载药：8980味
学术价值：当代本草代表作，前30卷为中药，后5卷为民族药，包括藏药，蒙药，维药,傣药、苗药各1卷。该书全面总结了中华民族2000余年来传统药学成就。

总结：

1. 《本草经集注》载药730种,补充《神农本草经》载药365种；365*2=730种。

2. 《本草纲目拾遗》补充《本草纲目》创新增药味数最高——716种。

3. 载药数：

（1）《神农本草经》——365种

（2）《本草经集注》——730种

（3）《新修本草》——850种

（4）《证类本草》——1746种

（5）《本草纲目》——1892种,方剂11000余首

（6）《本草纲目拾遗》——921种——新增716种

4. 学术价值

（1）上、中、下三品分类——《神农本草经》

（2）现存最早的药学专著——《神农本草经》

（3）首次自然属性法——《本草经集注》

（4）官修本草——《新修本草》

（5）世界第一部药典——《唐本草》

（6）开创图文对照法——《新修本草》

（7）图文对照,方药并收——《证类本草》

5. 《中华本草》的民族药卷有——蒙药,藏药,维药,傣药

【经 典 试 题】

最佳选择题

1. 首创按药物自然属性进行分类的本草著作是
A. 《神农本草经》　　B. 《本草经集注》
C. 《新修本草》　　　D. 《本草纲目》
E. 《本草拾遗》

答案：B

【强 化 练 习】

最佳选择题

1. 首次全面系统整理,补充《神农本草经》的本草著作是
A. 《本草纲目》　　B. 《新修本草》
C. 《本草经集注》　D. 《证类本草》
E. 《本草纲目拾遗》

2. 古代新增药物最多的本草著作是
A. 《中华本草》　　B. 《新修本草》
C. 《本草纲目》　　D. 《证类本草》
E. 《本草纲目拾遗》

3. 古代载药最多的本草著作是
A. 《神农本草经》　　B. 《证类本草》
C. 《本草纲目》　　　D. 《新修本草》
E. 《本草纲目拾遗》

4. 《本草纲目拾遗》新增的药味数是
A. 730种　　B. 921种　　C. 716种
D. 850种　　E. 365种

5. 初步奠定了中药学理论基础的本草著作是
A. 《本草纲目》　　B. 《新修本草》
C. 《证类本草》　　D. 《神农本草经》
E. 《本草经集注》

6. 开创图文对照编写的药典性本草著作是
A. 《神农本草经》　　B. 《证类本草》
C. 《本草纲目》　　　D. 《本草经集注》
E. 《新修本草》

配伍选择题

A. 《证类本草》　　B. 《本草经集注》
C. 《本草纲目》　　D. 《新修本草》
E. 《本草纲目拾遗》

7. 陶弘景所著的是

8. 唐慎微所著的是

9. 赵学敏所著的是

10. 苏敬等人编纂的是

A. 《神农本草经》　　B. 《证类本草》
C. 《新修本草》　　　D. 《本草经集注》
E. 《本草纲目》

11. 最早的药学专著是

12. 被誉为药典性本草著作的是

A. 850种　　B. 1892种　　C. 365种
D. 1742种　　E. 730种

13. 《本草经集注》记载的药味数是

14. 《本草纲目》记载的药味数是

15. 《新修本草》记载的药味数是

参考答案

最佳选择题：1. C　2. E　3. C　4. C　5. D　6. E
配伍选择题：7. B　8. A　9. E　10. D　11. A
12. C　13. E　14. B　15. A

第二节 中药的性能

考点2 四气

> 四气，又称四性。即指药物具有的寒、热、温、凉四种药性。

1. 寒凉药物——清热，泻火，凉血，解毒等作用——伤阳助寒之弊。
2. 温热药物——温里散寒，补火助阳，温经通络，回阳救逆等作用——伤阴助火之弊。

【经典试题——真题再现】

最佳选择题

1. 依据中药药性理论，寒凉性对人体的不良作用是（2016年A型1题）
A. 伤阳　　B. 耗气　　C. 伤阴
D. 敛邪　　E. 助火
答案：A

【强化练习】

最佳选择题

1. 不属于温热性药所示的功效是
A. 温里散寒　B. 回阳救逆　C. 温经通脉
D. 补火助阳　E. 凉血解热毒
2. 不属于寒凉性药所示的功效是
A. 凉血清心　B. 清热燥湿　C. 泻下通便
D. 补助肾阳　E. 泻火解毒
参考答案：1. E　2. D

考点3 五味的功效

> 五味，即指药物因功效不同而具有辛、甘、酸、苦、咸等味。

1. **辛味**　能散：发散
　　　　能行：行气，活血
辛味药大多能耗气伤阴，气虚阴亏者慎用。
2. **芳香味**　能散，能行，能开：化湿，辟秽，开窍，醒脾（芳香与辛味一样）。
3. **甘味**　能补：补虚
　　　　能缓：缓急
　　　　能和：和中，调和药性
甘味药大多能腻膈碍胃，令人中满，凡湿阻，食积，中满气滞者慎用。
4. **酸味**　能收，能涩：收敛固涩

酸味药大多能收敛邪气，凡邪未尽之证均当慎用。

5. **涩味**　能收，能敛（同酸味）：收敛固涩
涩味药大多能敛邪，邪气未尽者慎用。
6. **苦味**　能泄：通泄：邪热通便：热结便秘
　　　　　　　降泄：降泄肺气：咳喘气逆
　　　　　　　清泄：清热泻火：火热内蕴
　　　　能燥：燥湿
　　　　能坚：坚阴：泻火存阴
　　　　　　　坚厚肠胃：止泻

苦味药大多能伤津，伐胃，津液大伤及脾胃虚弱者不宜大量用。

7. **咸味**　能软：软坚散结
　　　　能下：泻下通便

高血压动脉硬化者不宜多用，脾虚便溏者慎用。

8. **淡味**　能渗，能利：渗湿利水
淡味药易伤津液，故阴虚津亏者慎用。

【经典试题——真题再现】

配伍选择题

A. 能软、能下　　　　B. 能燥、能泄
C. 能补、能缓　　　　D. 能收、能涩
E. 能散、能行

1. 辛味的作用特点是（2016年B型41题）
2. 甘味的作用特点是（2016年B型42题）
3. 苦味的作用特点是（2016年B型43题）
答案：1. E　2. C　3. B

【强化练习】

最佳选择题

1. 湿阻，食积，中满气滞者应慎用的药味是
A. 甘味　　B. 淡味　　C. 苦味
D. 辛味　　E. 涩味
2. 苦味不具有的作用是
A. 通泄　　B. 降泄　　C. 燥湿
D. 清泄　　E. 渗湿
3. 能收，能涩的药味是
A. 苦味　　B. 酸味　　C. 辛味
D. 咸味　　E. 甘味

配伍选择题

A. 伤阳　　B. 腻膈　　C. 敛邪

D. 伤津　　E. 耗气

4. 酸味的不良作用是
5. 苦味的不良作用是
6. 辛味的不良作用是

A. 能散　　B. 能燥　　C. 能敛

D. 能软　　E. 能缓

7. 涩味的特性是
8. 苦味的特性是
9. 辛味的特性是

A. 利水渗湿　B. 清热泻火　C. 温里散寒

D. 收敛固涩　E. 和中缓急

10. 淡味所示的效用是
11. 甘味所示的效用是
12. 涩味所示的效用是

A. 酸味　　B. 辛味　　C. 苦味

D. 甘味　　E. 咸味

13. 具有发散，行气作用的是
14. 具有软坚泻下作用的是
15. 具有化湿，开窍作用的是

参考答案

最佳选择题：1. A　2. E　3. B

配伍选择题：4. C　5. D　6. E　7. C　8. B　9. A
10. A　11. E　12. D　13. B　14. E　15. B

考点 4　气味配合

- ❖ 辛温——发散风寒
- ❖ 辛凉——发散风热
- ❖ 苦寒——清热解毒或清热燥湿
- ❖ 甘温——补气或助阳
- ❖ 苦甘（多甘苦）——清热滋阴

【经 典 试 题——真题再现】

1. 依据中药药性理论，清热祛湿药的性味多为（2015年A型1题）

A. 苦温　　B. 苦凉　　C. 苦寒

D. 苦平　　E. 苦微温

答案：C

【强 化 练 习】

配伍选择题

A. 发散风寒　B. 清热燥湿　C. 发散风热

D. 利水渗湿　E. 补气助阳

1. 辛凉药多能
2. 甘温药多能

参考答案

配伍选择题：1. C　2. E

考点 5　升降浮沉

- ❖ 升浮——升阳发表，祛风散寒，涌吐，开窍（温，热，辛，甘）。
- ❖ 沉降——泻下，清热，利水渗湿，重镇安神，潜阳息风，消积导滞，降逆止呕，收敛固涩，止咳平喘（寒，凉，酸，苦，咸，涩，淡）。

牛蒡子，具有升浮与沉降皆具的二向性，升，清宣肺气，利咽；降，清热解毒，通便。

胖大海，上入肺经而清宣肺气，下入大肠经而能清热通便。

影响因素：酒炒则升，姜汁炒则散，醋炒则收敛，盐水炒则下行。

【经 典 试 题】

最佳选择题

1. 不属于沉降性所示功效的是

A. 收敛固涩　B. 利水渗湿　C. 平肝潜阳

D. 涌吐开窍　E. 清热泻火

答案：D

【强 化 练 习】

最佳选择题

1. 具有升浮与沉降二向性的药是

A. 鹤草芽　　B. 胖大海　　C. 天花粉

D. 马齿苋　　E. 蔓荆子

2. 酒炒可使药性转化为

A. 沉　B. 藏　C. 降　D. 收　E. 升

3. 具有沉降趋向的药物，性味多是

A. 辛，甘，凉　　B. 咸，苦，温

C. 辛，甘，温　　D. 辛，甘，温

E. 酸，苦，寒

参考答案

最佳选择题：1. B　2. E　3. E

考点 6　归经

- ➢ 含义：归，即归属，指药物作用的归属，

经，即人体的脏腑经络

理论基础：脏象学说；经络学说

辛——入肺

甘——入脾

酸——入肝

苦——入心

咸——入肾

治疗咳喘——苏子，白前——肺经

治疗心悸，失眠——茯神，柏子仁——心经

【经 典 试 题】

最佳选择题

1. 安神药主归

A. 肾经　　B. 脾经　　C. 心经

D. 肺经　　E. 胃经

答案：C

【强 化 练 习】

最佳选择题

1. 根据脏腑经络病变部位而选药的药性理论是

A. 升降浮沉　B. 有毒无毒　C. 五味

D. 四气　　　E. 归经

2. 治疗咳嗽痰黄，宜选择

A. 归脾经的热性药　　B. 归肺经的寒性药

C. 归胃经的寒性药　　D. 归心经的寒性药

E. 归大肠经的温性药

配伍选择题

A. 心经　　B. 肺经　　C. 肝经

D. 肾经　　E. 脾经

3. 黄芩，桑白皮主归

4. 龙胆草，夏枯草主归

5. 苏子，白前主归

A. 升降浮沉　　　B. 四气　　　C. 归经

D. 五味　　　　　E. 有毒无毒

6. 依据病势选药的药性是

7. 依据病位选药的药性是

8. 依据病性选药的药性是

参考答案

最佳选择题：1. E　2. B

配伍选择题：3. B　4. C　5. B　6. A　7. C　8. D

考点 7　有毒与无毒

➤ 含义：药物的有毒与无毒反映了其偏性对人体的两面性。

1. 确定药物有毒无毒的依据

（1）是否含毒害成分

（2）整体是否有毒

（3）用量是否适当

2. 引起中药不良反应的主要原因

（1）品种混乱

（2）误服毒药

（3）用量过大

（4）炮制失度

（5）剂型失宜

（6）疗程过长

（7）配伍不当

（8）管理不善

（9）辨证不准

（10）个体差异

（11）离经悖法

3. 使用有毒药的注意事项

（1）用量要适当，采用小量渐增法投药

（2）采制要严格

（3）用药要合理

（4）识别过敏者

【经 典 试 题】

多项选择题

1. 引起中药不良反应的主要原因是

A. 配伍不当　B. 用量过大　C. 炮制不当

D. 品种混乱　E. 疗程过长

答案：ABCDE

【强 化 练 习】

最佳选择题

1. 即指药物的不良反应，又指药物偏性的性能是

A. 七情　　　B. 毒性　　　C. 四气

D. 五味　　　E. 归经

多项选择题

2. 确定中药有毒无毒的依据是

A. 沉降多寡　　　　B. 药味多少

C. 含不含有毒成分　D. 用量是否适当

E. 整体是否有毒

参考答案

最佳选择题：1. B

多项选择题：2. CDE

第三节 中药的功效与主治病证

考点8 中药的功效与主治

➢ 功效含义：中药防治、诊断疾病及强身健体的作用。

➢ 分类：

1. 按中医辨证学分类

（1）针对八纲辨证的功效——表，里，寒，热，虚，实，阴，阳（解表）

（2）针对病因辨证的功效——六淫，疫疠，七情，饮食劳伤，外伤（祛风）

（3）针对气血津液辨证的功效——气，血，津，液（行气）

（4）针对脏腑辨证的功效——五脏，六腑（养心）

（5）针对经络辨证与六经辨证的功效——少阳，太阳，膀胱（和解少阳）

（6）针对卫气营血辨证的功效——卫，气，营，血（调和营卫）

（7）针对三焦辨证的功效——上焦，中焦，下焦，温中（温中散寒）

2. 按中医治疗学分类

（1）对因功效——祛邪，扶正，调理脏腑功效，消除病理产物（消食，利水，祛痰，化瘀，排石，排脓）

（2）对症功效——止痛，止血，止呕，止咳，止喘，止汗，止泻，止遗

（3）对病证功效——截疟，蚀疣，祛风湿，通鼻窍，利胆退黄，消痈排脓，驱杀绦虫

（4）对现代病症功效——降血压，降血脂，降血糖，抗肿瘤

【经典试题】

最佳选择题

1. 中药功效是指
A. 中药的作用趋向 B. 中药的作用部位
C. 中药的安全程度
D. 中药防治、诊断疾病及强身健体的作用
E. 中药作用性质

答案：D

【强化练习】

最佳选择题

1. 按中医治疗学分类，对应病证的功效是
A. 止痛 B. 排脓 C. 清热
D. 蚀疣 E. 涩精

2. 属于消除病理产物的功效是
A. 止汗 B. 排石 C. 疏肝
D. 祛风 E. 宣肺

3. 既属于中医辨证学分类，又属于中医治疗学分类的内容是
A. 对症功效 B. 对六经功效
C. 对三焦功效 D. 对因功效
E. 对现代病症功效

4. 对应症状功效的是
A. 止汗 B. 消食 C. 宣肺
D. 散寒 E. 疏肝

配伍选择题

A. 清气分热 B. 温中补中 C. 涩精止遗
D. 和解少阳 E. 补气生津

5. 属于卫气营血辨证的功效是
6. 属于三焦辨证的功效是

多项选择题

7. 对症功效包括
A. 止痒 B. 止咳 C. 散寒
D. 止痉 E. 止汗

8. 对因功效中，属于消除病理产物的功效有
A. 化瘀 B. 化痰 C. 排脓
D. 利水 E. 排石

参考答案

最佳选择题：1.D 2.B 3.D 4.A
配伍选择题：5.A 6.B
多项选择题：7.ABDE 8.ABCDE

第四节 中药的配伍

考点9 中药配伍的目的

1. 增强治疗效能
2. 扩大治疗范围
3. 适应复杂病情
4. 减少不良反应

【经典试题】

多项选择题

1. 中药配伍的目的是
A. 增强疗效　　　B. 改变药材性状
C. 降低毒副作用　D. 改变药性药味
E. 扩大治疗范围
答案：ACE

考点 10　七情配伍

- 不增效或减毒，也不增毒或减效——酌情选择
  1. 单行　单味药——独参汤
- 表示增效——充分利用
  2. 相须　功能类似——增强原有疗效——石膏与知母——增强清热泻火
  3. 相使　一药主，一药辅——辅药增强主药疗效——补气利水，黄芪主，利水健脾，茯苓为辅——茯苓能增强黄芪的补气利水效果
- 表示减毒——应用毒烈药时虚考虑选用
  4. 相畏　A 的毒性，能被 B 减轻或消除（A：生半夏——毒性被——B：生姜减轻或消除）半夏畏生姜
  5. 相杀　A 减轻或消除，B 毒性（A：生姜——减轻消除——B：生半夏）生姜杀半夏
- 表实减效——尽量不用
  6. 相恶　A+B——原有功效降低，甚至丧失——人参恶莱菔子——莱菔子削弱人参补气作用
- 表实增毒——绝对禁用
  7. 相反　A+B 产生或增强毒害反应——乌头反半夏；甘草反甘遂

【经典试题】

最佳选择题

1. 能产生或增强毒性反应的配伍是
A. 相须　　B. 相杀　　C. 相使
D. 相反　　E. 相恶
答案：D

【强化练习】

最佳选择题

1. 能增强二药原有疗效的配伍是
A. 相杀　　B. 相反　　C. 相恶
D. 相须　　E. 相畏

2. 能使药物功效降低或消除的配伍是
A. 相须　　B. 相畏　　C. 相使
D. 相杀　　E. 相恶

3. 能减轻或消除毒副作用的配伍是
A. 相恶　　B. 想杀　　C. 相反
D. 相须　　E. 相使

4. 生姜配半夏属于
A. 相畏　　B. 相反　　C. 相恶
D. 相使　　E. 相杀

5. 黄连治痢疾属于七情配伍中的
A. 单行　　B. 相须　　C. 相使
D. 相反　　E. 相恶

6. 麻黄配桂枝属于的配伍关系是
A. 单行　　B. 相须　　C. 相反
D. 相使　　E. 相畏

配伍选择题

A. 草乌　　B. 瓜蒌　　C. 藜芦
D. 细辛　　E. 甘草

7. 不宜与半夏配伍的药物是
8. 不宜与人参配伍的药物是
9. 不宜与甘遂配伍的药物是

A. 增效　　B. 增毒　　C. 减毒
D. 纠性　　E. 减效

10. 相须相使表示
11. 相畏想杀表示
12. 相恶表示
13. 相反表示

A. 相须　　B. 相反　　C. 相恶
D. 相畏　　E. 单行

14. 半夏配生姜属
15. 大黄配芒硝属
16. 半夏配乌头属

多项选择题

17. 临床用药应充分利用的配伍关系是
A. 相使　　B. 相须　　C. 相畏
D. 相反　　E. 相杀

18. 不宜与乌头同用的药物有
A. 天花粉　B. 瓜蒌　　C. 白及
D. 细辛　　E. 川贝母

参考答案

最佳选择题：1. D　2. E　3. B　4. E　5. A　6. B
配伍选择题：7. A　8. C　9. E　10. A　11. C

12. E 13. B 14. D 15. A 16. B

多项选择题：17. ABCE 18. ABCE

第五节　方剂与治法

考点 11　方剂的组方原则

- 君药——对处方的主证或主病起主要治疗作用的药物。
- 臣药——｛1. 辅助君药加强治疗主病和主证的。
　　　　　2. 针对兼病或兼证起治疗作用的。
- 佐药——｛1. 佐助药——协助君、臣药加强治疗作用。
　　　　　2. 佐制药——消除或减缓君、臣药的毒性或烈性的药物。
　　　　　3. 反佐药——根据病情需要，使用与君药药性相反而又能在治疗中起相成作用的药物。
- 使药——　1. 引经药——引方中诸药直达病所。
　　　　　　2. 调和药——调和诸药的作用，使其合力祛邪。

【经典试题——真题再现】

1. 依据方剂的组成原则，关于佐药的说法，错误的是（2015 年 A 型 2 题）
A. 直接治疗兼病的药
B. 减缓君臣药毒性的药
C. 减缓君臣药烈性的药
D. 协助君臣药加强治疗的药
E. 与君药药性相反而又能在治疗中起相成作用的药
答案：A

【强化练习】

最佳选择题

1. 能协调主诸药调和药味的是
A. 佐助药　B. 君药　　C. 佐制药
D. 调和药　E. 引经药
2. 针对主证或主病发挥治疗作用的药称
A. 臣药　　B. 君药　　C. 使药
D. 佐制药　E. 佐助药
3. 照顾兼证或兼有疾病发挥治疗作用的药称
A. 使药　　B. 佐助药　C. 臣药
D. 君药　　E. 佐制药
4. 能引导方中诸药直达病所得药称
A. 引经药　B. 佐制药　C. 调和药
D. 臣药　　E. 佐助药

多项选择题

5. 使药包含的内容有

A. 制毒药　B. 引经药　C. 主攻药
D. 佐助药　E. 调和药
6. 组方原则包含的内容有
A. 君　B. 臣　C. 引　D. 佐　E. 使

参考答案

最佳选择题：1. D 2. B 3. C 4. A

多项选择题：5. BE 6. ABDE

考点 12　常用的治法——八法

- 汗法：通过发汗解表、宣肺散邪的方法，使在肌表的外感六淫之邪随汗而解的一种治法。
- 吐法：通过涌吐，使停留在咽喉、胸膈、胃脘等部位的痰涎、宿食或毒物从口中吐出的一种治法。
- 下法：是通过荡涤肠胃，泻出肠中积滞，或积水、寒下、温下、润下、逐水、攻补兼施。
- 和法：和解少阳、透达膜原、调和肝脾、疏肝和胃、调和寒热、表里双解。
- 温法：温中祛寒、回阳救逆、温经散寒。
- 清法：清气分热、清营凉血、气血两清、清热解毒、清脏腑热。
- 消法：消导食积、消痞化癥、消痰祛水、消疳杀虫、消疮散痈。
- 补法：补阴、补阳、补气、补血、峻补、平补。

【经典试题——真题再现】
1. 在中医的常用治法中，不属于和法的是（2016年A型2题）
A. 表里双解 B. 透达膜原 C. 消痞化癥
D. 疏肝和胃 E. 调和肝脾
答案：C

单元测试

一、最佳选择题（A型题）

每题1分。题干在前，选项在后。每道题的备选选项中，只有一个最佳答案，多选、错选或不选均不得分。

1. 奠定了中药学理论基础的本草著作是（考点1）
A.《新修本草》   B.《本草纲目》
C.《本草经集注》 D.《神农本草经》
E.《证类本草》
2. 温热性药的不良作用是（考点2）
A. 腻膈碍胃 B. 伤阳助寒 C. 伤阴助火
D. 清热凉血 E. 温助阳气
3. 能发散风寒的药，其性味大多是（考点4）
A. 酸味   B. 甘温   C. 辛温
D. 苦寒   E. 咸寒
4. 羌活散风寒，主治风寒湿邪客于足太阳经，其归经是（考点6）
A. 大肠经 B. 三焦经 C. 心包经
D. 膀胱经 E. 脾胃经
5. 降血糖属于（考点8）
A. 对因功效 B. 对证功效 C. 对症功效
D. 对现代病症功效 E. 脏腑辨证功效
6. 体现处方主攻方向的是（考点11）
A. 君药   B. 使药   C. 臣药
D. 助药   E. 佐药

二、配伍选择题（B型题）

每题1分。备选答案在前，试题在后。每组若干小题。备选项可重复选用，也可不选用。每组题均对应同一组备选答案，每题只有一个正确答案。

A.《神农本草经》 B.《本草经集注》
C.《新修本草》   D.《证类本草》
E.《本草纲目》

7. 最早的药学专著是（考点1）
8. 被誉为药典性本草著作的是（考点1）
A. 渗利   B. 活血   C. 燥湿
D. 软坚   E. 补虚
9. 辛味的作用是（考点3）
10. 咸味的作用是（考点3）
11. 甘味的作用是（考点3）
A. 清气分热 B. 温中补中 C. 涩精止遗
D. 和解少阳 E. 补气生津
12. 属于气血津液辨证的功效是（考点8）
13. 属于六经辨证的功效是（考点8）
A. 相恶   B. 相须   C. 相杀
D. 相反   E. 相使
14. 临床应注意避免的配伍是（考点10）
15. 临床应禁忌的配伍是（考点10）
A. 相须   B. 相反   C. 相恶
D. 相杀   E. 相畏
16. 附子配干姜属（考点10）
17. 石膏配知母属（考点10）
18. 人参配莱菔子属（考点10）

三、综合分析题（C型题）

每题1分，题目分为若干组，每组题目基于同一个临床情景病例，实例或者案例的背景信息逐题展开，每题的备选项中，只有1个最符合题意。

患者，男，56岁，教师。长期站立授课，平素体弱多病。1个月前，感短气，倦怠乏力多汗，食少便溏，腹部重坠，便意频数，小便淋漓。辨证为中气下陷，建议选择具有升举药性的药物治疗。

19. 针对患者症状，可选择具有升举药性药物组是（考点5）
A. 柴胡、升麻、黄芪 B. 牛膝、枳壳、人参
C. 薄荷、蝉蜕、木贼 D. 桑叶、牛蒡子、茯苓
E. 桔梗、苦杏仁、紫苏子
20. 不具有升浮特性的药物是（考点5）
A. 菊花   B. 芒硝   C. 荆芥
D. 黄芪   E. 蔓荆子

患者，男，45岁，咳嗽，吐痰清稀，鼻塞流涕。建议选择性温归肺经的药物治疗。
21. 依据患者症状，适合选择性温归肺经的药

物组是（考点6）
A. 桑叶，菊花，黄芩　　B. 栀子，竹叶，淡竹叶
C. 细辛，生姜，麻黄　　D. 附子，干姜甘草
E. 吴茱萸，艾叶，荔枝核

22. 温性归肺经不适宜的病证是（考点6）
A. 寒饮停肺　B. 肺寒咳痰　C. 虚寒型咳嗽
D. 阴虚热盛痰咳　　E. 阳虚外感兼痰咳

四、多项选择题（X型题）

每题1分，题干在前，备选项在后。每道题备选项中至少有两个正确答案，多选、少选或不选不得分。

23. 使用有毒中药应当注意的事项有（考点7）
A. 用量适当　B. 识别过敏者
C. 用药合理　D. 升浮多寡　E. 采制严格

24. 中药配伍的目的是（考点9）
A. 增强治疗效果　B. 扩大治疗范围
C. 适应复杂病情　D. 改变药性药味
E. 减少不良反应

25. 属于八法包含内容的有（考点12）
A. 汗法　　　B. 清法　　　C. 吐法
D. 消法　　　E. 下法

参考答案

最佳选择题：1. D　2. C　3. C　4. D　5. C　6. A
配伍选择题：7. A　8. C　9. B　10. D　11. E
12. E　13. D　14. A　15. D　16. A　17. A　18. C
综合分析题：19. A　20. B　21. C　22. D
多项选择题：23. ABCE　24. ABCE　25. ABCDE

第二章 中药材生产与品质

章节概述

本章节的重点主要在于第二节中药材的产地，也就是道地药材。这个考点需要和第8章中药的鉴别中的产地。故可在第八章复习之后，再来强化此章节。

章节	内容	分值
第一节	中药材的品种与栽培	0~1分
第二节	中药材的产地	2~5分
第三节	中药材的采收	1分
第四节	中药材的产地加工	0~1分
合计		6~8分

第一节 中药材的品种与栽培

考点1 中药材的品种与栽培

1. 在影响中药质量的因素中，品种是至关重要的。
2. 中药材品种混乱现象，严重影响中药材的质量。
- 同名异物，同物异名（防己有粉防己，木防己，广防己，川防己，分属防己科和马兜铃科，其中粉防己含有肌肉松弛成分，有祛风止痛的功效，而广防己含马兜铃酸，具有肾脏毒性，如果误用就有可能导致中毒。）
- 一药多基原（来源同科不同属的中药如葶苈子，不同科的中药如青黛。）

【经典试题】

1. 《中国药典》规定，防己药材的原植物是（2016年A型3题）
A. 广防己　　B. 木防己　　C. 粉防己
D. 川防己　　E. 湘防己
答案：C

【强化练习】

多项选择题

1. 造成药材品种混乱现象的主要原因有
A. 采收加工　B. 栽培措施不当
C. 环境因素　D. 同名异物或同物异名现象

E. 一药多基原情况较为普遍
答案：DE

第二节 中药材的产地

考点2 中药材的产地（道地药材）

1. 川药——主产地四川，西藏
- 川贝母，川芎，川乌，川牛膝，川楝子，川楝皮，川续断
- 黄连，黄柏、白芷
- 附子，干姜，厚朴
- 麦冬，五倍子，丹参
- 天麻、花椒、金钱草
- 冬虫夏草，麝香

2. 广药——又称"南药"主产地广东，广西，海南及台湾
- 广藿香，广金钱草，广陈皮，广豆根
- 阳春砂、桂枝、槟榔、益智仁
- 蛤蚧、肉桂、桂莪术
- 苏木，巴戟天
- 化橘红，樟脑
- 高良姜，八角茴香

3. 云药——主产地云南
- 三七，木香，茯苓
- 重楼，诃子，草果
- 萝芙木，儿茶，马钱子

4. 贵药——主产地贵州
- 天冬，天麻
- 黄精，杜仲
- 吴茱萸，五倍子，朱砂

5. 怀药——主产地河南
- 四大怀药——地黄，牛膝，山药，菊花
- 天花粉，瓜蒌
- 白芷，红花，金银花
- 辛夷，山茱萸

6. 浙药——主产地浙江
- 浙八味——浙贝母，杭白芍，杭菊花，杭麦冬，白术，延胡索，山茱萸，玄参

- 温郁金，莪术，杭白芷
- 栀子，乌梅，乌梢蛇

7. 关药——主产地山海关以北，东北三省及内蒙古东部
- 人参，鹿茸，蛤蟆油，甘草
- 细辛，辽五味子，防风，龙胆
- 关黄柏，麻黄，黄芪，赤芍
- 平贝母，刺五加，升麻，桔梗，苍术

8. 北药——主产地河北，山东，山西以及内蒙古中部
- 党参，北沙参，大枣，阿胶
- 酸枣仁，桃仁，苦杏仁，薏苡仁
- 柴胡，白芷，板蓝根，大青叶，青黛，黄芩，金银花，连翘
- 香附，知母，山楂，小茴香，香加皮
- 全蝎，土鳖虫，滑石，赭石

9. 华南药——主产地长江以南，南岭以北
- 南沙参，太子参，明党参
- 茅苍术，枳实，枳壳
- 牡丹皮，木瓜，乌梅
- 艾叶，薄荷
- 龟甲，鳖甲，蟾酥，蜈蚣，蕲蛇
- 石膏，泽泻，莲子，玉竹

10. 西北药——主产地"丝绸之路"的起点西安以西的广大地区（陕、甘、宁、青、新及内蒙古西部）
- 大黄，当归，枸杞子，党参
- 秦艽，秦皮，羌活
- 银柴胡，紫草，阿魏

11. 藏药——主产地青藏高原
- 四大藏药——冬虫夏草，雪莲花，炉贝母，藏红花
- 甘松，余甘子，胡黄连，毛诃子
- 藏木香，藏菖蒲，麝香

12. 具体的产地
- 木瓜——安徽宣城
- 枸杞——宁夏
- 泽泻——福建
- 鹿茸——东北
- 枳壳——江西
- 薄荷——江苏
- 阿胶——山东
- 马钱子——印度，越南，泰国
- 西红花——西班牙，意大利
- 丁香——坦桑尼亚，印度尼西亚

【经典试题——真题再现】

配伍选择题

A. 天麻　　B. 阿胶　　C. 玄参
D. 山药　　E. 泽泻

1. 产于贵州的道地药材是（2015年B型44题）
2. 产于浙江的道地药材是（2015年B型45题）

答案：1. A　2. C

A. 附子　　B. 砂仁　　C. 龙胆
D. 当归　　E. 南沙参

3. 产于四川的道地药材是（2016年B型44题）
4. 产于东北的道地药材是（2016年B型45题）

答案：3. A　4. C

A. 白术　　B. 甘草　　C. 人参
D. 地黄　　E. 狗脊

5. 主产地为河南的药材是（2016年B型86题）
6. 主产地为浙江的药材是（2016年B型87题）
7. 主产地为内蒙古的药材是（2016年B型88题）

答案：5. D　6. A　7. B

【强化练习】

最佳选择题

1. 安徽宣城的道地药材是
A. 山楂　　B. 木瓜　　C. 桃仁
D. 五味子　　E. 补骨脂

配伍选择题

A. 宁夏　　B. 浙江　　C. 河南
D. 福建　　E. 安徽

2. 延胡索的主产地是
3. 牛膝的主产地是
4. 枸杞子的主产地是
5. 泽泻的主产地是

A. 西班牙，意大利　　B. 山东，河南
C. 坦桑尼亚，印度尼西亚
D. 印度，越南，泰国等国　　E. 河南

6. 马钱子主产于
7. 西红花主产于
8. 丁香主产于

多项选择题

9. 下列中药属于"怀药"的有

A. 地黄　　B. 牛膝　　C. 山药
D. 菊花　　E. 细辛

参考答案
最佳选择题：1. B
配伍选择题：2. B　3. C　4. A　5. D　6. D
7. A　8. C
多项选择题：9. ABCD

第三节　中药材的采收

考点 3　中药材的采收

➢ 采收对药材质量的影响

1. 槐花在花蕾期芦丁的含量最高可达28%，如已开花，则芦丁含量急剧下降。

2. 甘草在生长初期甘草甜素的含量为6.5%，开花前期为10.5%，开花盛期4.5%，生长末期为3.5%。

➢ 药材的适宜采收期

1. 双峰期——有效成分含量高峰期与产量高峰期基本一致。

2. 当有效成分的含量有一定显著的高峰期，而药用部分的产量变化不大时，此时含量高峰期，即为适宜采收期。

3. 有效成分含量无显著变化，药材产量的高峰期应为适宜采收期。

如：牡丹皮，5年含丹皮酚最高为3.71%，3年生者为3.2%，以3年生为最佳采收期。

4. 有效成分含量高峰期与产量不一致时，有效成分含量最高时期即为适宜采收期。

如人参，皂苷的积累是随人参栽培年限的增加而逐渐增加，6年生者在秋季药材产量和人参皂苷总含量均较高，故栽培人参应以6年生者秋季为适宜采收期。

➢ 各类药材的一般采收原则

❖ 植物类

1. 根及根茎类——秋、冬两季植物地上部分将枯萎时及春初发芽前或刚露苗时采收

特例：

（1）浙贝母，延胡索，半夏，太子参——夏季采收——植株枯萎时间较早

（2）明党参——春天

2. 茎木类——秋、冬两季采收（如大血藤，鸡血藤，首乌藤，忍冬藤——茎类）

特例：有些木类全年均可采收（如：苏木，降香，沉香——木类）。

3. 皮类——春末夏初（如：黄柏，厚朴，秦皮）

特例：（1）秋、冬两季采收（如：干皮——川楝皮，肉桂）

（2）根皮——挖根后剥取，或趁鲜抽去木心（如：牡丹皮，五加皮）

采皮时可用"环剥技术"——杜仲，黄柏

4. 叶类——开花前或果实成熟前采收（如：艾叶，臭梧桐）

特例：秋，冬时节采收（如：桑叶）。

5. 花类——不宜在花完全盛开后采收

（1）含苞待放——金银花，辛夷，丁香，槐米

（2）花初开——洋金花

（3）花盛开时——菊花，西红花

（4）花冠由黄变红——红花

（5）花期较长——分批采摘

（6）蒲黄，松花粉等不宜迟收，过期则花粉自然脱落，影响产量。

6. 果实种子类——多在自然成熟时采收（如：瓜蒌，栀子，山楂）

特例：（1）成熟经霜后采摘为佳（如：山茱萸经霜变红；川楝子经霜变黄）。

（2）未成熟的幼果（如：枳实，青皮）。

（3）成熟期不一致，要随熟随采（如：木瓜）。

种子——果实成熟时采（如：牵牛子，决明子，芥子）

7. 全草类——茎叶茂盛时采割（如：青蒿，穿心莲，淡竹叶）

开花时（如：益母草，荆芥，香薷）

茵陈有两个采收时间，春季幼苗高6～10cm时或秋季花蕾长成时。春季采的习称"绵茵陈"，秋季采的习称"花茵陈"。

8. 藻，菌，地衣类

（1）茯苓——立秋后。

（2）马勃——子实体刚成熟时采收，过迟

则孢子散落。

（3）冬虫夏草——夏初子座出土孢子未发散时采挖。

（4）海藻——夏，秋两季采捞。

◆ 动物药类——多数全年可采收（如：龟甲，鳖甲，五灵脂，穿山甲，海龙，海马）

特例：（1）昆虫——掌握孵化期（如：桑螵蛸，卵鞘入药，3月中旬前收集，过时虫卵孵化成虫影响药学）

（2）成虫——活动期（如土鳖虫）

（3）有翅昆虫——可在清晨露水未干时捕捉，防止逃飞（如：红娘子，青娘子，斑蝥）

（4）两栖动物，爬行动物——春秋两季（如：蟾酥，各种蛇类）

（5）霜降期（如：蛤蟆油）

（6）脊椎动物——全年（如龟甲，牛黄）

（7）鹿茸需在清明节后45~60天（5月中旬至7月下旬）据收，过时则骨化为角

◆ 矿物药类——全年可挖

（1）大多结合开矿采掘——石膏，滑石，雄黄，自然铜

（2）有的在开山掘地或水利工程中获得动物化石——龙骨，龙齿

（3）有些矿物经人工冶炼或升华方法制得——轻粉，红粉

【经典试题——真题再现】

最佳选择题

1. 以6年生秋季为适宜采收期的栽培药材是（2015年A型3题）
A. 天花粉   B. 山药   C. 桔梗
D. 人参   E. 太子参

答案：D

【强化练习】

最佳选择题

1. 一般宜在春末夏初采收的中药材是
A. 根及根茎药材   B. 果实种子类药材
C. 全草类药材   D. 茎木类药材
E. 皮类药材

2. 叶类药材采收时期通常是
A. 秋季至次年早早春植株开始生长时期
B. 开花前或果实成熟前

C. 花开放至凋谢时期
D. 种子成熟期   E. 果实成熟期

3. 全年均可采收的药材是
A. 两栖类动物药   B. 昆虫类动物药
C. 皮类植物药   D. 根类植物药
E. 矿物药

配伍选择题

A. 花盛期   B. 开花前期   C. 生长末期
D. 花由黄变红时   E. 花蕾期

4. 甘草中甘草甜素含量最高的时期是
5. 槐花中芦丁含量最高的时期是
6. 西红花的适宜采收期为
7. 红花的采收时间是

A. 花蕾期   B. 落果期   C. 霜降期
D. 7月12日至30日   E. 6年生秋季

8. 金银花的适宜采收期为
9. 蛤蟆油的适宜采收期为

多项选择题

10. 植物药的采收原则有
A. 根及根茎药材一般宜在秋冬季地上部分将枯萎时，春初发芽前或刚刚出苗时采收
B. 皮类药材一般宜在秋，冬季采收
C. 叶类药材一般宜在叶片繁茂，色绿时采收
D. 花类药材在含苞待放或开放时采收
E. 种子类药材一般在果实，种子成熟时采收

参考答案

最佳选择题：1. E   2. B   3. E
配伍选择题：4. B   5. E   6. A   7. D   8. A   9. C
多项选择题：10. ACDE

第四节　中药材的产地加工

考点4　中药材的产地加工的目的

1. 除去杂质及非药用部位,保证药材的纯净度

2. 促使药材尽快灭活，干燥，保证药材质量

3. 降低或消除药材的毒性或刺激性，保证用药安全

4. 有利于药材商品规格标准化

5. 有利于包装，运输与贮藏

【经典试题】

多项选择题

1. 药材产地加工的目的有
A. 除去杂质及其非药用部位，保证药材的纯净度
B. 有利于药材商品规格标准化
C. 促使药材尽快灭活，干燥，保证药材质量
D. 降低或消除药材毒性或刺激性，保证用药安全
E. 有利于包装，运输与贮藏

答案：ABCDE

考点5 常用的产地加工方法

1. 拣，洗

方法：讲采收的新鲜药材除去泥沙杂质和非药用部位。

目的：除杂质和非药用部位。

不可用药材：芳香气味，如：薄荷，细辛，木香。

2. 切片

适用药材：较大的根及根茎，坚硬的藤木类和肉质的果实类药材有的趁鲜切成块，片，如：大黄，鸡血藤，木瓜。

目的：易利干燥。

不可用药材：有效成分易氧化的不宜切成薄片干燥，如：当归，川芎。

3. 蒸、煮、烫

适用药材：含浆汁、淀粉或糖分多的药材，如：天麻，红参蒸至透心，白芍煮至透心，太子参置沸水中略烫。

目的：易干燥，让酶失去活性。

有些动物药，如桑螵蛸，五倍子蒸至杀死虫卵或蚜虫。

4. 搓揉

适宜药材：皮，肉容易分离，如：玉竹，党参，三七。

目的：使皮、肉紧贴

5. 发汗

方法：将药材堆积放置，使其发热，"回潮"，内部水分向外挥散，成为"发汗"。

目的：加工过程中促使变色，增强气味或减少刺激性，有利于干燥。

适用药材：厚朴，杜仲，玄参，续断，茯苓。

6. 干燥

目的：除去新鲜药材中大量水分，避免发霉，变色，虫蛀以及有效成分的分解和破坏，保证药材质量，利于贮藏。

（1）烘干，晒干，阴干均可的，用"干燥"表示。

（2）不宜用较高温度烘干，则用"晒干"或"低温干燥"（一般不超过60℃）表示。

（3）烘干，晒干均不适宜的，用"阴干"或"晾干"表示。

（4）少数药材需要短时间干燥，则用"曝晒"或"及时干燥"表示。

【经典试题】

配伍选择题

A. 切片　　B. 蒸　　C. 熏硫　　D. 发汗
E. 置沸水中略煮或蒸

1. 杜仲加工需
2. 大黄加工需

答案：1. D　2. A

【强化练习】

最佳选择题

1. 含浆汁，淀粉粒或糖多的药材，为利于干燥，产地加工时应
A. 发汗　　B. 熏硫　　C. 切片
D. 搓揉　　E. 蒸，煮，烫

2. 《中国药典》已不收载的药材产地加工方法是
A. 煮　B. 蒸　C. 发汗　D. 熏硫　E. 切片

3. 有些药材在产地加工过程中为了促使变色，增强气味或减少刺激性，有利于干燥，常对其进行
A. 分拣　　B. 切片　　C. 熏硫
D. 发汗　　E. 揉搓

4. 下列药材加工过程中一般需要切片的是
A. 较大的根及根茎类药材及坚硬的藤木类药材
B. 含浆汁，淀粉或糖分多的药材
C. 皮，肉分离的药材
D. 芳香类药材　　E. 种子类药材

5. 《中国药典》规定的"低温干燥"所用的温度一般是不超过

A. 45℃　B. 50℃　C. 55℃　D. 60℃　E. 65℃
6. 为避免发霉，变色，虫蛀及有效成分的分解和破坏，药材贮藏前一般均需
A. 干燥　　B. 切片　　C. 熏硫
D. 发汗　　E. 蒸，煮，烫

配伍选择题

A. 低温干燥　B. 蒸透心，敞开低温干燥
C. 发汗后在晒干或烘干
D. 干燥过程中要时时搓揉，使皮、肉紧贴
E. 阴干
7. 玄参在采收加工时应
8. 天麻在采收加工时应
9. 党参在采收加工时应

多项选择题

10. 下列中药采用"发汗"的加工方法的有
A. 厚朴　　B. 杜仲　　C. 玄参
D. 续断　　E. 茯苓

参考答案

最佳选择题：1. E　2. D　3. D　4. A　5. D　6. A
配伍选择题：7. C　8. B　9. D
多项选择题：10. ABCDE

单元测试

一、最佳选择题（A型题）

每题1分。题干在前，选项在后。每道题的备选选项中，只有一个最佳答案，多选、错选或不选均不得分。

1. 在影响中药质量的因素中，至关重要的是（考点1）
A. 品种　　B. 栽培　　C. 加工
D. 炮制　　E. 贮存
2. 《中国药典》规定茵陈的采收期有几个（考点3）
A. 1个　　B. 2个　　C. 3个
D. 4个　　E. 全年均可采挖
3. 可用环剥技术取材的药材是（考点3）
A. 伊贝母　B. 麻黄　　C. 杜仲
D. 甘松　　E. 牡丹皮

二、配伍选择题（B型题）

每题1分。备选答案在前，试题在后。每组若干小题。备选项可重复选用，也可不选用。每组题均对应同一组备选答案，每题只有一个正确答案。

A. 阿胶　　B. 薄荷　　C. 当归
D. 枳壳　　E. 鹿茸
4. 东北的道地药材是（考点2）
5. 江西的道地药材是（考点2）
6. 江苏的道地药材是（考点2）
7. 山东的道地药材是（考点2）

A. 伊贝母　B. 杜仲　　C. 麻黄
D. 牡丹皮　E. 甘松
8. 在青藏高原地区习用的藏药是（考点2）
9. 主产长江以南，南岭以北的江南药材是（考点2）

A. 切片　　B. 蒸　　C. 发汗
D. 熏硫　　E. 置沸水中略煮或蒸
10. 红参加工需（考点5）
11. 五倍子加工虚（考点5）

三、综合分析题（C型题）

每题1分，题目分为若干组，每组题目基于同一个临床情景病例，实例或者案例的背景信息逐题展开，每题的备选项中，只有1个最符合题意。

中药材质量的好坏，与其所含有效成分的多少密切相关，药材的采收年限，季节，时间，方法等直接影响药材的质量，产量和收获率。利用传统的采药经验，根据各种药用部位的生长特点，分别掌握合理的采收季节是十分必要的。

12. 根及根茎类药材的采收时间一般为（考点3）
A. 秋，冬两季　　B. 夏，秋两季
C. 开花前　　D. 春末夏初　　E. 春季
13. 可以采用"环剥技术"采收的是（考点3）
A. 牡丹皮　B. 苏木　　C. 黄柏
D. 白鲜皮　E. 大血藤
14. 药材适宜采收期的确定应考虑的因素不包括（考点3）
A. 有效成分积累动态　B. 药用部分的产量
C. 植物的发育阶段　　D. 产地
E. 毒性成分的含量

四、多项选择题（X型题）

每题1分，题干在前，备选项在后。每道

题备选项中至少有两个正确答案，多选、少选或不选不得分。

15. 影响中药质量的因素除品种外，还有下列哪些因素（考点4）
A. 栽培　　B. 产地　　C. 采收加工
D. 贮藏　　E. 运输

参考答案

最佳选择题：1. A　2. B　3. C
配伍选择题：4. E　5. D　6. B　7. A　8. E
9. D　10. B　11. E
综合分析题：12. A　13. C　14. D
多项选择题：15. ABCDE

第三章 中药化学成分与药效物质基础

章节概述

本章节历年分值占比约为 28 分，虽占比的分值比较高，但却是不容易理解和掌握的分值，因本章节的特点，需要扎实的化学基础，若对此基础比较薄弱的考生，可将重点放在第二节生物碱，第四节醌类化合物以及皂苷类三个章节，轻化其他章节，将更多的复习时间，放在第六章中药制剂与剂型和第八章常用中药的鉴别。

章节	内容	分值
第一节	绪论	1～3分
第二节	生物碱	8～9分
第三节	糖和苷	0～1分
第四节	醌类化合物	4～5分
第五节	香豆素和木脂素	0～1分
第六节	黄酮类	0～1分
第七节	萜类和挥发油	1～2分
第八节	皂苷类	4～5分
第九节	强心苷	0～1分
合计		18～28分

第一节 绪 论

考点1 常用的提取方法——把药材中的成分拿出来

1. 浸渍法——有效成分遇热不稳定；含大量淀粉，树胶，果胶，黏液质的中药
2. 渗漉法——（不需要加热）
3. 煎煮法——挥发性成分或遇热易分解的中药材不宜用
4. 回流提取法
5. 连续回流提取法——索氏提取器（连续——S）
6. 超声提取法
7. 超临界流体萃取——CO_2（Chao——CO）
8. 水蒸汽蒸馏法——挥发油
9. 升华法——樟脑，咖啡因（直接由固体变成了气体）

【经典试题】
最佳选择题
1. 水蒸气蒸馏法主要用于提取
A. 强心苷　B. 生物碱　C. 黄酮苷
D. 糖　　　E. 挥发油
答案：E

【强化练习】
最佳选择题
1. 樟木中樟脑的提取方法是
A. 回流提取法　B. 渗漉法　C. 浸渍法
D. 连续回流提取法　　　　　E. 升华法
2. 不宜用煎煮法提取的中药化学成分是
A. 挥发油　B. 黄酮苷　C. 皂苷
D. 多糖　　E. 蒽醌苷

配伍选择题
A. 水蒸汽蒸馏法　　B. 连续回流提取
C. 煎煮法　D. 渗漉法　E. 分馏法
3. 不需要加热的提取方法是
4. 采用索氏提取器进行提取分的方法是
参考答案
最佳选择题：1. E　2. A
配伍选择题：3. D　4. B

考点2 分离方法

1. 沸点差别——分馏法
2. 物质解离程度不同——离子交换法
3. 物质吸附性差别——活性炭（非极性）聚酰胺（氢键吸附）硅胶，氧化铝，大孔树脂
4. 物质大小差别——凝胶过滤法，膜分离法
5. 物质分配比不同——萃取法，分配柱色谱

6. 物质溶解度差别——结晶与重结晶，沉淀法

3. 紫外——可见吸收光谱（UV-Vis）——提供分子中的共轭体系的结构信息

【经典试题——真题再现】

最佳选择题

1. 确定化合物分子量常采用的方法是（2015年A型4题）
A. NMR   B. IR   C. UV   D. MS   E. DEPT
答案：D

【经典试题——真题再现】

最佳选择题

1. 分离原理主要为氢键缔合的吸附剂是（2016年A型4题）
A. 活性炭   B. 聚酰胺   C. 硅藻土
D. 氧化铝   E. 反相硅胶
答案：B

第二节 生 物 碱

考点5　生物碱分类及其代表化合物——存在于双子叶植物中

1. 有机胺类（氮原子不在环状结构内）——麻黄碱——麻黄（麻将机）
2. 吲哚类——士的宁（番木鳖碱）靛青苷、利血平——马钱子、大青叶
3. 异喹啉类——小檗碱（溶于水）（季胺碱）、延胡索乙素（四氢巴马汀）、吗啡、罂粟碱（降血压）、萨苏林——黄连、乌头、罂粟
4. 莨菪烷（阿托品）——莨菪碱，东莨菪碱——洋金花，天仙子（洋仙子很浪）
5. 吡啶类——苦参碱（喹诺里西啶类）、槟榔碱，次槟榔碱、烟碱、胡椒碱——苦参，槟榔，山豆根

【强化练习】

最佳选择题

1. 两相溶剂萃取法的原理为
A. 根据物质在两相溶剂中分配比（或称分配系数）不同   B. 根据物质的熔点不同
C. 根据物质的沸点不同
D. 根据物质的颜色不同
E. 根据物质的类型不同

配伍选择题

A. 膜分离法   B. 聚酰胺色谱法
C. 硅胶柱色谱法   D. 离子交换树脂法
E. 分馏法
2. 主要根据沸点高低分离物质的方法是
3. 主要根据解离程度不同分离物质的方法是

参考答案

最佳选择题：1. A
配伍选择题：2. E   3. D

考点3　溶剂极性大小判断

水＞甲醇＞乙醇＞乙酸乙酯＞三氯甲烷＞乙醚＞苯＞己烷（水甲乙乙，三醚苯己）

【经典试题】

最佳选择题

1. 下列溶剂中极性最弱的是
A. 乙醇   B. 甲醇   C. 丙酮
D. 乙酸乙酯   E. 正丁醇
答案：D

考点4　结构研究中采用的主要方法

1. 质谱（MS）——确定分子量和求算分子式
2. 红外光谱（IR）——官能团的种类及其大致的周围化学环境

【经典试题——真题再现】

最佳选择题

1.《中国药典》中，以士的宁为质量控制成分之一的中药是（2015年A型5题）
A. 苦参   B. 麻黄   C. 马钱子
D. 连翘   E. 地骨皮
答案：C

2. 主要化学成分为苦参碱和氧化苦参碱的中药是（2016年A型5题）
A. 黄连   B. 防己   C. 马钱子
D. 天仙子   E. 山豆根
答案：E

配伍选择题

A. 山豆根   B. 黄连   C. 洋金花
D. 千里光   E. 决明子
3.《中国药典》中，以小檗碱为质量控制成分

之一的中药是（2015 年 B 型 51 题）
4.《中国药典》中，以苦参碱为质量控制成分之一的中药是（2015 年 B 型 52 题）
答案：3. B 4. A
A. 莨菪碱   B. 番木鳖碱   C. 延胡索乙素
D. 山莨菪碱   E. 雷公藤甲素
5. 士的宁又称（2016 年 B 型 48 题）
6. 阿托品又称（2016 年 B 型 49 题）
7. 四氢巴马汀又称（2016 年 B 型 50 题）
答案：5. B   6. A   7. C

【强化练习】

最佳选择题

1. 生物碱多存在于
A. 单子叶植物   B. 双子叶植物
C. 蕨类植物   D. 藻类植物   E. 裸子植物
2. 阿托品的结构类型是
A. 异喹啉类   B. 喹啉类   C. 莨菪烷类
D. 卞基异喹啉类   E. 双卞基异喹啉类
3. 能溶于水的生物碱是
A. 莨菪碱   B. 小檗碱   C. 长春新碱
D. 长春地辛   E. 长春碱
4. 马钱子中所含的生物碱是
A. 巴马汀   B. 樟柳碱   C. 乌头碱
D. 秋水仙碱   E. 士的宁
5. 山豆根中生物碱的主要类型是
A. 吲哚类   B. 莨菪烷类   C. 异喹啉类
D. 喹诺里西啶类   E. 有机胺类

配伍选择题

A. 麻黄碱   B. 青蒿素   C. 小檗碱
D. 东莨菪碱   E. 槲皮素
6. 属于季胺型的生物碱是
7. 结构中氮原子不在环状结构内的生物碱是
A. 简单吡啶生物碱   B. 简单莨菪类生物碱
C. 简单嘧啶生物碱   D. 简单吲哚类生物碱
E. 简单异喹啉类生物碱
8. 槟榔碱的结构类型是
9. 烟碱的机构类型是
A. 莨菪碱   B. 雷公藤甲素
C. 粉防己碱   D. 苦参碱   E. 士的宁
10. 天仙子中的生物碱是
11. 山豆根中的质量控制成分是
12. 雷公藤中的生物碱是
13. 防己中的生物碱是

参考答案

最佳选择题：1. B 2. C 3. B 4. E 5. D
配伍选择题：6. C 7. A 8. A 9. A 10. A
11. D 12. B 13. C

考点 6 生物碱的活性

1. 苦参，山豆根——苦参碱，氧化苦参碱——消肿利尿，抗肿瘤，可致胆碱酯酶活性下降
2. 麻黄——麻黄碱——兴奋中枢，强心升压，大剂量中毒
3. 黄连，黄柏——小檗碱——抗菌，抗病毒，抗炎
4. 延胡索——延胡索甲（乙）素——（乙素）镇痛
5. 川乌（双酯型生物碱），附子——乌头碱——镇痛，消炎，麻醉，降压，有剧毒，需水解
6. 洋金花——莨菪碱——解痉镇痛，解有机磷中毒和散瞳作用，镇静，麻醉作用
7. 马钱子——士的宁（番木鳖碱）——有毒
8. 千里光——吡咯里西啶类——抗肿瘤，又肝毒，致癌等毒性
9. 雷公藤——雷公藤碱（二萜生物碱）——抗炎，免疫抑制，抗肿瘤，抗生物
10. 天仙子——莨菪碱或东莨菪碱——平滑肌松弛

【经典试题——真题再现】

最佳选择题

1. 天仙子含有的主要生物碱是（2015 年 A 型 6 题）
A. 东莨宕碱   B. 汉防己甲素   C. 乌头碱
D. 巴马 X   E. 药根碱
答案：A

2. 川乌的主要毒性成分是（2016 年 A 型 6 题）
A. 双酯型生物碱   B. 单酯型生物碱
C. 季铵型生物碱   D. 醇胺型生物碱
E. 有机胺型生物碱
答案：A

配伍选择题

A. 崀宕碱　　B. 苦参碱　　C. 麻黄碱
D. 去甲乌药碱　　E. 汗防己甲素

3. 具有中枢兴奋作用的有机胺类生物碱是（2015年B型48题）
4. 具有抗肿瘤作用的双稠哌啶类生物碱是（2015年B型49题）
5. 具有解痉镇痛,解有机磷中毒和散瞳作用的生物碱是（2015年B型50题）

答案：3. C　4. B　5. A

A. 麻黄　　B. 延胡索　　C. 洋金花
D. 千里光　　E. 雷公藤

6. 含莨菪烷类生物碱的中药是（2016年B型46题）
7. 含吡咯里西啶类生物碱的中药是（2016年B型47题）

答案：6. C　7. D

【强化练习】

最佳选择题

1. 《中国药典》中延胡素的质量控制成分是
A. 小檗碱　　B. 延胡索乙素　　C. 毒芹碱
D. 长春碱　　E. 马钱子碱

配伍选择题

A. 发汗，平喘作用　　B. 抗菌作用
C. 降血脂作用　　D. 镇静，麻醉作用
E. 消肿利尿，抗肿瘤作用

2. 东莨菪碱具有
3. 苦参碱具有
4. 小檗碱具有

参考答案

最佳选择题：1. B
配伍选择题：2. D　3. E　4. B

考点7　碱性（用pKa表示）

大小顺序：胍基＞季胺碱＞N-烷杂环＞脂肪胺＞芳香胺≈N-芳杂环＞酰胺≈吡咯
（胍季N，脂芳酰咯）

【经典试题】

最佳选择题

1. 下列化合物中，按碱性强弱排序正确的是
A. 脂肪杂环碱＞季胺碱＞酰胺＞芳香胺
B. 季胺碱＞脂肪杂环碱＞酰胺＞芳香胺
C. 脂肪杂环碱＞季胺碱＞芳香胺＞酰胺
D. 季胺碱＞脂肪杂环碱＞芳香胺＞酰胺
E. 季胺碱＞酰胺＞脂肪杂环碱＞芳香胺

答案：D

第三节　糖和苷

考点8　糖的分类

1. 单糖——果糖、葡萄糖，鼠李糖
2. 二糖——麦芽糖，蔗糖
3. 低聚糖——由2～9个单糖组成
4. 多糖——由10个以上单糖

【经典试题】

最佳选择题

1. 低聚糖含有的糖的基个数范围是
A. 2～9个　　B. 20～70个　　C. 20～80个
D. 20～90个　　E. 20～100个

答案：A

考点9　苷的分类及代表化合物

1. 氧苷——天麻苷，苦杏仁苷（氰苷），红景天苷，毛茛苷
2. 硫苷——萝卜苷，芥子苷
3. 氮苷——腺苷，巴豆苷
4. 碳苷——芦荟苷，黄酮碳苷，牡荆素

【经典试题】

最佳选择题

1. 苷的分类中，苦杏仁苷属于
A. 氰苷　　B. 酯苷　　C. 碳苷
D. 酚苷　　E. 硫苷

答案：A

考点10　苷健的水解

按苷键原子的不同，酸水解由易到难的顺序为：

N-苷＞O-苷＞S-苷＞C-苷（NO-SC（四川））（氮，氧，硫，碳）

五碳糖＞甲基五碳碳＞六碳糖＞七碳糖＞糖醛酸

呋喃糖苷＞吡喃糖苷

【经 典 试 题】

最佳选择题

1. 下列吡喃糖苷中最容易被水解的是
 A. 七碳糖苷　　B. 五碳糖苷
 C. 甲基五碳糖苷　D. 六碳糖苷
 E. 糖上连接羧基的糖苷
 答案：B

【强 化 练 习】

配伍选择题

A. 氮苷　　B. 硫苷　　C. 碳苷
D. 酯苷　　E. 氰苷

1. 最难被水解的是
2. 最易被水解的是

参考答案

配伍选择题：1. C　2. A

考点11　糖和苷的鉴别反应

Molish，常用的试剂由浓硫酸和α-萘酚组成。
阳性：两液层交界面呈紫色环。

【经 典 试 题】

最佳选择题

1. Molish 反应的试剂组成是
 A. α-萘酚和浓硫酸　B. 邻苯二甲酸和苯胺
 C. 蒽酮和浓硫酸　　D. 苯酚和浓硫酸
 E. 醋苷和浓硫酸
 答案：A

考点12　含氰苷类化合物的中药

苦杏仁，桃仁，郁李仁
氰苷，易被酸和酶所催化水解，生产苯甲醛和氢氰酸，其中苯甲醛具有特殊的香味。

【经 典 试 题】

最佳选择题

1. 水解可生产氢氰酸的是
 A. 红景天苷　B. 苦杏仁苷　C. 蔗糖
 D. 果糖　　　E. 洋地黄毒糖
 答案：B

第四节　醌类化合物

考点13　醌的分类及其代表化合物

1. 萘醌　紫草

2. 菲醌 { 丹参醌：邻菲醌
        丹参新醌：对菲醌

3. 蒽醌　大黄，虎杖，何首乌（大黄素和大黄素甲醚），番泻叶，决明子（大黄酚，橙黄决明素），芦荟（芦荟苷），茜草

【经典试题——真题再现】

最佳选择题

1. 《中国药典》中，以大黄素和大黄素甲醚为质量控制成分的中成药是（2015年A型7题）
 A. 雷公藤　B. 肉桂　　C. 细辛
 D. 何首乌　E. 秦皮
 答案：D

2. 《中国药典》规定，以蒽醌为质量控制成分之一的中药材是（2016年A型7题）
 A. 黄芪　　B. 斑蝥　　C. 石膏
 D. 苦杏仁　E. 虎杖
 答案：E

配伍选择题

A. 苯醌　　B. 萘醌　　C. 菲醌
D. 蒽醌　　E. 三萜

3. 紫草素属于（2015年B型53题）
4. 丹参醌ⅡA属于（2015年B型54题）
5. 羟基茜草素属于（2015年B型55题）
 答案：3. B　4. C　5. D

考点14　醌类的显色反应

1. Feigl——醌类及其衍生物
2. 无色亚甲蓝显色试验——苯醌类及萘醌类
3. B.orntrager 反应——羟基蒽醌类
4. Kesting-Craven 反应——醌环上有未被取代的位置的苯醌及萘醌类
5. 与金属离子的反应——中含有 a-酚羟基或邻二酚羟基结果的蒽醌类的化合物

【经 典 试 题】

最佳选择题

1. Feigl 反应用于检识
 A. 苯醌　　　　　B. 萘醌　　C. 蒽醌
 D. 所有醌类化合物　　　E. 羟基蒽醌
 答案：D

【强化练习】

配伍选择题

A. Feigl 反应　　B. 无色亚甲蓝色显示试验
C. 与金属离子的络合反应
D. Borntrager 反应　E. Keller-Kiliani 反应

1. 用于区别苯醌和蒽醌的反应是
2. 羟基蒽醌类化合物遇碱颜色改变或加深的反应称为

参考答案

配伍选择题：1. B　2. D

第五节　香豆素和木脂素

考点 15　含香豆素和木质素化合物的常用中药

1. 香豆素类：
（1）香豆素类在可见光下为无色或浅黄色结晶。
（2）香豆素母体本身无荧光，而羟基香豆素在紫外光下多显出蓝色荧光，在碱溶液中荧光更为显著。
2. 秦皮——七叶内酯（秦皮乙素）+七叶苷（秦皮甲素）——简单香豆素类化合物
3. 前胡——白花前胡乙素
4. 补骨脂——补骨脂素和异补骨脂素
5. 肿节风
6. 木质素类
（1）五味子——五味子醇甲——联苯环辛烯型木脂素
（2）厚朴——厚朴酚和厚朴酚含量——新木脂素类
（3）连翘——连翘苷和连翘酯苷
（4）细辛——甲基丁香酚（马兜铃酸，肾毒性）

【经典试题】

最佳选择题

1. 用薄层色谱检识中药化学成分时，在紫外光下可显蓝色荧光的化合物类型是（2016 年 A 型 8 题）
A. 二萜　　B. 三萜　　C. 多糖
D. 香豆素　E. 胆汁酸

答案：D

配伍选择题

A. 葛根　　B. 柴胡　　C. 艾叶
D. 知母　　E. 前胡

2. 《中国药典》规定，含量测定成分属于香豆素的是（2016 年 B 型 57 题）

答案：E

综合分析题

某男，42 岁，自述咽中如有物阻，咯吐不出，吞咽不下，胸胁满闷，或时而恶心，呕吐涎沫，中医诊为梅核气，治当行气散结，化痰降逆，处以半夏厚朴汤，其药物组为姜半夏、茯苓、厚朴、生姜、紫苏叶。

3. 处方中厚朴的主要成为厚朴酚，其结构类型是（2016 年 C 型 110 题）
A. 黄酮　　B. 香豆素　　C. 木脂素
D. 生物碱　E. 三萜皂苷

答案：C

【强化练习】

最佳选择题

1. 中药厚朴中含有的厚朴酚是
A. 双环氧木脂素类
B. 环木脂内酯木脂素类
C. 联苯环辛烯型木脂素类
D. 新木脂素类　　E. 简单木脂素类
2. 《中国药典》中以马兜铃酸 I 为质量控制成分之一的中药是
A. 补骨脂　B. 连翘　C. 细辛
D. 麻黄　　E. 当归
3. 秦皮中主要成分的类型是
A. 简单香豆素　　B. 呋喃香豆素
C. 黄酮苷　D. 新木脂素　E. 简单木脂素

配伍选择题

A. 黄酮类　B. 香豆素类　C. 二萜
D. 蒽醌　　E. 木脂素

4. 《中国药典》中，前胡质量控制成分的结构类型是
5. 《中国药典》中，厚朴的质量控制成分的结构类型是

参考答案

最佳选择题：1. D　2. C　3. A

配伍选择题：4. B　5. E

考点 16　显色反应

反应名称	适用类型
异羟肟酸铁	香豆素内酯环
三氯化铁反应	酚羟基
Gibb's 反应	对位有无氢原子取代
Emerson 反应	

【经典试题】

最佳选择题

1. 可与异羟肟酸铁反应生成紫红色的是
A. 羟基蒽醌类　B. 查耳酮类
C. 香豆素类　D. 生物碱类　E. 木脂素类
答案：C

考点 17　香豆素的光化学毒性

有光敏作用

可用于治疗白斑病，皮肤癌（没有皮肤问题的又可以导致皮肤癌）

【经典试题——真题再现】

最佳选择题

1. 具有光化学毒性的中药化学成分类型是（2015 年 A 型 8 题）
A. 多糖　　B. 无机酸　　C. 鞣质
D. 呋喃香豆素　　E. 五环三萜
答案：D

第六节　黄酮类

考点 18　黄酮化合物的酸性强弱的顺序

由强至弱：7,4'-二羟基＞7 或 4'-羟基＞一般酚羟基＞5-羟基

【经典试题】

最佳选择题

1. 含不同羟基的黄酮类化合物的酸性强弱顺序是
A. 7,4'-二羟基＞一般酚羟基＞5-羟基＞7-羟基
B. 7,4'-二羟基＞7-羟基＞5-羟基＞一般酚羟基
C. 7,4'-二羟基＞4'-羟基＞一般酚羟基＞5-羟基
D. 7,4'-二羟基＞5-羟基＞7-羟基＞一般酚羟基
E. 一般酚羟基＞7-羟基＞5-羟基 7,4'-二羟基
答案：C

考点 19　黄酮类化合药物的分类及其代表药物

1. 黄芩——黄芩苷——黄酮类——抗菌，消炎，降转氨酶等作用

2. 葛根——大豆素，大豆苷，葛根素——异黄酮类，大豆苷为氧苷，葛根素为碳苷——总黄酮具有增加冠状动脉血流量及降低心肌耗氧量等作用

3. 银杏——山柰酚，槲皮素——分类较多——扩张冠状血管和增加血流量作用

4. 槐花——芦丁，槲皮素——黄酮醇——芦丁可治疗毛细血管脆性引起的出血症，维生素 P 样功效

5. 陈皮——橙皮苷——二氢黄酮——可治疗毛细血管脆性引起的出血症，维生素 P 样功效

6. 满山红——杜鹃素——二氢黄酮类化合物——具有祛痰作用，临床用于治疗慢性支气管炎

【经典试题——真题再现】

最佳选择题

1. 以芦丁为主要成分的中药是（2016 年 A 型 10 题）
A. 黄芪　　B. 柴胡　　C. 姜黄
D. 知母　　E. 槐米
答案：E

配伍选择题

A. 葛根　　B. 柴胡　　C. 艾叶
D. 知母　　E. 前胡

2.《中国药典》规定，含量测定成分属异黄酮的是（2016 年 B 型 56 题）
答案：A

综合分析题

某药厂生产的藿香祛暑软胶囊具有祛暑化湿，解表和中功效。某药物组成为广藿香、香薷、白芷、紫苏叶、苍术、丁香、陈皮、大腹皮、法半夏、茯苓、生姜、甘草，辅料为甘油、植物油、明胶、蜂蜡、食用色素。

3.《中国药典》规定，方中陈皮的含量测定成分是（2016 年 C 型 104 题）

A. 橙皮苷　　B. 杜鹃素　　C. 葛根素
D. 木犀草苷　　E. 槲皮素
答案：A

【强化练习】

最佳选择题

1. 满山红的质量控制成分是
A. 芦丁　　B. 杜娟素　　C. 麻黄碱
D. 槲皮素　　E. 大黄素甲醚

配伍选择题

A. 麻黄　　B. 葛根　　C. 陈皮
D. 紫杉　　E. 满山红
2. 含有大豆素的药材是
3. 含有橙皮苷的药材是
4. 含有8-去甲基杜鹃素的药材是

A. 槐花　　B. 黄芪　　C. 银杏叶
D. 黄芩　　E. 葛根
5. 主要有效成分为异黄酮类化合物的中药是
6. 有效成分为芦丁的中药是

参考答案

最佳选择题：1. B
配伍选择题：2. B　3. C　4. E　5. E　6. A

第七节　萜类和挥发油

考点20　萜类和挥发油化合物的分类及其代表药物

➢ 结构类型
1. 单萜——薄荷醇，龙胆（环烯醚萜）（遇皮肤呈蓝色）
2. 倍半萜——青蒿素（黄花蒿）——治疗急性菌痢，疟疾，胃肠炎，咽喉炎；马桑毒素
3. 二萜
（1）穿心莲内酯——抗菌，消炎作用
（2）银杏内酯——治疗心脑血管疾病
（3）雷公藤甲
（4）紫杉醇——抗肿瘤
（5）芫花酯，雷公藤内酯
➢ 挥发油：薄荷、莪术、艾叶、肉桂

【经典试题——真题再现】

最佳选择题

1. 《中国药典》中，以挥发油作为质量考核指标的中药是（2015年A型10题）
A. 龙胆　　B. 穿心莲　　C. 黄芪
D. 薄荷　　E. 黄柏
答案：D

2. 龙胆苦苷的结构类型是（2016年A型11题）
A. 皂苷　　B. 黄酮苷　　C. 二萜苷
D. 环烯醚萜苷　　E. 强心苷
答案：D

多项选择题

3. 中药挥发油中萜类化合物的结构类型主要有（2015年X型112题）
A. 单萜　　B. 倍半萜　　C. 二倍半萜
D. 三萜　　E. 四萜
答案：AB

【强化练习】

最佳选择题

1. 某植物提取物遇皮肤呈蓝色，该提取物可能含有
A. 鞣质　　B. 蒽醌　　C. 环烯醚萜
D. 生物碱　　E. 强心苷

2. 属于倍半萜类的化合物是
A. 龙脑　　B. 紫杉醇　　C. 梓醇苷
D. 青蒿素　　E. 穿心莲内酯

参考答案

最佳选择题：1. C　2. D

第八节　皂苷类

考点21　人参的理化性质

1. 性状——分子量大，不易结晶
2. 溶解度——溶于水，皂苷在含水正丁醇中的有较大的溶解度
3. 发泡性
4. 溶血性——取决于皂苷元

【经典试题】

最佳选择题

1. 下列成分的水溶液，经振摇能产生肥皂样泡沫的是
A. 黄酮　　B. 强心苷　　C. 皂苷
D. 蒽醌　　E. 生物碱
答案：C

【强化练习】

最佳选择题

1. 能产生溶血现象的化学物质是
A. 香豆素　　B. 黄酮　　　C. 皂苷
D. 挥发油　　E. 生物碱
2. 皂苷溶血作用的有无取决于
A. 糖的种类　B. 皂苷元　　C. 糖的数目
D. 酸性的有无　　E. 糖链的数目

参考答案
最佳选择题：1. C　2. B

考点22　含三帖皂苷类化合物的常用中药

1. 三萜皂苷分为四环三萜和五环三萜
四环三萜：
（1）羊毛甾烷型——猪苓酸 A
（2）达玛烷型——20（S）－原人参二醇
五环三萜：
（1）齐墩果烷型——齐墩果酸
（2）乌苏烷型——乌苏酸（又称熊果酸）
（3）羽扇豆烷型
2. 人参
（1）Rb1 Rc 和 Rd——人参皂苷二醇型（A型）达玛烷型四环三萜
（2）Re, Rf 和 Rg1——人参皂苷三醇型（B型）达玛烷型四环三萜
（3）人参皂苷 Ro——齐墩果酸型（C型）齐墩果酸型五环三萜
3. 三七、黄芪、合欢皮、商陆
4. 柴胡
（1）Ⅰ型柴胡皂苷——13β, 28-环氧醚键
（2）Ⅱ型柴胡皂苷——异环双烯
（3）Ⅲ型柴胡皂苷——Δ^{12}齐墩果烷衍生物
（4）Ⅳ型柴胡皂苷——同环双烯
5. 含甾体皂苷类化合物的常用中药——麦冬，知母

【经典试题——真题再现】

最佳选择题

1. 《中国药典》规定，以人参皂苷 Rb1 为质量控制成分之一的中药是（2016年A型12题）
A. 芦荟　　B. 丹参　　C. 党参
D. 秦皮　　E. 三七

答案：E

配伍选择题
A. 葛根　　B. 柴胡　　C. 艾叶
D. 知母　　E. 前胡
2. 《中国药典》规定，含量测定成分属三萜皂苷的中药是（2016年B型55题）

答案：B

A. 乌苏烷型　　B. 羊毛甾烷型
C. 齐墩果烷型　D. 达玛烷型
E. 羽扇豆烷型
3. 熊果酸的机构类型是（2015年B型56题）
4. 柴胡皂苷 a 的结构类型是（2015年B型57题）

答案：3. A　4. C

A. 四环三萜皂苷　B. 五环三萜皂苷
C. 甾体皂苷　D. 强心苷　　E. 氰苷
5. 知母皂苷属于（2015年B型59题）
6. 人参皂苷 Rb1 属于（2015年B型60题）

答案：5. C　6. A

【强化练习】

配伍选择题
A. Δ^{12}齐墩果烷结构
B. 13β, 28-环氧醚键结构　　C. 同环双烯结构
D. 异环双烯结构　　E. 齐墩果酸结构
1. Ⅲ型柴胡皂苷具有
2. Ⅳ柴胡皂苷具有

参考答案
配伍选择题：1. A　2. C

第九节　强　心　苷

考点23　含强心苷类化合物的常用中药

1. **强心苷的分类**
（1）Ⅰ型：苷元－（2,6－去氧糖）x－（D－葡萄糖）y

　　如紫花洋地黄苷 A
（2）Ⅱ型：苷元－（6－去氧糖）x－（D－葡萄糖）

　　如黄夹苷甲
（3）Ⅲ型：苷元－（D－葡萄糖）y

　　如绿海葱苷

2. 常用中药

（1）香加皮（杠柳毒苷，杠柳次苷）

（2）罗布麻叶（甲型强心苷）

【经典试题——真题再现】

最佳选择题

1. 含有强心苷的中药是（2015年A型11题）

A. 知母　　B. 香加皮　　C. 白术

D. 淫羊藿　　E. 合欢派

答案：B

配伍选择题

A. 麦冬　　B. 甘草　　C. 商陆

D. 罗布麻叶　　E. 合欢皮

2. 主要含甾体皂苷类的中药是（2016年B型58题）

3. 主要含强心苷的中药是（2016年B型59题）

答案：2. A　3. D

单 元 测 试

一、最佳选择题（A型题）

每题1分。题干在前，选项在后。每道题的备选选项中，只有一个最佳答案，多选、错选或不选均不得分。

1. 常用的超临界流体是（考点1）

A. 二氧化硅　B. 二氧化碳　C. 活性炭

D. 三氯甲烷　E. 乙醇

2. 下列溶剂中极性最强的是（考点3）

A. 乙醇　　B. 甲醇　　C. 丙酮

D. 正丁醇　　E. 乙酸乙酯

3. 生物碱PKA值表示（考点7）

A. 生物碱的溶解度大小

B. 生物碱的熔点高低

C. 生物碱的沸点高低

D. 生物碱的碱性强弱

E. 生物碱的折光率大小

4. 属于二糖的是（考点8）

A. 苦杏仁苷　B. 红景天苷　C. 果糖

D. 蔗糖　　E. 洋地黄毒糖

5. 按苷键原子不同，苷被酸水解由易到难顺序是（考点10）

A. S-苷＞O-苷＞C-苷＞N-苷

B. C-苷＞S-苷＞O-苷＞N-苷

C. N-苷＞O-苷＞S-苷＞C-苷

D. O-苷＞S-苷＞C-苷＞N-苷

E. C-苷＞O-苷＞S-苷＞N-苷

6. Molish反应的阳性特征是（考点11）

A. 上层有绿色荧光，下层显红色

B. 上层显红色，下层有绿色荧光

C. 两液层交界面呈紫色环

D. 两液层交界面呈蓝色环

E. 有橙色至红色沉淀产生

7. 水解可生产氢氰酸的是（考点12）

A. 红景天苷　B. 郁李仁　C. 蔗糖

D. 蔗糖　　E. 洋地黄毒糖

8. 主要含有醌类化合物的中药是（考点13）

A. 丹参　　B. 莪术　　C. 龙胆

D. 麝香　　E. 蟾酥

9. 能发生Borntrager反应而与其他化合物相区别的化合物是（考点14）

A. 萘醌　　B. 苯醌　　C. 菲醌

D. 蒽醌　　E. 香豆素

10.《中国药典》中以连翘苷，连翘苷A为质量控制成分的是（考点15）

A. 麻黄　　B. 连翘　　C. 马钱子

D. 黄连　　E. 洋金华

11. Gibb's反应或Emerson反应可用于区别香豆素母核上（考点16）

A. 游离的酚羟基

B. 酚羟基的对位有无氢原子

C. 内酯环是否开裂

D. 酚羟基对位的羟基是否成苷

E. 酚羟基的对位有无甲氧基取代

12. 具有光敏作用的是（考点17）

A. 多糖　　B. 无机酸　　C. 鞣质

D. 呋喃香豆素　E. 五环三萜

13. 提取皂苷常用的溶剂是（考点21）

A. 乙醚　　B. 甲醇　　C. 丙酮

D. 三氯甲烷　E. 正丁醇

14. 含有强心苷的中药是（考点23）

A. 知母　　B. 罗布麻叶　C. 白术

D. 淫羊藿　　E. 合欢派

二、配伍选择题（B型题）

每题1分。备选答案在前，试题在后。每组若干小题。备选项可重复选用，也可不选。

每组题均对应同一组备选答案，每题只有一个正确答案。
A. 膜分离法　B. 聚酰胺色谱法
C. 离子交换树脂法　　D. 硅胶柱色谱法
E. 分馏法
15. 主要根据氢键吸附原理分离物质的方法是（考点2）
16. 主要根据物质分子大小差别分离的方法是（考点2）
A. IR　　B. UV　　C. MS　　D. ^{13}C-NMR
E. ^1H-NMR
17. 能够用以了解分子结构中是否有共轭体系的是（考点4）
18. 用以判断分子结构中许多特征官能团的是（考点4）
19. 可用于确定分子量及求算分子式等信息的是（考点4）
A. 吲哚类　　B. 莨菪烷类　　C. 异喹啉类
D. 喹诺里西啶类　　E. 有机胺类
20. 麻黄中的生物碱主要是（考点5）
21. 马钱子中的生物碱主要是（考点5）
22. 苦参中的生物碱主要是（考点5）
A. 青蒿素　　B. 麻黄碱　　C. 小檗碱
D. 东莨菪碱　　E. 槲皮素
23. 属于异喹啉类的生物碱是（考点5）
24. 属于莨菪烷类的生物碱是（考点5）
A. 抗肿瘤，抗溃疡　　B. 抗菌作用
C. 解痉镇痛，解有机磷中毒和散瞳作用
D. 发汗，平喘，兴奋中枢　　E. 降血脂作用
25. 山豆根中主要生物碱的生物活性是（考点6）
26. 洋金花中主要生物碱的生物活性是（考点6）
27. 麻黄中的主要生物碱的生物活性是（考点6）
A. 水杨苷　　B. 红景天苷　　C. 芥子苷
D. 腺苷　　E. 牡荆素
28. 属于氮苷类化合物的是（考点9）

29. 属于碳苷类化合物的是（考点9）
30. 属于硫苷类化合物的是（考点9）
A. 汉黄芩素　　B. 紫草素　　C. 黄芩苷
D. 葛根素　　E. 羟基茜草素
31. 属于萘醌类化合物的是（考点13）
32. 属于蒽醌类化合物的是（考点13）
A. 5-羟基黄酮　　B. 6-羟基黄酮
C. 4'-二羟基黄酮　　D. 7-羟基黄酮
E. 7,4'-二羟基
33. 化合物中酸性最强的是（考点18）
34. 化合物中酸性最弱的是（考点18）
A. 黄芩苷　　B. 葛根素　　C. 芦丁
D. 橙皮苷　　E. 大豆素
35. 属于黄酮类的是（考点19）
36. 属于二氢黄酮类的是（考点19）
A. 穿心莲内酯　　B. 青蒿素　　C. 紫杉醇
D. 京尼平苷　　E. 薄荷脑
37. 具有显著抗肿瘤作用的是（考点20）
38. 高效抗疟疾的主要成分是（考点20）
39. 临床用于上呼吸道抗菌消炎的是（考点20）
A. Δ^{12}齐墩果烷结构
B. 13β,28-环氧醚键结构　　C. 齐墩果酸结构
D. 异环双烯结构　　E. 同环双烯结构
40. Ⅰ型柴胡皂苷具有（考点22）
41. Ⅱ型柴胡皂苷具有（考点22）

参考答案

最佳选择题：1. B　2. B　3. D　4. D　5. C　6. C
7. B　8. A　9. D　10. B　11. B　12. D　13. E
14. B

配伍选择题：15. B　16. A　17. B　18. A　19. C
20. E　21. A　22. D　23. C　24. D　25. A
26. C　27. D　28. D　29. E　30. C　31. B
32. E　33. E　34. A　35. A　36. D　37. C　38. B
39. A　40. B　41. D

第四章 中药炮制与饮片质量

章节概述

本章节历年分值占比为约12分,出分点多体现在第一节炮制的辅料及饮片的质量及常用饮片的炮制方法及作用。考点集中,主要体现在液体辅料和固体辅料的作用及可用的药物。是易拿分的章节。应重点复习。

章节	内容	分值
第一节	炮制目的与药物成分	1分
第二节	炮制的辅料及饮片的质量	4分
第三节	常用饮片的炮制方法及作用	7分
合计		12分

第一节 炮制目的与药物成分

考点1 炮制的目的

1. 降低或消除药物的毒性或副作用

例如:川乌,草乌,附子,半夏,天南星,甘遂,大戟,马钱子,斑蝥

(1)乌头——炮制能够降低乌头类生物碱的含量,在保证其临床疗效同时,又可明显降低毒性。

(2)苍耳子,蓖麻子,相思子——含有毒性蛋白质,经加热炮制后,所含毒性蛋白质因热变性而达到降低毒性的目的。

(3)柏子仁——压去油脂制成柏子仁霜,可免除腹泻的发生。

2. 改变或缓和药物的性能 太寒伤阳,太热伤阴,过辛耗气,过甘生湿,过酸损齿,过苦伤胃,过咸生痰。

例如:

(1)甘草——
- 生:性味甘凉,具有清热解毒,清肺化痰的功效。
- 炙:性味甘温,善于补脾益气,缓急止痛的功效。

(2)地黄——
- 生:性寒,具清热,凉血,生津之功效。
- 熟:性温,能补血滋阴,养肝益肾。

(3)麻黄——
- 生:辛散解表。
- 蜜炙:止咳平喘作用增强。

"生泻熟补""甘能缓""炒以缓其性"

3. 增强药物疗效

(1)改变物理,化学反应,使某些难溶于水的成分水溶性增加。

例如:决明子,莱菔子,芥子,苏子,韭子,青葙子——凡药用子者俱要炒过,入药方得味出。"逢子必炒"。

(2)产生新成分或增加有效成分的含量。

例如:炉甘石煅制后,碳酸锌转为氧化锌,增加解毒,明目退翳,收湿敛疮功效。

(3)加入辅料与药物协同作用

例如:款冬花,紫菀等化痰止咳药,蜜制后,增强润肺止咳的作用。

4. 便于调剂和制剂

例如:

(1)阿胶生品质硬脆,受热易黏连,阿胶经蛤粉炒制后酥脆,易于粉碎与制剂。

(2)龟甲经砂烫醋淬后,其热水溶出率增加约6倍。

5. 改变或增强药物作用的部位和趋向

例如:莱菔子:
- 生能升——吐风痰,散风寒,发疮疹
- 熟能降——定痰喘咳嗽,调下痢后重,止内痛

【经典试题——真题再现】

多项选择题

1. 中药炮制的目的有(2016年X型113题)
A. 增强药物疗效   B. 降低药物的毒副作用
C. 便于调剂和制剂 D. 改变药物的作用趋向
E. 改变药物的性能

答案：ABCDE

【强化练习】

最佳选择题

1. 苍耳子炒制的目的是
A. 增强疗效 B. 改变药性 C. 降低毒性
D. 利于制剂 E. 便于贮存

配伍选择题

A. 地黄   B. 莱菔子   C. 决明子
D. 阿胶   E. 甘遂

2. 经炮制能降低毒性或副作用的是
3. 经炮制能增强疗效的是

多项选择题

4. 炮制可通过以下哪些方面增强疗效
A. 产生新成分   B. 提高溶出率
C. 质地变疏松   D. 种皮破裂
E. 辅料协同作用

参考答案

最佳选择题：1. C
配伍选择题：2. E 3. C
多项选择题：4. ABCD

考点2 炮制与药物成分

1. 炮制对生物碱类药物成分的影响

（1）高温情况下，生物碱不稳定，可产生水解，分解等变化

例如：①川乌，草乌，附子所含乌头碱在高温条件下水解成毒性较小的乌头次碱或乌头原碱；②马钱子所含士的宁，加热后，士的宁转化为异士的宁或其氮氧化物，保证用药安全。

（2）酒，醋能增加生物碱的溶出。

（3）小分子生物碱易溶于水，应采取少泡多润的原则，尽量减少在水处理过程中生物碱的损失，以免影响疗效。

2. 炮制对苷类药物成分的影响

（1）苷易溶于水，应少泡多润，以免苷类成分溶于水而流失，或发生水解而减少。

（2）酒可促进苷的溶解，增强疗效。但醋可促进苷的水解，应避免使用。

（3）杀酶保苷：含苷类药物常用炒，蒸，烘或曝晒的方法破坏或抑制酶的活性，以免有效成分酶解，保证饮片质量和药效（如：槐花，苦杏仁，黄芩）。

3. 炮制对含挥发油类药物成分的影响

（1）尽量少加热或不加热（如：《雷公炮炙论》中就对茵陈等注明"勿令犯火"）。

（2）干燥宜阴干，"抢水洗"。

【经典试题】

1. 宜采用蒸法破坏酶的活性以保存药效的是
A. 薄荷   B. 黄芩   C. 附子
D. 麻黄   E. 何首乌

答案：B

【强化练习】

最佳选择题

1. 通过改变生物碱机构以达减毒目的的是
A. 朱砂   B. 麻黄   C. 黄连
D. 马钱子 E. 苦参

2. 下列不适于含苷类中药的炮制方法是
A. 水制时宜少泡多润 B. 炮制辅料常用酒
C. 忌铁器   D. 少用醋炮制
E. 采用烘，晒，炒等法破坏或抑制酶的活性

配伍选择题

A. 挥发油类 B. 生物碱类 C. 苷类
D. 有机酸类 E. 油脂类

3. 醋制后可增加有效成分的溶出，提高疗效的是
4. 早在《雷公炮炙论》中即提出"勿令犯火"的是指

参考答案

最佳选择题：1. D 2. C
配伍选择题：3. B 4. A

第二节 炮制的辅料及饮片的质量

考点3 液体辅料及其作用

1. 酒及其作用

✧ 制药的酒有黄酒，白酒两大类，主要成分为乙醇。

✧ 性质：酒性大热，味甘，辛。能活血通络，祛风散寒，行药势（上行）矫味矫臭。

✧ 药物经酒制后，有助于有效成分的溶出而增加疗效。

✧ 常用药物：
（1）改变药性，引药上行——黄芩，黄连，

大黄

(2) 增强活血通络作用——白芍，续断，当归，丹参，川芎，白花蛇，乌梢蛇

(3) 矫臭矫味——乌梢蛇

2. 醋及其作用

◆ 制药的醋是米醋，主要成分是醋酸。

◆ 性质：酸味酸、苦，性温。具有引药入肝，理气，止血，行水，消肿，解毒，散瘀止痛，矫味矫臭，杀菌防腐等作用。

◆ 醋能与药物中所含的游离生物碱等成分结合成盐，从而增加其溶解度而易煎出有效成分，提高疗效。

◆ 常用药物

(1) 引药入肝，增强活血止痛作用——延胡索，三棱，莪术，香附，柴胡，郁金、乳香

(2) 降低毒性，缓和药性——甘遂，商陆，大戟，芫花

(3) 矫臭矫味——五灵脂

3. 盐水及其作用

◆ 制药的盐是食盐水，主要成分为氯化钠和水。

◆ 性质：食盐味咸，性寒。能强筋骨，软坚散结，清热，凉血，解毒，防腐，并能矫味。

◆ 药物经食盐水制后，能引药下行，缓和药物的性能，增强药物的疗效，并能矫味，防腐。

◆ 常用药物

(1) 引药下行，增强疗效——杜仲，巴戟天，小茴香，橘核，车前子，菟丝子，砂仁，泽泻，沙苑子

(2) 缓和药物辛燥之性——补骨脂，益智仁

(3) 增强滋阴降火作用——知母，黄柏

4. 姜汁及其作用

◆ 制药的姜汁是鲜姜捣碎取汁，或干姜加水熬汁。

◆ 性质：生姜味辛，性温。升腾发散而走表，能发表，散寒，温中，止呕，开痰，解毒。

◆ 药物经姜汁制后能抑制其寒性，增强疗效，降低毒性。

◆ 常用药物

(1) 制其寒性，增强和胃止呕作用——黄连，竹茹、栀子、天麻

(2) 缓和副作用，增强疗效——厚朴，半夏，草果

5. 蜜及其作用

◆ 制药的蜜是炼蜜。

◆ 性质：蜂蜜生则性凉，故能清热；熟则性温，故能补中；以其甘而平和，故能解毒；柔而濡泽，故能润燥，缓可去急，故能止痛，气味香甜，故能矫味矫臭；不冷不燥，得中和之气，故十二脏腑之病，无不宜之。因而认为蜂蜜有调和药性的作用。

◆ 用蜂蜜炮制药物，能与药物起协同作用，增强药物疗效或起解毒，缓和药物性能，矫味矫臭等作用。

◆ 蜂蜜不能用金属容器贮藏。

◆ 常用药物：

(1) 增强润肺止咳作用——紫苑，百部，白前，枇杷叶，款冬花，百合

(2) 增强补脾益气的作用——黄芪，甘草

(3) 缓和药性——麻黄、桂枝

(4) 矫味和消除副作用——马兜铃

6. 油及其作用

◆ 制药的油是羊脂油和麻油。

◆ 性质：羊脂油——助阳；麻油——润燥通便，解毒生肌，沸点高，与药物共制后使其酥脆，利于粉碎和成分的溶出，并可降低药物的毒性和矫味矫臭。

◆ 常用药物

(1) 增强疗效（助阳）——淫羊藿

(2) 利于粉碎，便于制剂和服用——蛤蚧，三七，马钱子，动物骨类

总结液体辅料的作用

1. **酒** ①改变药性，引药上行；②增强活血通络作用；③矫臭矫味。

2. **醋** ①引药入肝，增强活血止痛作用；②降低毒性，缓和药性；③矫臭矫味。

3. **盐** ①引药下行，增强疗效；②缓和药物辛燥之性；③增强滋阴降火作用。

4. **姜汁** ①制其寒性，增强和胃止呕作用；②缓和副作用，增强疗效。

5. **蜜** ①增强润肺止咳和补脾益气的作

用；②缓和药性；③矫味和消除副作用。

6. 油 ①增强疗效；②利于粉碎,便于制剂和服用。

【经典试题——真题再现】

配伍选择题

A. 引药上行,增强活血通络作用
B. 引药入肝,增强活血止痛作用
C. 制其寒性,增强和胃止呕作用
D. 引药下行,增强滋阴降火作用
E. 缓和药性,增强润肺止咳作用

1. 蜜炙法炮制中药的目的是（2015年B型65题）
2. 盐炙法炮制中药的目的是（2015年B型66题）
3. 酒炙法炮制中药的目的是（2015年B型67题）

答案：1. E 2. D 3. A

A. 引药入肝,散瘀止痛
B. 祛瘀散寒,行水消肿
C. 活血通络,祛风散寒
D. 强筋健骨,软坚散结
E. 润肠通便,解毒生肌

4. 酒作为炮制辅料,其作用是（2016年B型63题）
5. 醋作为炮制辅料,其作用是（2016年B型64题）

答案：4. C 5. A

多项选择题

6. 宜用醋炙法炮制的中药有（2015年X型113题）

A. 甘遂 B. 乳香 C. 柴胡
D. 五灵脂 E. 白术

答案：ABCD

【强 化 练 习】

最佳选择题

1. 关于辅料酒说法错误的是
A. 行药势 B. 辛甘,大热
C. 矫臭矫味 D. 活血通络 E. 散瘀止痛
2. 常用酒制的药物有
A. 黄连 B. 乳香 C. 厚朴
D. 黄芪 E. 马兜铃
3. 常用蜂蜜炮制的药物有

A. 厚朴 B. 甘草 C. 天麻
D. 僵蚕 E. 黄连

4. 醋的作用不包括
A. 理气止痛 B. 散瘀止痛 C. 疏肝健脾
D. 行水解毒 E. 矫臭矫味

5. 性味咸寒,软坚散结,引药下行的辅料是
A. 姜汁 B. 炼蜜 C. 食盐
D. 麻油 E. 醋

配伍选择题

A. 盐制 B. 醋制 C. 油制
D. 酒制 E. 姜制

6. 引药入肝经的是
7. 引药下行的是
8. 引药上行的是
9. 增强温中止呕作用的是

A. 竹茹 B. 延胡索 C. 马兜铃
D. 杜仲 E. 当归

10. 宜采用酒制的药物是
11. 宜采用蜜制的药物是

A. 醋 B. 盐水 C. 蜂蜜
D. 河砂 E. 麦麸

12. 能强筋骨,软坚散结并能矫味的辅料是
13. 能使药物中的游离生物碱类成分结合成盐,增加溶解度的辅料是

多项选择题

14. 蜂蜜的作用是
A. 矫臭矫味 B. 补中 C. 解毒
D. 润肺 E. 止咳

参考答案

最佳选择题：1. E 2. A 3. B 4. C 5. C
配伍选择题：6. B 7. A 8. D 9. E 10. E
11. C 12. B 13. A
多项选择题：14. ABCDE

考点4 固体辅料及其作用

1. 麦麸

◇ 麦麸即小麦磨面后剩下的种皮。
◇ 性质：味甘,淡,性平。能和中健脾。
◇ 与药物共制能缓和药物的燥性,除去药物不良气味,使药物色泽均匀一致。
◇ 常用药物
　（1）增强疗效——白术,苍术

（2）缓和药性——枳壳，枳实
（3）矫臭矫味——僵蚕

2. 河砂
- 砂为筛取粒度均匀适中的河砂。
- 作用：中间传热体，利用其温度高，传热快的特点，使质地坚韧的药物质地酥脆，使药物膨大鼓起，便于粉碎和有利于有效成分的溶出。
- 常用药物：
  （1）增强疗效，便于调剂和制剂——质地坚硬的药物经砂炒后，质变酥脆，易于粉碎，易于煎出有效成分——狗脊，穿山甲，龟甲，鳖甲。
  （2）降低毒性——砂炒温度高，使药物毒性成分结果改变或破坏——马钱子。
  （3）便于去毛——马钱子，骨碎补。
  （4）矫臭矫味——鸡内金。

3. 稻米
- 大米或糯米。
- 性质：味甘，性平。能补中益气，健脾和胃，除烦止渴，止泻痢。
- 与药物共制，可增强药物疗效，降低刺激性和毒性。
- 常用药物：
  （1）增强药物健脾止泻作用——党参。
  （2）降低药物的毒性——红娘子、斑蝥。
  （3）矫正不良气味——斑蝥。

4. 土
- 炮制常用的是灶心土（伏龙肝），也可用黄土，赤石脂。
- 性质：味辛，性温。能温中和胃，止血，止呕，涩肠止泻。
- 与药物共制可降低药物的刺激性，增强疗效。
- 常用药物——白术，当归，山药。

5. 滑石粉
- 性质：味甘，性寒，能利尿，清热，解暑。
- 作用：中间传热体伴炒药物，可使药物受热均匀。
- 常用药物——刺猬皮，鱼鳔胶。

6. 蛤粉
- 性质：味咸，性寒。能清热，利湿，化痰

软坚。
- 与药物共制可除去药物的腥味，增强疗效。
- 常用药物——阿胶

总结固体辅料的作用
1. **麦麸** ①增强疗效；②缓和药性；③矫臭矫味。
2. **河砂** ①增强疗效，便于制剂和调剂；②降低毒性；③便于去毛；④矫臭矫味。
3. **米** ①增强药物的健脾止泻作用；②降低药物的毒性；③矫正不良气味。
4. **灶心土** 增强药物补脾止泻的功能。
5. **滑石粉** ①使药物质地酥脆，便于粉碎和煎煮；②降低毒性和矫正不良气味。
6. **蛤粉** ①使药物质地酥脆；②减低药物的滋腻之性，矫正不良气味；③增强清热化痰功效。

【经典试题】
最佳选择题
1. 灶心土的作用不包括
A. 补脾益肺 B. 温中和胃 C. 止血
D. 止呕   E. 涩肠止泻
答案：A

【强化练习】
最佳选择题
1. 能缓和药物燥性，除去不良气味，使药物色泽均匀一致的辅料
A. 稻米   B. 灶心土   C. 河炒
D. 麦麸   E. 滑石粉

配伍选择题
A. 白术   B. 阿胶   C. 斑蝥
D. 马钱子   E. 僵蚕
2. 宜采用砂炒的药物是
3. 宜采用蛤粉炒的药物是
A. 醋 B. 盐水 C. 酒 D. 麦麸 E. 河炒
4. 与药物共制能缓和药物的燥性，增强疗效，矫正气味的辅料是
5. 使坚硬的药物经炮制后质地松脆，便于制剂的辅料是

参考答案
最佳选择题：1. D
配伍选择题：2. D 3. B 4. D 5. E

考点 5　常用饮片的质量控制

- 外观：看饮片的净度及形色气味，包装的。
- 内在：看饮片的水分，灰分，浸出物，有毒及有效成分，微生物限度。
  1. 净度，片剂，色泽，气味的要求
  （1）净度：去除非药用部位
  ① 果实种子类药材——皮壳及核
  ② 根茎类药材——芦头
  ③ 皮类药材——栓皮
  ④ 动物类药材——头、足、翅
  ⑤ 矿物类药材——杂质
  （2）片剂——异形片不得超过 10%
  2. 检查
  （1）杂质检查
  （2）水分检查——含水量控制在 7%～13%
  （3）灰分检查
  （4）有害物质检查
  （5）微生物检查
- 含量测定
- 限量标准——巴豆霜含脂肪油为 18%～20%

【经典试题——真题再现】

最佳选择题

1. 除另有规定外，饮片水分含量宜控制的范围是（2016 年 A 型 14 题）

A. 1%～3%　B. 4%～5%　C. 7%～13%

D. .20%～25%　E. 15%～18%

答案：C

【强化练习】

最佳选择题

1. 饮片片型的规定，异性片一般不得过

A. 15%　B. 10%　C. 5%　D. 3%　E. 2%

多项选择题

2. 饮片的质量控制中检查项目应包括

A. 灰分　　B. 水分　　C. 重金属

D. 微生物　E. 农药残留量

参考答案

最佳选择题：1. B

多项选择题：2. ABCDE

第三节　常用饮片的炮制方法及作用

考点 6　炒法分类

1. 根据炒法的操作及辅料与否　清炒法，加辅料炒。
2. 根据加热程度不同，清炒法可分为　炒黄（文火或中火），炒焦（中火或武火），炒炭（中火或武火）。

（1）炒黄：牛蒡子，芥子，王不留行，莱菔子，苍耳子

（2）炒焦：山楂，栀子

（3）炒炭：大蓟，蒲黄，荆芥

3. 按所加辅料的不同，加辅料炒法可分为麸炒，米炒，土炒，砂炒，蛤粉炒，滑石粉炒。

【经典试题】

最佳选择题

1. 宜采用炒黄炮制法的有

A. 王不留行　B. 栀子　C. 山楂

D. 荆芥　E. 蒲黄

2. 蒲黄的常用炮制方法是

A. 炒焦法　B. 炒黄法　　C. 麸炒法

D. 炒炭法　E. 砂炒法

多项选择题

3. 宜采用炒黄炮制法的药物有

A. 芥子　　B. 牛蒡子　　C. 莱菔子

D. 苍耳子　E. 栀子

4. 宜采用炒焦炮制法的药物有

A. 栀子　　B. 莱菔子　　C. 蒲黄

D. 牛蒡子　E. 山楂

参考答案

最佳选择题：1. A　2. D

多项选择题：3. ABCD　4. AE

考点 7　炒黄药物

- 多用文火或中火（王不留行，苍耳子）
  1. 牛蒡子
  （1）生品——长于疏散风热，解毒散结
  （2）炒牛蒡子——缓和寒滑之性，以免伤

重,并且气香,宣散作用更强,长于解毒透疹,利咽散结,化痰止咳(文火)。

2. 芥子
（1）生品——辛散力强,善于通络止痛。
（2）炒芥子——可缓和辛散走窜之性,可避免耗气伤阴,并善于顺气豁痰（文火）炒后可杀酶保苷。

3. 王不留行
（1）生品——长于消痈肿
（2）炒王不留行——质地松泡,利有有效成分煎出且走散力强,长于活血通经,下乳,通淋（中火）。
（3）王不留行水溶物的增加与爆化程度有关,爆花率达80%以上为宜。

4. 莱菔子
（1）生品——能升能散,长于涌吐风痰。
（2）炒莱菔子——变升为降,主要是改变了涌吐痰涎的副作用,既缓和了药性,有利于粉碎和煎出,长于消食除胀、降气化痰（文火）（炮制是生升熟降的典型例子）。

5. 苍耳子
（1）生品——消风止痒力强
（2）炒苍耳子——可降低毒性,偏于通鼻窍,祛风湿,止痛（中火）
（2）苍耳子毒蛋白为其毒性成分之一,经水浸泡或加热处理,可降低毒性。

【经典试题——真题再现】

最佳选择题
1. 莱菔子宜采用的炮制方法是（2016年A型17题）
A. 土炒　　B. 麸炒　　C. 炒炭
D. 炒黄　　E. 炒焦
答案：D

【强化练习】

最佳选择题
1. 王不留行的爆花率要达到多少以上
A.55%　B.60%　C.70%　D.80%　E.90%

多项选择题
2. 下列药物需要中火炒黄的是
A. 苍耳子　B. 莱菔子　C. 王不留行
D. 栀子　　E. 牛蒡子

参考答案
最佳选择题：1. D
多项选择题：2. AC

考点8　炒焦药物

◇ 用中火或武火。
◇ 目的：主要是增强药物消食健脾的功效或减少药物的刺激性。

1. 山楂
（1）生品——长于活血化瘀
（2）炒山楂——酸味减弱,可缓和对胃的刺激性,善于消食化积（中火）
（3）焦山楂——不仅酸味减弱,且增加了苦味,长于消食止泻（武火）
（4）山楂炭——其性收涩,具有止血,止泻的功效（武火）

2. 栀子
（1）生品——长于泻火利湿,凉血解毒
（2）炒栀子——减缓苦寒之性,易伤中气,对胃有刺激性之弊端,有清热除烦之功（文火）
（3）焦栀子——苦寒之性略弱于炒栀子,有清热除烦之功（中火）
（4）栀子炭——善于凉血止血（武火）

【经典试题】

最佳选择题
1. 焦栀子的炮制作用是
A. 增强清热利湿作用
B. 增强泻火除烦的作用
C. 缓和苦寒之性以免伤胃
D. 增强凉血止血作用
E. 增强凉血解毒作用
答案：C

【强化练习】

最佳选择题
1. 山楂的炮制方法宜选用
A. 炒焦法　B. 砂炒法　C. 麸炒法
D. 土炒法　E. 蛤粉炒法

配伍选择题
A. 活血化瘀　B. 消积化食　C. 消食止泻
D. 燥湿健脾　E. 止血止泻
2. 生山楂长于

3. 焦山楂长于
A. 凉血解毒　　B. 凉血止血　　C. 清热除烦
D. 理气化痰　　E. 燥湿健脾
4. 生栀子长于
5. 栀子炭长于
参考答案
最佳选择题：1. A
配伍选择题：2. A　3. C　4. A　5. B

考点9　炒炭

- 火力：中火或武火。
- 目的：增强或产生止血，止泻的作用。
- 注意：部分炭化，不能灰化，未炭化部分仍应保存药物的固有气味。

1. 大蓟
（1）生品——以凉血消肿力胜
（2）大蓟炭——凉性减弱，收敛止血作用增强（武火）。

2. 蒲黄
（1）生用——具有行血化瘀，利尿通淋的功能。
（2）蒲黄炭——性涩，止血作用增强（中火）。
（3）蒲黄生、炒品均有止血作用，但蒲黄炭具有加快血小板凝聚速度的作用，能缩短出血时间和凝血时间。

3. 荆芥
（1）生用：解表散风
（2）炒荆芥：具有祛风理血的作用（文火）
（3）荆芥炭：辛散作用极弱，具有止血的功效（武火）

【经典试题】
最佳选择题
1. 生品，炒品均有止血作用，炒炭后止血作用增强的是
A. 山楂　　B. 槐花　　C. 荆芥
D. 蒲黄　　E. 血余炭
答案：D

考点10　加辅料炒法的药物

- 麸炒：枳壳，苍术
- 米炒：斑蝥
- 土炒：白术，山药
- 砂炒：马钱子，骨碎补，鳖甲，鸡内金
- 滑石粉炒：水蛭
- 蛤粉炒：阿胶

【经典试题】
最佳选择题
1. 加辅料炒不包括
A. 米炒　　B. 土炒　　C. 酒炒
D. 蛤粉炒　　E. 滑石粉炒
答案：C

【强化练习】
配伍选择题
A. 斑蝥　　B. 苍术　　C. 水蛭
D. 阿胶　　E. 枳壳
1. 适宜用米炒的药物
2. 适宜用滑石粉炒的药物
3. 适宜用蛤粉炒的药物

多项选择题
4. 适宜用麸炒的药物有
A. 枳壳　　B. 斑蝥　　C. 苍术
D. 龟甲　　E. 阿胶
5. 适宜用土炒的药物有
A. 苍术　　B. 白术　　C. 山药
D. 水蛭　　E. 阿胶

参考答案
配伍选择题：1. A　2. C　3. D
多项选择题：4. AC　5. BC

考点11　麸炒

1. 枳壳
（1）生品——辛燥，偏于行气宽中除胀。
（2）麸炒枳壳——缓和其峻烈之性，偏于理气健胃消食，因其作用缓和，适宜于年老体弱而气滞者。

2. 苍术
（1）生品——温燥而辛烈，燥湿，祛风，散寒力强。
（2）麸炒苍术——辛味减弱，燥性缓和，气变芳香，增强了健脾和胃的作用。
（3）焦苍术——辛燥之性大减，以固肠止泻为主。

【经典试题】

多项选择题

1. 炒枳壳的临床作用偏于
A. 行气　　B. 理气　　C. 健胃
D. 除胀　　E. 消食
答案：BCE

考点 12　米炒

◇ 斑蝥

（1）生品——多外用，毒性较大，以攻毒蚀疮为主。

（2）米炒斑蝥——毒性降低，其气味得到矫正，可内服。以通经、破癥散结为主。

（3）斑蝥素在84℃开始升华，其升华点为110℃，米炒时锅温为128℃，正适合于斑蝥素的升华，通过米炒和其他加热处理，可使 LD_{50} 升高，毒性降低。

【经典试题】

多项选择题

1. 米炒斑蝥的目的是
A. 降低毒性　B. 便于粉碎　C. 增强疗效
D. 矫正气味　E. 改变药性
答案：AD

考点 13　土炒

（1）白术
◇ 生品——健脾燥湿，利水消肿为主
◇ 土炒白术——补脾止泻力胜
◇ 麸炒白术——缓和燥性，增强健脾，消胀作用

（2）山药
◇ 生品——补肾生精，益肺阴
◇ 土炒山药——补脾止泻为主
◇ 麸炒山药——补脾健胃为主

【经典试题】

配伍选择题

A. 补脾止泻　B. 补脾健胃　C. 补肾生精
D. 益肺阴　　E. 利水消肿

1. 土炒山药的目的是
2. 麸炒山药的目的是
答案：1. A　2. B

考点 14　砂炒

◇ 砂作为中间传热体

1. 马钱子

（1）生品——毒性剧烈，而且质地坚硬，仅供外用。

（2）制马钱子——毒性降低，质地酥脆，易于粉碎，可供内服。

2. 骨碎补

（1）生品——疗伤止痛，补肾健骨。

（2）砂炒骨碎补——质地松脆，易于除去鳞片，便于制剂和调剂，有利于煎出有效成分，以补肾强骨，续伤止痛为主。

3. 鳖甲

（1）生品——质地坚硬，有腥臭气，养阴清热，潜阳息风之力较强。

（2）醋鳖甲——质变酥脆，易于粉碎及煎出有效成分，并能矫臭矫味，醋制还能增强药物入肝消积，软坚散结的作用。

4. 鸡内金

（1）生品——长于攻积，通淋化石。

（2）炒鸡内金和砂炒鸡内金——质地酥脆，便于粉碎，矫正不良气味，并能增强健脾消积的作用。

（3）醋鸡内金——质酥易脆，矫正了不良气味，有疏肝助脾的作用。

【强化练习】

最佳选择题

1. 砂炒时，辅料炒主要是起
A. 协同作用　　　B. 中间传热体作用
C. 中和作用　　　D. 吸附毒性作用
E. 吸附油性作用

配伍选择题

A. 马钱子　B. 鳖甲　　C. 鸡
D. 内金　　E. 骨碎补

2. 炮制后能降低毒性，质地酥脆，易于粉碎的作用是
3. 醋制后能增强药物入肝消积，软坚散结作用的是
4. 炮制后质地酥脆，便于粉碎，矫正不良气味，并能增强健脾消积作用的是

5. 醋制后质地易脆，矫正不良气味，有疏肝助脾作用的是

参考答案
最佳选择题：1. B
配伍选择题：2. A 3. B 4. D 5. D

考点 15 滑石粉炒

◇ 中间传热体；适用于韧性较大的动物类药物。

◇ 水蛭
（1）生品——有毒，多入煎剂，以破血逐瘀为主。
（2）烫水蛭——能降低毒性，质地酥脆，利于粉碎，多入丸散。

【经典试题】

多项选择题

1. 烫水蛭的目的是
A. 降低毒性 B. 质地酥脆 C. 利于粉碎
D. 多入煎剂 E. 多入丸散
答案：ABCE

考点 16 蛤粉炒

◇ 阿胶
（1）生品——补血滋阴，润燥，止血
（2）蛤粉炒阿胶——降低了滋腻之性，质变酥脆，利于粉碎，同时也矫正了不良气味，善于益肺润燥
（3）蒲黄炒阿胶——以止血力强

【经典试题】

多项选择题

1. 蛤粉炒阿胶的目的是
A. 降低滋腻之性   B. 利于粉碎
C. 质地酥脆   D. 较正不良气味
E. 益肺润燥
答案：ABCDE

考点 17 炒法目的总结

炮制	目的	常用药物
炒焦	增强药物消食健脾的功效或减少药物的刺激性	山楂，栀子
炒炭	增强或产生止血，止泻作用	大蓟，蒲黄，荆芥

续表

炮制	目的	常用药物
麸炒	1. 增强疗效	山药，白术，芡实
	2. 缓和药性	苍术，枳实、益智仁
	3. 矫臭矫味	僵蚕
米炒	1. 增强药物的健脾止泻作用	党参
	2. 降低药物的毒性	红娘子，斑蝥
	3. 矫正不良气味	昆虫类药物
土炒	增强温中燥湿，止呕，止泻之功	白术，山药
砂炒	1. 增强疗效，便于调剂和制剂	狗脊，穿山甲
	2. 降低毒性	马钱子
	3. 便于去毛	骨碎补
	4. 矫臭矫味	鸡内金，脐带
滑石粉炒	1. 使药物质地酥脆，便于粉碎和煎煮	黄狗脊
	2. 降低毒性及矫正不良气味	刺猬皮，水蛭
蛤粉	1. 使药物质地酥脆，便于制剂和调剂	
	2. 降低药物的滋腻之性，矫正不良气味	阿胶，鹿角胶

【经典试题】

多项选择题

1. 土炒的功能是
A. 补中益气 B. 温中止呕 C. 温经止血
D. 固脾止泻 E. 疏肝理气
答案：BD

考点 18 炙法

1. 炙法就是加入液体辅料拌炒
2. 分为 酒炙，醋制，盐炙，姜炙，蜜炙，油炙
3. 酒炙——大黄，黄连，当归，蕲蛇，白芍，丹参，川芎
4. 醋制——甘遂，延胡索，乳香，香附，柴胡
5. 盐炙——杜仲，黄柏，泽泻，车前子
6. 姜炙——厚朴，竹茹
7. 蜜炙——黄芪，甘草，麻黄，枇杷叶，马兜铃
8. 油炙——淫羊藿，蛤蚧，三七

【经典试题】

多项选择题

1. 宜酒炙的药物是
   A. 延胡索　　B. 甘遂　　C. 厚朴
   D. 丹参　　　E. 川芎
   答案：DE

【强化练习】

多项选择题

1. 宜醋制的药物是
   A. 延胡索　　B. 香附　　C. 乳香
   D. 柴胡　　　E. 甘遂
2. 宜盐炙的药物是
   A. 延胡索　　B. 杜仲　　C. 泽泻
   D. 黄柏　　　E. 车前子
3. 宜蜜炙的药物是
   A. 甘草　　　B. 黄芪　　C. 麻黄
   D. 枇杷叶　　E. 马兜铃
4. 宜油炙的药物是
   A. 淫羊藿　　B. 大黄　　C. 马兜铃
   D. 蛤蚧　　　E. 三七

参考答案

多项选择题：1. ABCDE　2. BCDE　3. ABCDE
4. ADE

考点 19　酒炙

1. 大黄

（1）生品——苦寒沉降，气味重浊，走而不守，直达下焦，泻下作用峻烈，具有攻积导滞，泻火解毒的功能。

（2）酒炙——苦寒泻下作用稍缓，并借酒升提之性，引药上行，善清上焦血分热毒。

（3）熟大黄——泻下作用缓和，腹痛之副作用减轻，并能增强活血化瘀之功。

（4）大黄炭——泻下作用极微，并有凉血化瘀止血作用。

（5）醋大黄——泻下作用减弱，以消积化瘀为主。

（6）清宁片——泻下作用缓和，具缓泻而不伤气，逐瘀而不败正之功。

2. 黄连

（1）生品——泻火解毒，清热燥湿。

（2）酒炙黄连——能引药上行，缓其寒性，善清头目之火。

（3）姜炙黄连——其苦寒之性缓和，止呕作用增强。

（4）吴茱萸制黄连——抑制其苦寒之性，使黄连寒而不滞，以清气分湿热，散肝胆郁火为主。

（5）黄连经酒，姜汁，吴茱萸汁炮制后，主要化学成分无明显变化，但可提高小檗碱在水中的溶出率。

3. 当归

（1）生品——质润，具有补血，调经，润肠通便的功能（止血用当归头，补血用当归身，破血用当归尾，补血活血用全当归）。

（2）酒当归——活血通经，祛瘀止痛的作用增强。

（3）土炒当归——既能增强入脾补血作用，又能缓和油润而不滑肠。

（4）当归炭——具有止血和血作用。

4. 蕲蛇

（1）生品——气腥，不利于服用和粉碎，临床较少应用。

（2）酒蕲蛇——增强祛风，通络，止痉的作用，并可矫味，减少腥气，便于粉碎和制剂。

5. 白芍

（1）生品——泻肝火，平抑肝阳，养阴除烦。

（2）炒白芍——寒性缓和，以养血和营，敛阴止汗为主。

（3）酒白芍——酸寒伐肝之性降低，入血分，善于调经止痛，柔肝止痛。

（4）醋白芍——引药入肝，敛血养血，疏肝解郁的作用最强。

（5）土炒白芍——可借土气入脾，增强养血和脾，止泻作用。

6. 丹参

（1）生品——祛瘀止痛，清心除烦，通血脉。

（2）酒丹参——寒凉之性缓和，活血祛瘀，调经止痛功能增强。

7. 川芎

（1）生品——活血行气，祛风止痛。

（2）酒川芎——能引药上行，增强活血行气止痛作用。

【经典试题——真题再现】
最佳选择题
1. 泻下作用极微，并有凉血化瘀止血作用的饮片是（2015年A型12题）
A. 生大黄　　B. 熟大黄　　C. 大黄炭
D. 酒大黄　　E. 醋大黄
答案：C
2. 善清头目之火，治目赤肿痛，口舌生疮，宜选用的饮片是（2015年A型13题）
A. 黄连　　B. 酒黄连　　C. 姜黄连
D. 萸黄连　　E. 黄连炭
答案：B

配伍选择题
A. 增强活血调经作用　　B. 增强滑润作用
C. 增强补血止血作用　　D. 增强破血作用
E. 既增强补血作用，又缓和滑润作用
3. 酒当归的炮制作用是（2015年B型63题）
4. 土炒当归的炮制作用是（2015年B型64题）
答案：3. A　4. E

【强化练习】
最佳选择题
1. 具有缓泻而不伤气，逐瘀而不败正之功，用于年老、体弱及久病患者的大黄炮制品种为
A. 熟大黄　　B. 酒大黄　　C. 大黄炭
D. 醋大黄　　E. 清宁片
2. 醋白芍的炮制作用是
A. 收敛止痛　　B. 缓和苦寒之性
C. 降低酸寒之性，善于和中缓急
D. 增强敛血养血，疏肝解郁作用
E. 活血止痛

配伍选择题
A. 攻积导滞，泻火解毒
B. 引药上行，善清上焦血分热毒
C. 泻下作用缓和，活血化瘀功能强
D. 泻下作用减弱，消积化瘀
E. 泻下作用极微，凉血化瘀止血
3. 生大黄的作用是
4. 熟大黄的作用是
5. 酒炙大黄的作用是
A. 泻火解毒，清热燥湿
B. 引药上行，善清头目之火

C. 苦寒之性缓和，止呕作用强
D. 化瘀止血　　E. 消积化瘀
6. 姜炙黄连的作用是
7. 生品黄连的作用是
8. 酒炙黄连的作用是
A. 活血通经，祛瘀止痛
B. 补血，调剂，润肠通便　　C. 止血和血
D. 入脾补血，缓和油润而不滑肠　　E. 祛风止痛
9. 酒当归的作用是
10. 生品当归的作用是
11. 土炒当归的作用是
12. 当归炭的作用是
A. 泻肝火，平抑肝阳，养阴除烦
B. 寒性缓和，养血和营，敛阴止汗
C. 入血分，调经止痛，柔肝止痛
D. 敛血养血，疏肝解郁
E. 养血和脾，止泻
13. 生品白芍的作用是
14. 酒炙白芍的作用是
15. 炒白芍的作用是
16. 土炒白芍的作用是

参考答案
最佳选择题：1. E　2. D
配伍选择题：3. A　4. C　5. B　6. C　7. A　8. B
9. A　10. B　11. D　12. C　13. A　14. C　15. B
16. E

考点20　醋炙

1. 甘遂
（1）生品——药力峻烈，临床多入丸、散。
（2）醋甘遂——毒性减低，峻泻作用缓和。

2. 延胡索
（1）生品——止痛有效成分不易煎出，效果欠佳。
（2）醋延胡索——行气止痛作用增强。
（3）延胡索镇痛的有效成分为生物碱，醋制可以使难溶于水的游离生物碱生成盐，提高煎出率。醋制，酒制均能提高延胡索生物碱和延胡索乙素的煎出量，从而增强镇痛和镇静作用。

3. 乳香
（1）生品——气味辛烈，对胃的刺激较强，

易引起呕吐。

（2）醋乳香——刺激性缓和，利于服用，便于粉碎。增强活血止痛，收敛生肌的功效，并可矫臭矫味。

4. 香附

（1）生品——入解表剂中，以理气解郁为主。

（2）醋香附——专入肝经，疏肝止痛作用增强，并能消积化滞。

（3）四制香附（生姜汁，米醋，黄酒，食盐水）——行气解郁，调经散结为主。

（4）酒香附——通经脉，散结滞。

（5）香附炭——味苦涩，用于妇女崩漏不止。

5. 柴胡

（1）生品——升散作用较强，多由于解表退热。

（2）醋柴胡——升散之性缓和，疏肝止痛的作用增强。

（3）鳖血柴胡——填阴滋血，抑制其浮阳之性，增强清肝退热的功效。

【经典试题】

最佳选择题

1. 醋炙延胡索增强止痛作用的原理是
A. 醋与其中的生物碱结合，减少副作用
B. 醋与其中的生物碱结合，防止有效成分破坏
C. 醋与其中的生物碱结合生成盐，增加有效成分在水中的溶解度
D. 醋酸使生物碱水解，使有效成分易于煎出
E. 醋酸能杀死其中所含的酶，保存有效成分
答案：C

【强化练习】

配伍选择题

A. 增强活血止痛作用
B. 填阴滋血，抑制其浮阳之性，增强清肝退热的功效
C. 行气止痛力强　　D. 降低毒性
E. 缓和升散，增强疏肝止痛作用
1. 醋炙延胡索的目的是
2. 醋炙柴胡的目的是
3. 醋炙甘遂的目的是

A. 行气解郁，调节散结　B. 通经脉，散结滞
C. 用于妇女崩漏不止
D. 转入肝经，疏肝止痛作用增强，并能消积化滞
E. 入解表剂，以理气解郁为主
4. 酒香附
5. 香附炭

多项选择题

6. 香附常见的炮制方法有
A. 砂炒　　　B. 酒炙香附　C. 醋炙香附
D. 四制香附　E. 炒炭

参考答案

最佳选择题：1. C　2. E　3. D　4. B　5. C
多项选择题：6. BCDE

考点 21　盐炙

1. 杜仲

（1）生品——较少应用，一般仅用于浸酒。

（2）盐杜仲——引药入肾，直达下焦，温而不燥，补肝肾，强筋骨，安胎的作用增强。

2. 黄柏

（1）生品——泻火解毒，清热燥湿。

（2）盐黄柏——引药入肾，缓和枯燥之性，增强滋肾阴，泻相火，退虚热。

（3）酒黄柏——可降低苦寒之性，免伤脾阳，并借酒升腾之力，引药上行，清血分湿热。

（4）黄柏炭——清湿热之中兼具涩性，多用于便血，崩漏下血。

3. 泽泻

（1）生品——利水泻热。

（2）盐泽泻——引药下行，并能增强泻热作用，利尿而不伤阴。

（3）麸炒泽泻——寒性稍缓，长于渗湿和脾，降浊以升清。

4. 车前子

（1）生品——清热利尿，渗湿通淋，清肺化痰，清肝明目。

（2）炒车前子——寒性稍减，并能提高煎出效果，作用于生品相似，长于渗湿止泻，祛痰止咳。

（3）盐车前子——泻热利尿而不伤阴，并引药下行，增强在肾经的作用。

【经典试题】
最佳选择题
1. 药物盐炙后可以增强滋肾阴，泻相火，退虚热作用的是
A. 车前子　　B. 泽泻　　　C. 杜仲
D. 黄柏　　　E. 砂仁
答案：D

【强化练习】
多项选择题
1. 黄柏常见的炮制品有
A. 酒炙黄柏　B. 盐炙黄柏　C. 醋炙黄柏
D. 黄柏炒炭　E. 蜜炙黄柏
2. 酒黄柏的作用
A. 降低苦寒之性，免伤脾阳　　B. 引药上行
C. 清血分湿热　　D. 退虚热　　E. 用于便血
3. 盐泽泻的作用
A. 引药下行　　B. 增强泻热作用
C. 利尿而不伤阴　D. 退虚热　　E. 渗湿和脾
4. 盐车前子的作用
A. 泻热利尿而不伤阴　B. 引药下行
C. 增强在肾经的作用　D. 渗湿止泻
E. 祛痰止咳

参考答案
多项选择题：1. ABD　2. ABC　3. ABC
4. ABC

考点22　姜炙

（1）厚朴
◇ 生品——辛味峻烈，对咽喉有刺激性，故一般内服都不生用。
◇ 姜厚朴——可消除对咽喉的刺激性，并可增强宽中和胃的功效。
（2）竹茹
◇ 生品——清热化痰，除烦。
◇ 姜竹茹——增强降逆止呕的功效。

【经典试题】
最佳选择题
1. 厚朴姜炙的最主要目的是
A. 增强止泻功效　B. 增强止呕功效
C. 抑制寒性，缓和药性
D. 消除对咽喉的刺激性，增强化痰的功效
E. 消除刺激性，增强宽中和胃的功效

答案：E

考点23　蜜炙

1. 黄芪
（1）生品——长于益卫固表，托毒生肌，利尿退肿。
（2）炙黄芪——甘温而偏润，长于益气补中。
2. 甘草
（1）生品——味甘偏凉，长于泻火解毒，化痰止咳。
（2）炙甘草——甘温，以补脾和胃，益气复脉力胜。
3. 麻黄
（1）生品——发汗解表和利水消肿力强。
（2）蜜麻黄——性温偏润，辛散发汗作用缓和，以宣肺平喘力胜。
（3）麻黄绒——作用缓和，适于老人，幼儿及虚人风寒感冒。
（4）蜜麻花绒——作用更缓和，适于表证已解而咳喘未愈的老人，幼儿及体虚患者。
4. 枇杷叶
（1）生品——长于清肺止咳，降逆止呕。
（2）蜜枇杷叶——能增强润肺止咳的作用。
5. 马兜铃
（1）生品——味劣，易致恶心呕吐，故临床多用蜜炙品。
（2）蜜马兜铃——能缓和苦寒之性，增强润肺止咳的功效，并可矫味，减少呕吐的副作用。
（3）炙马兜铃——多用于肺虚有热的咳嗽。

【经典试题——真题再现】
配伍选择题
A. 生麻黄　　B. 炙麻黄　　C. 炙麻黄绒
D. 麻黄绒　　E. 炒麻黄
1. 风寒表实证，咳嗽气喘宜用（2016年B型65题）
2. 表证较轻，咳嗽气喘较重的是患者宜用（2016年B型66题）
3. 表证已解而咳嗽未愈的患者宜用（2016年B型67题）
答案：1. A　2. C　3. B

【强化练习】

配伍选择题

A. 增强润肺止咳作用　B. 增强补脾益气作用
C. 缓和药性　　　　　D. 长于益气补中
E. 肺虚有热的咳嗽

1. 蜜炙枇杷叶
2. 蜜炙甘草
3. 蜜炙麻黄
4. 蜜炙黄芪
5. 炙马兜铃

参考答案

配伍选择题：1. A　2. B　3. C　4. D　5. E

考点 24　油炙

1. 淫羊藿

（1）生品——以祛风湿，强筋骨力胜。
（2）羊脂油——甘温，能温散寒邪，补肾阳，炙淫羊藿能增强温肾助阳作用。

2. 蛤蚧

（1）生品——蛤蚧生品和酥炙品功用相同，酥制后易粉碎，腥气减少，其功效以补肺益精，纳气定喘见长。
（2）酒蛤蚧——质脆已碎，矫臭矫味，可增强补肾壮阳作用。

3. 三七

（1）生品——以止血化瘀，消肿定痛之力偏胜，止血而不留瘀，化瘀而不会导致出血。
（2）三七粉——与三七功效相同，多吞服或外敷用于创伤出血。
（3）熟三七——止血化瘀作用较弱，以滋补力胜。

【经典试题】

最佳选择题

1. 蛤蚧的炮制方法除油炙外还可用
A. 醋炙　　B. 酒炙　　C. 煅制
D. 蜜炙　　E. 盐炙
答案：B

考点 25　煅法的分类，作用及常用药物

➢ 煅法分为：明煅法，煅淬法，扣锅煅法（闷煅）
➢ 作用

1. 明煅法
（1）使药物质地酥脆，如花蕊石。
（2）除去结晶水，如白矾，硼砂。
（3）使药物有效成分易于煎出，如钟乳石，花蕊石。
2. 煅淬法——常用淬液有醋，酒，药汁
（1）使药物质地酥脆，易于粉碎，利于有效成分煎出，如赭石，磁石。
（2）改变药物的理化性质，减少副作用，增强疗效，如自然铜。
（3）清除药物中夹杂的杂质，洁净药物，如炉甘石。
3. 扣锅煅法
（1）改变药物性能，产生或增强止血作用，如血余炭。
（2）降低毒性，如干漆。

❖ 常用药物
1. 明煅法——白矾，牡蛎，石决明，石膏
2. 煅淬——赭石，自然铜，炉甘石
3. 扣锅煅——血余炭

【经典试题——真题再现】

最佳选择题

1. 宜用煅淬法炮制的中药是（2016 年 A 型 15 题）
A. 石膏　　B. 赭石　　C. 雄黄
D. 白矾　　E. 石决明
答案：B

多项选择题

2. 煅淬法炮制常用的淬液有（2015 年 X 型 114 题）
A. 酒　B. 醋　C. 麻油　D. 药汁　E. 蜜水
答案：ABD

【强化练习】

最佳选择题

1. 用明煅法炮制的药物是
A. 明矾　　B. 炉甘石　　C. 棕榈炭
D. 血余炭　E. 磁石

2. 经煅后失去结晶水的药材是
A. 石决明　B. 明矾　　C. 磁石
D. 赭石　　E. 自然铜

配伍选择题

A. 扣锅煅法　B. 明煅法　　C. 蒸发

D. 煅淬法　　E. 煮法
3. 血余炭的炮制方法是
4. 石膏的炮制方法是
5. 赭石的炮制方法是
6. 附子的炮制方法是

参考答案
最佳选择题：1. A　2. B
配伍选择题：3. A　4. B　5. D　6. E

考点 26　煅法

1. 明煅
（1）白矾（明矾）——增强了收湿敛疮，止血化腐的作用。
（2）牡蛎——增强了收敛固涩作用。
（3）石决明——咸寒之性降低，平肝潜阳的功效缓和，增强固涩收敛，明目作用。
（4）石膏——具收敛，生肌，敛疮，止血的功能。

2. 煅淬
（1）赭石——降低苦寒之性，增强了平肝止血作用（醋）。
（2）自然铜

自然铜——经煅淬后，可增强散瘀止痛作用（醋）。

自然铜主含二硫化二铁，经火煅后二硫化二铁分解成硫化铁，经醋淬后表面生成醋酸铁，并使药物中铁离子溶出增加，易于在体内吸收。

（3）炉甘石

炉甘石——经煅淬水飞后，质地纯洁细腻，适宜于眼科及外敷用，消除了由于颗粒较粗而造成的对敏感部位的刺激性（水）。

采用黄连及三黄汤煅淬或拌制，可增强清热明目，敛疮收湿的功效。

3. 扣锅煅　见图 4-1。

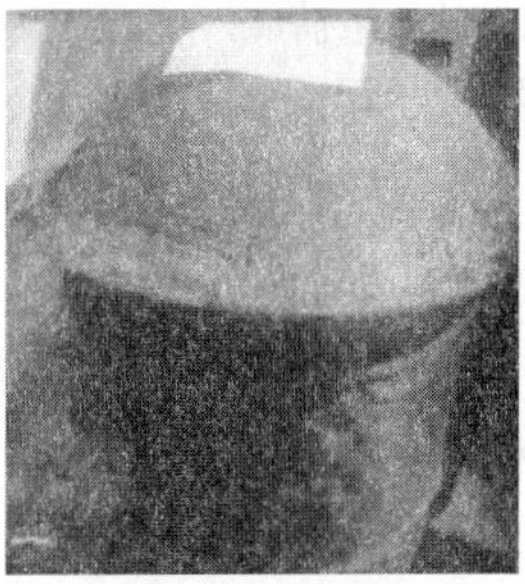

图 4-1　扣锅煅

血余炭——具有止血作用。

【经典试题】
最佳选择题
1. 石决明煅后增强
A. 固涩收敛，明目作用　　B. 收湿敛疮作用
C. 收湿止痒作用　　D. 散瘀止痛作用
E. 活血化瘀作用
答案：A

【强化练习】
最佳选择题
1. 明矾煅制成枯矾最主要的目的是
A. 是药物疏松　B. 便于粉碎　C. 颜色洁白
D. 失去部分结晶水　E. 增强收敛止血作用
2. 煅淬后增强平肝止血作用的是
A. 朱砂　　B. 牡蛎　　C. 赭石
D. 明矾　　E. 炉甘石
3. 经煅淬水飞后，质地纯洁细腻，宜用于眼科及外敷的是
A. 自然铜　B. 白矾　　C. 炉甘石
D. 朱砂　　E. 石膏
4. 血余煅炭后
A. 产生止血作用　　B. 增强止血作用
C. 增强补血止血作用　D. 增强凉血止血作用
E. 增强涩血止血作用
5. 炉甘石用黄连汤煅淬或拌制后可
A. 增强清热明目，收湿敛疮的作用
B. 增强清热泻火作用　C. 增强生津止渴作用
D. 增强安神收敛作用　E. 便于煎出有效成分
6. 自然铜经煅制醋淬后表面部分生成
A. 硫化亚铁　B. 硫化铁　　C. 醋酸铁
D. 氧化锌　　E. 四氧化三铁

配伍选择题
A. 使药物酥脆，便于粉碎和煎出
B. 产生止血的作用
C. 使药物质地纯洁细腻，适用于眼科及外敷
D. 增强收湿敛疮，止血化腐的作用
E. 增强固涩收敛，明目的作用
7. 自然铜煅制的目的是
8. 白矾煅制的目的是

多项选择题
9. 常用于炉甘石煅淬的淬液是

A. 酒　　　　B. 水　　　　C. 黄连汤
D. 三黄汤　　E. 醋

参考答案
最佳选择题：1. E　2. C　3. C　4. A　5. A　6. C
配伍选择题：7. A　8. D
多项选择题：9. BCD

考点27　蒸

➢ 目的：
（1）改变药物性能，扩大用药范围。如何首乌，地黄。
（2）增强疗效。如肉苁蓉，山茱萸。
（3）缓和药性。如大黄，女贞子。
（4）减少副作用。如大黄，黄精。
（5）保存药效，利于贮存。如黄芩，桑螵蛸。
（6）便于软化切制。如木瓜，天麻等。

1. 何首乌
（1）炮制——用黑豆汁拌匀，润透，置非铁质蒸制容器内。
（2）生品——苦泄性平兼发散，具有解毒消肿，润肠通便，截疟的功能。
（3）制首乌——味转甘厚而性转温，增强了补肝肾，益精血，乌须发，强筋骨的作用。
（4）首乌蒸制过程总蒽醌，结合蒽醌含量随着蒸制时间延长而减少，游离蒽醌开始增加，使致泻作用减弱。制首乌的磷脂类成分和糖的含量增加。使补益作用更加突出。二苯乙烯苷含量随蒸制时间增加而降低。

2. 黄芩
（1）生品——清热泻火解毒力强。
（2）酒黄芩——入血分，并可借助黄酒升腾之力，用于上焦肺热及四肢肌表之湿热。
（3）黄芩炭——以清热止血为主。
（4）黄芩经过蒸制或沸水煮既可杀酶保苷，防止降黄芩中的黄芩苷和汉黄芩苷酶解成葡萄糖醛酸和黄芩素与汉黄芩素。可使药物软化，便于切片。保证饮片质量和原有的色泽。

3. 地黄
（1）生地黄——为清热凉血制品，具有清热凉血，养阴生津的功能。
（2）熟地黄——药性由寒转温，味由苦转甜，功能由清转补，熟地黄质厚味醇，滋腻碍脾，酒制主补阴血，且可借酒力行散，起到行药势，通血脉的作用。熟地黄性味甘，具有补血滋阴，益精填髓的功能。
（3）生地炭——入血分凉血止血。
熟地炭——以补血止血为主。

4. 黄精
（1）生黄精——具麻味，刺入咽喉。
（2）蒸后——补脾润肺益肾功能增强，并可除去麻味，以免刺激咽喉。
（3）酒黄精——能助其药势，使之滋而不腻，更好的发挥补益作用。

5. 人参
（1）炮制——人参蒸制干燥后即为红参。
（2）生晒参——偏于补气生津，复脉固脱，补脾益肺。
（3）红参——具有大补元气，复脉固脱，益气摄血的功能。

6. 天麻
蒸天麻——便于软化切片，同时可破坏酶，保存苷类成分。

【经典试题——真题再现】
最佳选择题
1. 清蒸后可消除刺激性，又能增强补脾润肺益肾作用的饮片是（2015年A型16题）
A. 地黄　　　B. 女贞子　　C. 黄精
D. 五味子　　E. 肉苁蓉
答案：C

2. 何首乌蒸制后，致泻作用减弱的原因是（2016年A型16题）
A. 卵磷酸含量降低　B. 总氨基酸含量降低
C. 结合性蒽醌含量降低
D. 游离生物碱含量降低
E. 二苯乙烯苷含量降低
答案：C

【强化练习】
最佳选择题
1. 药物蒸后便于保存的是
A. 黄芩　　　B. 地黄　　　C. 木瓜

D. 大黄　　　E. 何首乌
2. 下列药物蒸后性味改变的是
A. 桑螵蛸　　B. 何首乌　　C. 天麻
D. 木瓜　　　E. 黄精
3. 蒸制首乌的主要目的是
A. 游离蒽醌含量增高　B. 结合蒽醌含量减少
C. 增强解毒，消炎，润肠作用
D. 增强补肝肾，益精血，乌须发，强筋骨作用
E. 二苯乙烯苷含量降低
4. 酒黄芩的作用是
A. 增强补肝肾作用　　B. 活血化瘀
C. 酸涩收敛　　　　　D. 滋阴补血
E. 引药上行，清上焦热

配伍选择题
A. 生地黄　　B. 鲜地黄　　C. 熟地黄
D. 生地炭　　E. 熟地炭
5. 补血止血宜用
6. 凉血止血宜用
7. 滋阴补血，益精填髓宜用
8. 养阴清热，凉血生津宜用

多项选择题
9. 黄芩蒸制或沸水煮的目的是
A. 保存药效　B. 使酶灭活　C. 软化药物
D. 便于切片　E. 降低毒副作用
10. 蒸天麻的作用
A. 便于切片　B. 便于软化　C. 破坏酶
D. 改变药性　E. 保存苷类成分

参考答案
最佳选择题：1.A　2.B　3.D　4.E
配伍选择题：5.E　6.D　7.C　8.A
多项选择题：9.ABCD　10.ABCE

考点28　煮法

➤ 目的：
（1）消除或降低药物的毒副作用。如川乌，附子。
（2）清洁药物。如珍珠（豆腐）。

1. 藤黄
（1）炮制——豆腐，荷叶，山羊血。
（2）生品——有大毒，不能内服，具有消肿排脓，散瘀解毒，杀虫止痒的功能。
（3）制藤黄——毒性降低，可供内服，并可保证药物的净度。

2. 川乌
（1）生川乌——有大毒，多外用。
（2）制川乌——毒性降低，可供内服。
（3）川乌的主要成分为双酯型乌头碱毒性最强，炮制后毒性成分被破坏，而使其毒性降低，但其镇痛，抗炎作用仍然很明显。

3. 附子（川乌——乌头的母根；附子——乌头的子根）
（1）炮制
①盐附子——胆巴+食盐
②黑顺片——胆巴+调色液
③白附片——胆巴+剥去外皮
④炮附片——河砂炒制
⑤淡附片——盐附子+甘草+黑豆+水共煮
（2）生附子——有毒，加工炮制后毒性降低，便于内服。
（3）盐附子——防止药物腐烂，利于贮藏。
（4）黑顺片，白附片——毒性降低，可直接入药。
（5）炮附片——温肾暖脾为主。
（6）淡附片——长于回阳救逆，散寒止痛。

4. 吴茱萸
（1）炮制——甘草煎汁炮制。
（2）生品——有小毒，多外用。以散寒定痛力强。
（3）制吴茱萸——降低毒性，缓和燥性。
（4）盐制吴茱萸——用于疝气疼痛。

【经典试题——真题再现】
综合分析题
某男，60岁，患类风湿性关节炎10年，症见肌肉，关节疼痛，屈伸不利，腰膝酸软，畏寒乏力，中医诊为尪痹，证属肝肾不足，风湿痹阻，以尪痹颗粒，其药物组成为熟地黄，地黄，续断，淫羊藿，骨碎补，狗脊，附子（黑顺片）等。
1. 处方中，将附子炮制加工为"黑顺片"时，所用的辅料是（2015年C型109题）
A. 草酸　　　B. 醋　　　C. 胆巴
D. 豆腐　　　E. 麦麸
答案：C

【强化练习】

最佳选择题

1. 淡附片的炮制需要
A. 姜汁，甘草和水共煮
B. 酒，甘草和水共煮
C. 胆汁，甘草和水共煮
D. 黑豆，甘草和水共煮
E. 米泔水，甘草和水共煮

配伍选择题

A. 防止药物腐烂，利于贮藏　　B. 毒性强
C. 降低毒性　　D. 温肾暖脾
E. 回阳救逆，散寒止痛
2. 黑顺片，白附片的作用
3. 盐附子的作用

A. 增强补脾益气的功能
B. 破酶保苷，便于切片
C. 降低毒性，保证临床用药安全
D. 改变药性，扩大用药范围
E. 消除致泻，增强补肝肾，乌须发作用
4. 附子加辅料煮制的目的是
5. 川乌煮制的目的是

多项选择题

6. 附子常用的饮片规格包括
A. 黑顺片　　B. 黄附片　　C. 白附片
D. 淡附片　　E. 炮附片

参考答案
最佳选择题：1. D
配伍选择题：2. C　3. A　4. C　5. C
多项选择题：6. ACDE

考点29　燀法

➢ 目的：
（1）在保存有效成分的前提下，除去非药用部位。如苦杏仁。
（2）分离不同药用部位。如白扁豆。

1. 苦杏仁
（1）炮制——①10倍量沸水；②加热5分钟。
（2）生品——性微温而质润，长于润肺止咳，润肠通便。
（3）燀苦杏仁——作用于生品相同，燀去皮后，除去非药用部位，便于有效成分煎出，提高疗效。
（4）炒苦杏仁——性温，长于温肺散寒，并可去小毒。
（5）炮制：杀酶保苷，保存药效，降低毒性（有毒成分氢氰酸在煎煮过程中逸散）。

2. 白扁豆
（1）生用——清暑，化湿力强。
（2）燀制是为了分离不同的药用部位，增加用药品种。扁豆衣气味俱弱，健脾作用较弱，偏于祛暑化湿。
（3）炒扁豆性微温，偏于健脾止泻。

【经典试题】

多项选择题

1. 下列有关苦杏仁炮制的叙述，正确的是
A. 炮制条件以10倍量沸水，加热5分钟为宜
B. 杏仁可去皮，利于有效成分煎出
C. 炒制使氢氰酸含量下降，可去毒
D. 杀酶保苷
E. 炒制可改变药性，扩大用药范围
答案：ABCD

【强化练习】

配伍选择题

A. 川乌　　B. 白扁豆　　C. 藤黄
D. 远志　　E. 黄芩
1. 常用清水煮的药物是
2. 常用豆腐煮的药物是
A. 除去非药用部位　　B. 软化药物
C. 分离不同的药用部位　　D. 便于贮藏
E. 改变药性
3. 苦杏仁炮制的目的是
4. 白扁豆炮制的目的是

参考答案
配伍选择题：1. A　2. C　3. A　4. C

考点30　复制（反复炮制）

➢ 目的：
（1）降低或消除药物毒性或刺激性，如半夏
（2）改变药性，如天南星
（3）增强疗效，如白附子
（4）矫臭矫味，如紫河车

1. 半夏

（1）清半夏——8%白矾溶液——100kg 净半夏+20kg 白矾

（2）姜半夏——100kg 净半夏+25kg 生姜+12.5kg 白矾

（3）法半夏——100kg 净半夏+15kg 甘草+10kg 生石灰

◇ 生半夏——有毒，使人呕吐，咽喉肿痛，失音，一般不做内服，多做外用，用于疮痈肿毒。

◇ 半夏经炮制后，能降低毒性，缓和药性，消除副作用。

（1）清半夏——长于化痰，以燥湿化痰为主。

（2）姜半夏——增强了降逆止呕作用，以温中化痰，降逆止呕为主。

（3）法半夏——偏于祛寒痰，同时具有调和脾胃的作用。

2. 天南星

（1）生天南星——辛温燥烈，有毒，多外用。

（2）制南星——毒性降低，燥湿化痰的作用增强（生姜+白矾）。

（3）胆南星——毒性降低，其燥烈之性缓和，药性由温转凉，味由辛转苦，功能由温化寒痰，转为清化热痰（胆汁）。

【经典试题——真题再现】

最佳选择题

1. 可降低天南星毒性的常用炮制方法是（2016年 A 型 13 题）

A. 炒法　　B. 炙法　　C. 煇法

D. 提净法　E. 复制法

答案：E

综合分析题

某药厂生产的藿香祛暑软胶囊具有祛暑化湿，解表和中功效。某药物组成为广藿香、香薷、白芷、紫苏叶、苍术、丁香、陈皮、大腹皮、法半夏、茯苓、生姜、甘草，辅料为甘油、植物油、明胶、蜂蜡、食用色素。

2. 方中法半夏制备时，应选用的辅料是（2016年 C 型 103 题）

A. 生姜、明矾　　B. 甘草、皂角

C. 甘草、生石灰　D. 黑豆、豆腐

E. 甘草、金银花

答案：C

某男，42岁，自述咽中如有物阻，咯吐不出，吞咽不下，胸肋满闷，或时而恶心，呕吐涎沫，中医诊为梅核气，治当行气散结，化痰降逆，处以半夏厚朴汤，其药物组为姜半夏、茯苓、厚朴、生姜、紫苏叶。

3. 处方中姜半夏长于（2016年 C 型 109 题）

A. 消痰行水，降气止呕

B. 燥湿消痰，下气除满

C. 温肺祛痰，利气散结

D. 温中化痰，降逆止呕

E. 消化热痰，除烦止呕

答案：D

【强化练习】

配伍选择题

A. 姜半夏　　B. 巴豆　　C. 清半夏

D. 法半夏　　E. 生南星

1. 用生姜和白矾炮制的是
2. 用甘草，生石灰炮制的是
3. 用白矾水溶液浸泡的是

A. 长于化痰　　B. 外用与疮痈肿毒

C. 健脾温胃，燥湿化痰　D. 降逆止呕

E. 偏于祛寒痰并能调和脾胃

4. 生半夏的功效主要是
5. 清半夏的功效主要是

多项选择题

6. 复制法的目的是

A. 改变药性　B. 增强疗效　C. 便于粉碎

D. 降低或消除药物毒性　E. 矫臭解腥

参考答案

配伍选择题：1. A　2. D　3. C　4. B　5. A

多项选择题：6. ABDE

考点31　发酵

➢ 目的：

（1）改变原有的性能，产生新的治疗作用，扩大用药品种。

（2）增强疗效。

- 炮制：温度：30～37℃；湿度70%～80%；pH4～7.6
- 六神曲（为苦杏仁，赤小豆，鲜青蒿，鲜苍耳草，鲜辣蓼等药加入面粉（或麦麸）混合后经发酵而成的曲剂。）（每100kg面粉，用杏仁，赤小豆各4kg，鲜青蒿，鲜辣辣蓼，鲜苍耳草各7kg。）

（1）生六神曲——健脾开胃，并有发散作用。

（2）炒神曲——健脾和胃功能增强，发散作用减少。

（3）麸炒六神曲——具有甘香气，以醒脾和胃为主。

（4）焦六神曲——消食化积力强。

（5）六神曲麸炒品和焦炒品均能较好地促进胃的分泌功能，增强胃肠的推动功能。

【经典试题】

最佳选择题

1. 发酵的目的是
A. 产生新的治疗作用　B. 降低毒性
C. 清除杂质　D. 消除副作用　E. 增强疗效
答案：A

考点32　发芽

- 目的：具有新的功效，扩大用药品种
- 炮制：

（1）待幼芽长出0.2～1cm时，取出干燥。

（2）温度18～25℃。

（3）含水量43%～45%。

（4）要求发芽率在85%以上。

- 麦芽（0.5cm）

（1）炒麦芽——偏温而气香，具有行气，消食，回乳之功。

（2）焦麦芽——性偏温而味微甘微涩，增强了消食化滞，止泻的作用。

【经典试题】

多项选择题

1. 焦麦芽的作用是
A. 行气　　B. 消食　　C. 回乳
D. 化滞　　E. 止泻
答案：BDE

考点33　制霜

- 炮制：

（1）去油制霜——降低毒性（巴豆）；降低副作用（柏子仁）。

（2）渗析制霜——西瓜霜。

（3）升华制霜——砒霜。

1. 巴豆

（1）生巴豆——毒性强烈，仅供外用蚀疮。

（2）炒巴豆——毒性稍减。

（3）巴豆霜——毒性降低，泻下作用得到缓和。

（4）巴豆含巴豆油，具有强烈的泻下作用和刺激作用。

（5）巴豆霜脂肪油含量应在18%～20%。

2. 西瓜霜

炮制：100kg 西瓜+芒硝15kg，见图4-2。

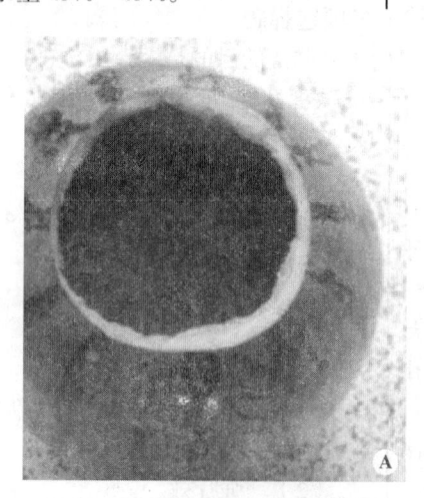

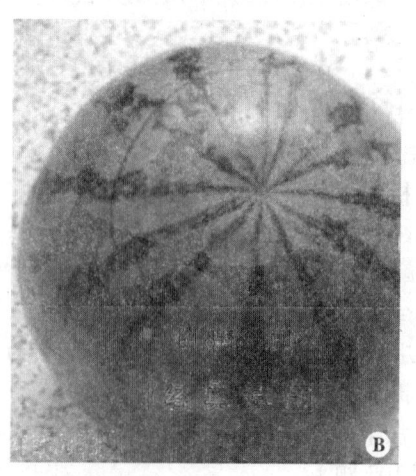

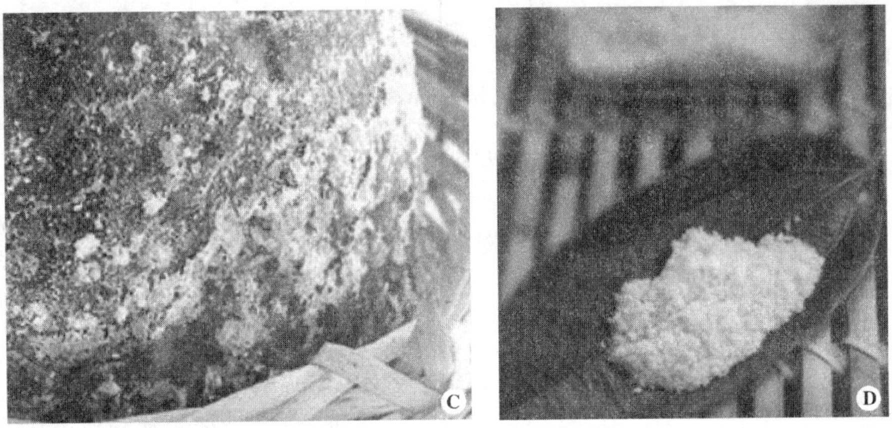

图 4-2 西瓜霜炮制经过

西瓜能清热解暑，芒硝能清热泻火，两药合制，性味增强，能起协同作用，使药物更纯洁，增强清热泻火之功。

【经典试题——真题再现】

最佳选择题

1. 炮制巴豆的常用方法是（2015年A型14题）
A. 醋炙法　　B. 姜炙法　　C. 制霜法
D. 油炙法　　E. 酒炙法

答案：C

【强化练习】

最佳选择题

1. 经制霜后降低毒性的是
A. 姜半夏　　B. 生南星　　C. 法半夏
D. 清半夏　　E. 巴豆
2. 巴豆制霜的炮制目的不包括
A. 增强疗效　　　　B. 降低毒性
C. 使脂肪油含量下降到18%～20%
D. 缓和泻下作用　　E. 使巴豆毒素变性失活

配伍选择题

A. 升华制霜法　　B. 渗析制霜法
C. 去油制霜法　　D. 自然制霜法
E. 煎煮制霜法

3. 巴豆霜，柏子仁霜的制作宜选用
4. 西瓜霜的制作宜选用
5. 砒霜的制作宜选用

参考答案

最佳选择题：1. E　2. A
配伍选择题：3. C　4. B　5. A

考点 34　煨法

➤ 定义：将净制或切制后的药物用湿面皮或湿纸包裹，或吸油纸均匀隔层分放，进行加热处理，或将药物与麦麸同置炒制容器内用文火加热至规定程度的方法。

➤ 目的：
（1）除去药物中部分挥发性及刺激性成分，从而降低副作用，如肉豆蔻。
（2）增强疗效，如肉豆蔻。
（3）缓和药性。如诃子，葛根。

1. 肉豆蔻
（1）麦麸煨，滑石粉煨，面裹煨
（2）生肉豆蔻——辛温气香，长于暖胃消食，下气止呕。但生肉豆蔻含有大量油脂，有滑肠之弊，并具刺激性，一般多制用。
（3）煨肉豆蔻——可除去部分油脂，免于滑肠，刺激性减小，增强了固肠止泻的功能。
肉豆蔻炮制后，有毒成分肉豆蔻醚含量降低。

2. 木香
（1）生木香——行气作用强。
（2）煨木香——除去部分油脂，实肠止泻作用增强。

【经典试题——真题再现】

最佳选择题

1. 为增强固肠止泻作用，宜用面裹煨的药材是（2015年A型15题）
A. 黄芪　　B. 肉豆蔻　　C. 槟榔

D. 葛根　　　E. 丹参
答案：B

考点35　提净

- 定义：某些矿物药，特别是一些可溶性无机盐类药物，经过溶解、过滤、除净杂质后，再进行重结晶，以进一步纯净药物。
- 目的：
  （1）使药物纯净，提高疗效。
  （2）缓和药性。
  （3）降低毒性。
- 芒硝
  （1）炮制：100kg 朴硝+20kg 萝卜
  （2）朴硝——杂质较多，不宜内服，以消积散痛见长，多外用于乳痈。
  （3）用萝卜煮制后所得的芒硝，可提高其纯净度，同时缓和其咸寒之性，并借萝卜消积滞、化痰热、下气、宽中作用，以增强芒硝润燥软坚、消导、下气通便之功。

【经典试题】

最佳选择题

1. 芒硝的提净法是指
A. 朴硝与萝卜共煮后再重结晶的方法
B. 朴硝与甘草共煮后再重结晶的方法
C. 朴硝与萝卜共煮后再水分的方法
D. 朴硝与甘草共煮后再水飞的方法
E. 朴硝溶解过滤再结晶的方法
答案：A

考点36　水飞

- 定义：某些不溶于水的矿物药，利用粗细粉末在水中悬浮性不同，将不溶于水的矿物、贝壳类药物经反复研磨，而分离制备极细腻粉末的方法。
- 目的：
  （1）去除杂质，洁净药物。
  （2）使药物质地细腻，便于内服和外用，提高其生物利用度。
  （3）防止药物在研磨过程中粉尘飞扬，污染环境。
  （4）除去药物中可溶于水的毒性物质，如砷、汞。

- 炮制：朱砂，雄黄忌用铁器（还原汞和砷）。

1. 朱砂

朱砂——水飞朱砂可使药物达到纯净，极细，便于制剂及服用。

朱砂的杂质主要是游离汞和可溶性汞盐，后者毒性极大，为朱砂中的主要毒性成分，水飞可使朱砂中毒性汞含量下降，也可降低铅和铁等重金属的含量。水分是洗涤次数越多，可溶性汞盐的含量越少。

2. 雄黄

雄黄——水飞雄黄使药粉达到极细和纯净，毒性降低，便于制剂。

【经典试题】

配伍选择题

A. 煮法　　B. 煨法　　C. 复制法
D. 制霜法　E. 水飞法
1. 肉豆蔻炮制采用
2. 朱砂炮制采用
答案：1. B　2. E

单 元 测 试

一、**最佳选择题（A型题）**

每题1分。题干在前，选项在后。每道题的备选选项中，只有一个最佳答案，多选、错选或不选均不得分。

1. 不采用清炒法炮制的是（考点6）
A. 莱菔子　B. 蒲黄　　C. 栀子
D. 白术　　E. 苍耳子
2. 炮制后药性由升变降的药物是（考点7）
A. 王不留行　B. 莱菔子　C. 牛蒡子
D. 苍耳子　　E. 栀子
3. 米炒斑蝥降低毒性，是利用了斑蝥素的（考点12）
A. 升华性　B. 水溶性　C. 脂溶性
D. 遇热分解　E. 蛋白质凝固
4. 土炒白术的目的是（考点13）
A. 利水消肿　B. 健脾燥湿　C. 补脾止泻
D. 增强健脾　E. 消胀
5. 水蛭宜采用的炮制方法是（考点15）
A. 清炒　　B. 麸炒　　C. 滑石粉炒

D. 砂炒　　E. 土炒
6. 蒲河炒阿胶的目的是（考点16）
A. 补血滋阴　B. 润燥　　C. 止血
D. 矫味　　　E. 利于粉碎
7. 下列有关炒法的叙述，错误的是（考点17）
A. 火候是指药物炒法炮制的方法
B. 炒法可分清炒法和加辅料炒法
C. 清炒法包括炒黄，炒焦，炒炭
D. 加辅料多用中火或武火
E. 炒黄多用文火，炒焦多用中火，炒炭多用武火
8. 黄连的炮制品中，能抑制其苦寒之性，使其寒而不滞，清气分湿热，散肝胆郁火的是（考点19）
A. 黄连　　B. 酒黄连　C. 炒黄连
D. 姜黄连　E. 萸黄连
9. 黄柏炭的作用（考点21）
A. 滋肾阴　　B. 泻相火　C. 引药上行
D. 退虚热　　E. 用于便血，崩漏下血
10. 姜竹茹的最主要目的是（考点22）
A. 增强降逆止呕的功效　B. 增强清热的功效
C. 增强除烦的功效　　　D. 增强利尿的功效
E. 增强化痰的功效
11. 羊脂油炙淫羊藿的作用是（考点24）
A. 增强补脾益肺作用　B. 增强补中益气作用
C. 增强温肾壮阳作用　D. 增强健脾和胃作用
E. 增强补肝肾作用
12. 用煅淬法炮制的药物是（考点25）
A. 明矾　　B. 自然铜　C. 石决明
D. 血余炭　E. 干漆
13. 煅石膏的炮制目的是（考点26）
A. 增强清热泻火作用　B. 增强生津止渴作用
C. 增强收敛生肌作用　D. 增强安神收敛作用
E. 便于煎出有效成分
14. 赭石煅淬所用的辅料是（考点26）
A. 醋　　　B. 酒　　　C. 盐水
D. 米泔水　E. 黄连水
15. 何首乌的炮制可采用（考点27）
A. 酒醋共蒸　B. 黑豆汁蒸　C. 酒蒸
D. 醋蒸　　　E. 清蒸
16. 炮制姜半夏的辅料用量是（考点30）
A. 每100kg药物加生姜25kg，白矾12.5kg
B. 每100kg药物加生姜12.5kg，白矾25kg
C. 每100kg药物加生姜15kg，碳水2.5kg
D. 每100kg药物加生姜25kg
E. 每100kg药物加生姜20kg
17. 为了增强六神曲的醒脾和胃作用，常用的炮制方法是（考点31）
A. 炒黄　　B. 炒焦　　C. 麦麸炒
D. 米炒　　E. 土炒
18. 发芽法要求发芽率在（考点32）
A. 65%以上　B. 70%以上　C. 75%以上
D. 85%以上　E. 90%以上
19. 用于制备西瓜霜的药物除成熟的西瓜外还有（考点33）
A. 滑石　　B. 石膏　　C. 白矾
D. 芒硝　　E. 硼砂
20. 下列关于煨豆蔻说法错误的是（考点34）
A. 煨制后可除去部分油脂，免于滑肠
B. 可采用滑石粉煨　C. 可采用纸煨
D. 可采用麸煨　　　E. 可采用面煨

二、配伍选择题（B型题）

每题1分。备选答案在前，试题在后。每组若干小题。备选项可重复选用，也可不选用。每组题均对应同一组备选答案，每题只有一个正确答案。

A. 煅法　　B. 烘焙法　C. 干馏法
D. 提净法　E. 水飞法
21. 某些可溶性无机盐类药物炮制一般可用（考点35）
22. 一些不溶于水的矿物药炮制一般可用（考点36）

A. 莱菔子　B. 地黄　　C. 决明子
D. 甘遂　　E. 阿胶
23. 经炮制能改变或缓和药性的是（考点1）
24. 经炮制能改变作用趋向的是（考点1）

A. 挥发油类　B. 生物碱类　C. 苷类
D. 油脂类　　E. 有机酸类
25. 常采用炒，蒸，烘等方法破坏酶的活性，以免有效成分损失的是（考点2）
26. 应及时加工处理，宜阴干，加水处理宜"抢水洗"的是（考点2）

A. 竹茹　　B. 马兜铃　C. 延胡索
D. 杜仲　　E. 当归
27. 宜采用酒制的药物是（考点3）

28. 宜采用蜜制的药物是（考点3）
A. 白术　　B. 阿胶　　C. 斑蝥
D. 僵蚕　　E. 马钱子
29. 宜采用土炒的药物是（考点4）
30. 宜采用米炒的药物是（考点4）
A. 燥湿健脾　B. 消积化食　C. 消食止泻
D. 止血止泻　E. 活血化瘀
31. 炒山楂长于（考点8）
32. 山楂炭长于（考点8）
A. 解表散风　B. 祛风理血　C. 消食止痛
D. 止血　　E. 止痉
33. 炒荆芥长于（考点9）
34. 荆芥炭长于（考点9）
A. 燥湿，祛风　B. 理气和胃　C. 温中止呕
D. 固肠止泻　E. 行气宽中
35. 麸炒苍术长于（考点11）
36. 焦苍术长于（考点11）
A. 鳖甲　　B. 马钱子　　C. 鸡内金
D. 阿胶　　E. 骨碎补
37. 炮制后质地松脆，易于除去鳞片，便于制剂和调剂，有利于煎出有效成分的作用是（考点14）
38. 炮制后质地酥脆，易于粉碎及煎出有效成分，并能矫臭矫味的作用是（考点14）
A. 引药上行，善清上焦血分热毒
B. 攻积导滞，泻火解毒
C. 泻下作用缓和，活血化瘀功能强
D. 泻下作用极微，凉血化瘀止血
E. 泻下作用减弱，消积化瘀
39. 醋炙大黄的作用是（考点19）
40. 大黄炭的作用是（考点19）
A. 活血通经，祛瘀止痛
B. 补血，调剂，润肠通便　　C. 止血和血
D. 入脾补血，缓和油润而不滑肠　E. 祛风止痛
41. 酒当归的作用是（考点19）
42. 生品当归的作用是（考点19）
43. 土炒当归的作用是（考点19）
44. 当归炭的作用是（考点19）
A. 增强活血止痛作用
B. 填阴滋血，抑制其浮阳之性，增强清肝退热的功效　　C. 降低毒性　D. 行气止痛力强
E. 缓和升散，增强疏肝止痛作用

45. 醋炙乳香的目的是（考点20）
46. 鳖血柴胡（考点20）
A. 行气解郁，调节散结
B. 用于妇女崩漏不止　C. 通经脉，散结滞
D. 转入肝经，疏肝止痛作用增强，并能消积化滞　　E. 入解表剂，以理气解郁为主
47. 生品香附（考点20）
48. 醋香附（考点20）
49. 四制香附（考点20）
A. 生品　　B. 麻黄绒　　C. 蜜麻黄
D. 蜜麻黄绒　E. 酒麻黄
50. 发汗解表和利水消肿力强宜用（考点23）
51. 性温偏润，辛散发汗作用缓和，以宣肺平喘力胜宜用（考点23）
52. 作用缓和，老年人，幼儿及虚人风寒感冒宜用（考点23）
53. 作用更缓和，适于表证已解而咳喘未愈的老人，幼儿及体虚患者宜用（考点23）
A. 枯矾　　B. 煅炉甘石　　C. 石决明
D. 朱砂　　E. 醋酸铁
54. 缓和平肝潜阳,增强收敛固涩作用的是（考点26）
55. 经煅淬水分后，适宜于眼科及外敷用的是（考点26）
A. 破酶保苷，便于切片
B. 降低毒性，保证临床用药安全
C. 增强补脾益气的功能
D. 改变药性，扩大用药范围
E. 消除致泻，增强补肝肾，乌须发作用
56. 黄芩蒸制的目的是（考点27）
57. 地黄蒸制的目的是（考点27）
A. 防止药物腐烂，利于贮藏　B. 降低毒性
C. 毒性强　　D. 温肾暖脾
E. 回阳救逆，散寒止痛
58. 炮附片的作用（考点28）
59. 淡附片的作用（考点28）
A. 藤黄　　B. 白扁豆　　C. 川乌
D. 黄芩　　E. 远志
60. 即可沸水煮，又可蒸的药物是（考点29）
61. 常用沸水焯的药物是（考点29）
A. 外用与疮痈肿毒　　B. 长于化痰
C. 降逆止呕　　D. 健脾温胃，燥湿化痰

E. 偏于祛寒痰并能调和脾胃

62. 姜半夏的功效主要是（考点30）
63. 法半夏的功效主要是（考点30）
A. 复制法　　B. 煮法　　C. 煨法
D. 制霜法　　E. 水飞法
64. 半夏炮制采用（考点33）
65. 西瓜霜炮制采用（考点33）

三、综合分析题（C型题）

每题1分，题目分为若干组，每组题目基于同一个临床情景病例，实例或者案例的背景信息逐题展开，每题的备选项中，只有1个最符合题意。

黄连上清丸，清热通便，散风止痛，用于上焦风热所致的头晕目眩，牙龈肿痛，口舌生疮，咽喉肿痛，耳痛耳鸣，大便秘结，小便短赤。处方由黄连，栀子（姜制），连翘，蔓荆子（炒），防风，荆芥穗，白芷，黄芩，菊花，薄荷，大黄（酒炒），黄柏（酒炒），桔梗，川芎，石膏，旋覆花，甘草。

66. 关于辅料酒的作用描述，错误的是（考点3）
A. 引药上行　B. 活血通络　C. 软坚散结
D. 矫味矫臭　E. 祛风散寒
67. 辅料姜汁的作用不包括（考点3）
A. 温中止呕　B. 发表散寒　C. 缓和寒性
D. 增效减毒　E. 清热，润燥

保和丸出自《丹溪心法》，由山楂，神曲，半夏，茯苓，陈皮，连翘，莱菔子组成。

保和丸能消食，导滞，和胃。用于食积停滞，脘腹胀满，嗳腐吞酸，不欲饮食。

68. 处方中山楂应选用（考点8）
A. 炒山楂　　B. 生山楂　　C. 山楂炭
D. 焦山楂　　E. 姜山楂
69. 下列关于莱菔子的说法，错误的是（考点8）
A. 保和丸中莱菔子应选用炒制品
B. 保和丸中莱菔子应选用生品
C. 莱菔子炮制后可使药性变升为降
D. 炒莱菔子长于消食除胀，降气化痰
E. 莱菔子炒制时应该用文火

四、多项选择题（X型题）

每题1分，题干在前，备选项在后。每道题备选项中至少有两个正确答案，多选，少选或不选不得分。

70. 以下药物中，常用蜂蜜炮制的是（考点3）
A. 麻黄　　　B. 黄芪　　　C. 马兜铃
D. 枇杷叶　　E. 天麻
71. 饮片净度要求中，非药用部位包括（考点5）
A. 果实种子类的皮壳及核　B. 皮类的栓皮
C. 根茎类的芦头　　　　　D. 矿物类的夹杂物
E. 动物类的头，足，翅
72. 宜采用炒炭炮制法的药物有（考点6）
A. 大蓟　　　B. 苍耳子　　C. 蒲黄
D. 荆芥　　　E. 牛蒡子
73. 适宜用砂炒的药物有（考点10）
A. 马钱子　　B. 骨碎补　　C. 斑蝥
D. 鸡内金　　E. 鳖甲
74. 宜姜炙的药物是（考点18）
A. 大黄　　　B. 厚朴　　　C. 大黄
D. 竹茹　　　E. 黄柏
75. 宜酒炙的药物是（考点18）
A. 黄连　　　B. 大黄　　　C. 当归
D. 蕲蛇　　　E. 白芍
76. 盐杜仲的作用有（考点21）
A. 引药入肾，直达下焦　B. 强筋骨
C. 补肝肾　　D. 安胎　　E. 退虚热
77. 宜采用明煅法的药物有（考点25）
A. 牡蛎　　　B. 白矾　　　C. 自然铜
D. 石决明　　E. 石膏

参考答案

最佳选择题：1. D　2. B　3. A　4. C　5. C　6. C
7. A　8. E　9. E　10. A　11. C　12. B　13. D
14. A　15. B　16. A　17. C　18. D　19. D　20. C
配伍选择题：21. D　22. E　23. B　24. A　25. C
26. A　27. D　28. A　29. A　30. C　31. B　32. C
33. B　34. D　35. D　36. D　37. E　38. B
39. E　40. C　41. D　42. B　43. D
45. A　46. B　47. E　48. D　49. A　50. A　51. C
52. C　53. D　54. C　55. D　56. C　57. C
58. D　59. E　60. D　61. B　62. C　63. E
64. A　65. D
综合分析题：66. C　67. E　68. D　69. B
多项选择题：70. ABCD　71. ABCDE　72. ACD
73. ABDE　74. BD　75. ABCDE　76. ABCD
77. ABDE

第五章 中药质量标准和鉴定

章节概述

本章节历年分值占比为 1 分，本章节的特点为内容多，知识点散，分值占比低，主要与第三章中药化学成分与药效物质基础和第八章常用中药的鉴别中的知识点相重合，可在复习完这两个章节后，作为总结复习的内容来强化两个重要章节的知识点。

章节	内容	分值
第一节	中药的质量标准	1～2 分
第二节	中药鉴定的内容和方法	1～2 分
合计		2～4 分

第一节 中药的质量标准

考点1 《中国药典》凡例的基本内容和要求

1. 称量

- 称取 "0.1g" 系指称取重量可为 0.06～0.14g
- 称取 "2g"，可为 1.5～2.5g
- 称取 "2.0g"，可为 1.95～2.05g
- 称取 "2.00g"，可为 1.995～2.005g
- "精密称定"/"称定"分别系指称取重量应准确至所取重量的千分之一/百分之一。
- "精密量取"系指量取体积的准确度应符合国家标准中对该体积移液管的精确度要求。
- 取用量为"约"若干时，系指取用量不得超过规定量的±10%。

2. 恒重

- 差异在 0.3mg 以下。
- 第二次及以后各次称重均应在规定条件下继续干燥 1 小时后进行。
- 炽灼至恒重的第二次称重应在继续炽灼 30 分钟后进行。

3. 温度

- 未注明者，系指在室温下进行。
- 除另有规定外，应以 25℃±2℃为准。

【经典试题】

最佳选择题

1. 《中国药典》凡例规定称取 "2g" 样量系指取样重量可为
A. 1.5～2.5g B. 1.05～2.05g C. 1.04～2.06g
D. 1.4～2.6g E. 1.6～2.4g
答案：A

【强化练习】

最佳选择题

1. 供试品与试药"称重"或"量取"的量，其精确度的确定是依据
A. 量取仪器的精确度 B. 称量仪器的精密度
C. 称量样品的份数   D. 数值的有效数位
E. 称量的百分数

2. 取用量为"约"若干时，系指取用量不能超过规定量的
A. ±15% B. ±10% C. ±5%
D. ±3%   E. ±1%

3. 恒重是指连续两次干燥或炽灼后的重量诧异小于
A. 1mg   B. 0.5mg   C. 0.3mg
D. 0.1mg E. 0.01mg

4. 炽灼至恒重的第二次称重应在继续炽灼多长时间后
A. 15min B. 20min C. 30min
D. 45min E. 60min

参考答案
最佳选择题：1. D 2. B 3. C 4. C

第二节 中药鉴定的内容和方法

考点2 药材的形状鉴定

1. 形状

- 党参根顶端具有的瘤状茎残基术语称"狮

- 子头"，见图5-1。
- 防风的根头部具有的横环纹习称"蚯蚓头"，见图5-2。
- 海马的外形鉴定术语称"马头蛇尾瓦楞身"，见图5-3。

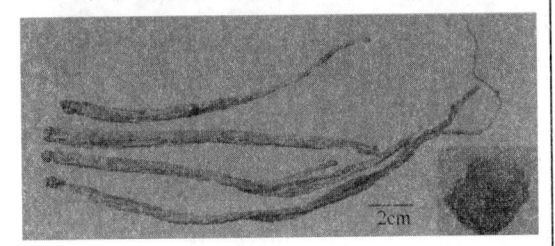

图5-1 党参

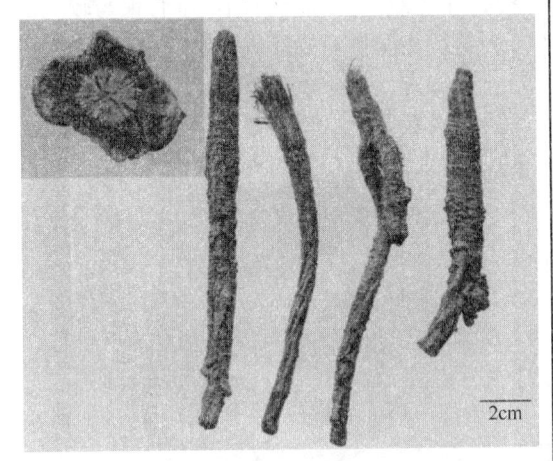

图5-2 防风

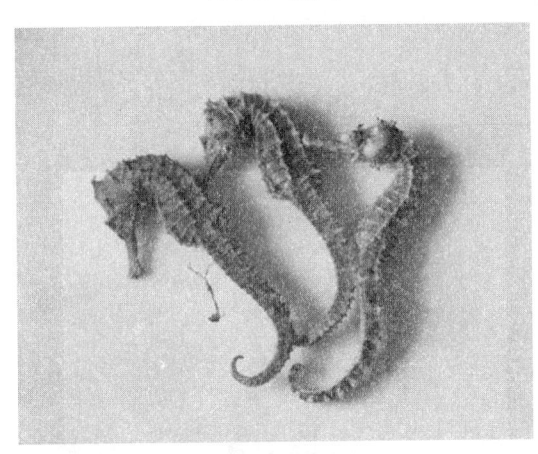

图5-3 海马

2. 色泽
- 黄芩主要含黄芩苷、汉黄芩苷等，保管或加工不当，黄芩苷在黄芩酶的作用下水解成葡萄糖醛酸与黄芩素。易氧化成醌类而显绿色，因此黄芩由黄变绿后质量降低。

丹参红色，紫草色紫，玄参色黑，黄连以断面红黄色为佳。

3. 表面特征
- 白芥子表面光滑，见图5-4。
- 紫苏子表面有网状纹理，见图5-5。

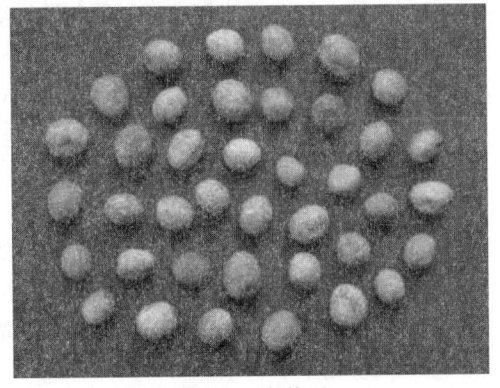

图5-4 白芥子

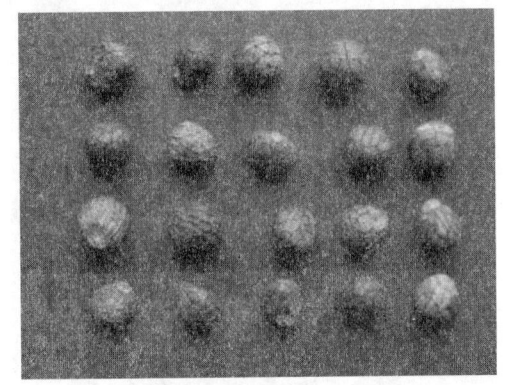

图5-5 紫苏子

- 海桐皮表面有钉刺。
- 合欢皮表面有椭圆形，棕红色皮孔。
- 辛夷外表面密被灰白色或灰绿色有光泽的长茸毛，图5-6。

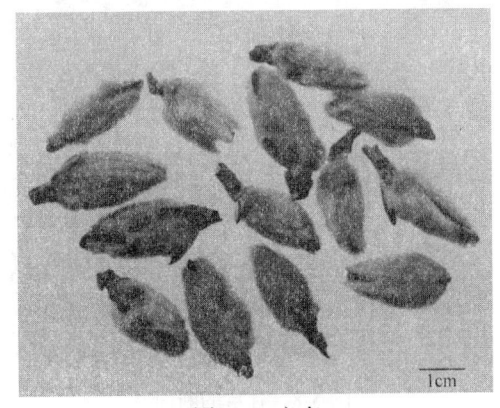

图5-6 辛夷

4. 质地

- ◇ 结构较疏松的药材一般较脆或较松泡，如南沙参、生晒参等。
- ◇ 富含淀粉的显粉性，如山药、半夏等。
- ◇ 含纤维多的则韧性强，如桑白皮、葛根等。
- ◇ 含糖、黏液多的一般黏性大，如黄精、地黄等。
- ◇ 富含淀粉、多糖成分的经蒸、煮糊化干燥后常质地坚实，半透明，呈角质状，如红参、延胡索、天麻等。

5. 断面

- ◇ "菊花心"是指药材断面维管束与较窄的射线相间排列成细密的放射状纹理，形如开放的菊花，如黄芪（图 5-7）、甘草（图 5-8）、白芍（图 5-9）等。

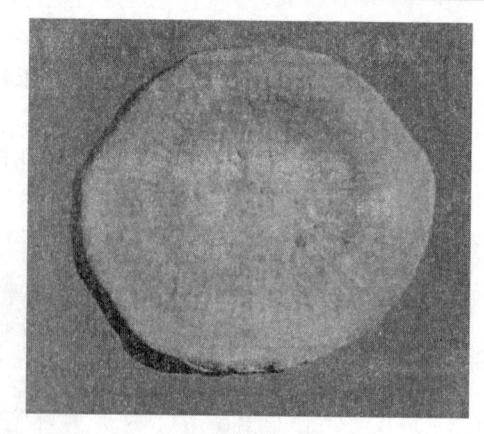

图 5-9 白芍的断面

- ◇ "车轮纹"是指药材断面维管束与较宽的射线相间排列成稀疏整齐的放射状纹理，形如古代木质车轮，如防己（图 5-10）、青风藤等。

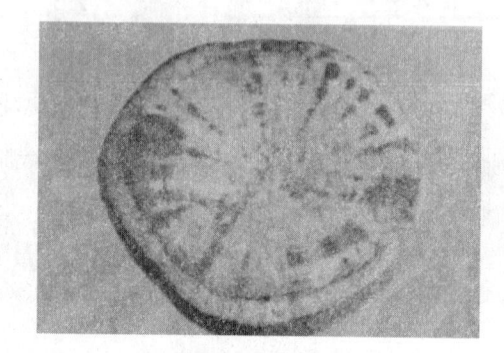

图 5-10 防己的断面

- ◇ "朱砂点"是指药材断面散在的红棕色油点，如茅苍术（图 5-11）。

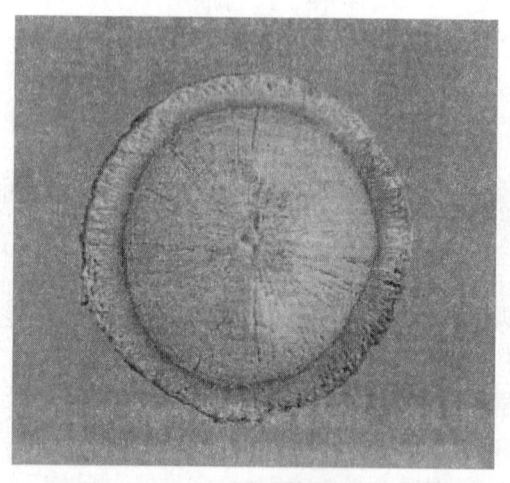

图 5-7 黄芩的断面

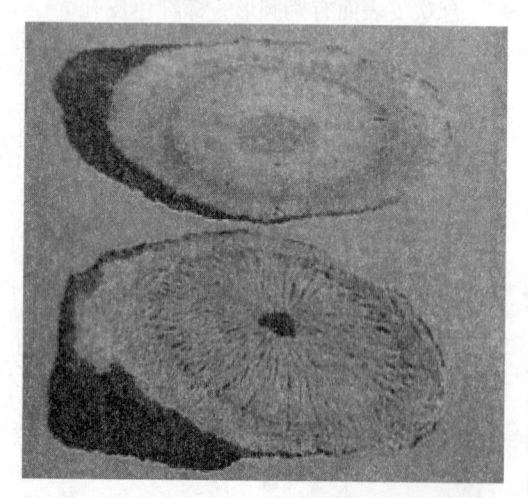

图 5-8 甘草的断面

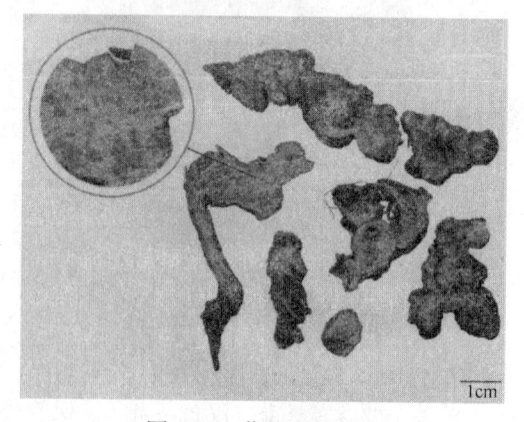

图 5-11 茅苍术的断面

- ◇ 大黄的"星点"（髓部异型维管束）（图 5-12）。

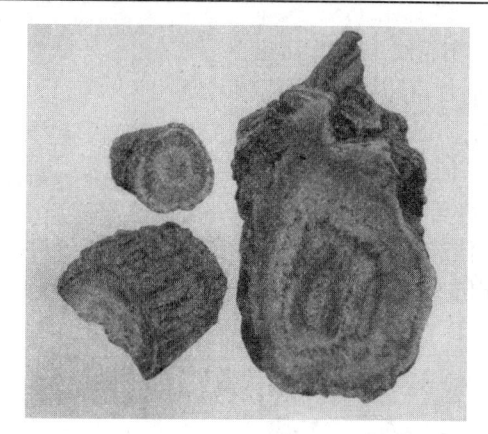

图 5-12 大黄的断面

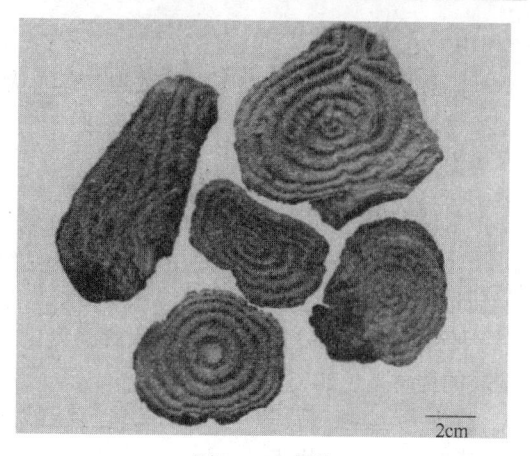

图 5-15 商陆

- 牛膝与川牛膝的"筋脉点"（同心环点状异型维管束），见图5-13。
- 何首乌的"云锦状花纹"（皮部异型维管束），见图5-14。
- 商陆的"罗盘纹"（同心环型异型维管束），见图5-15。

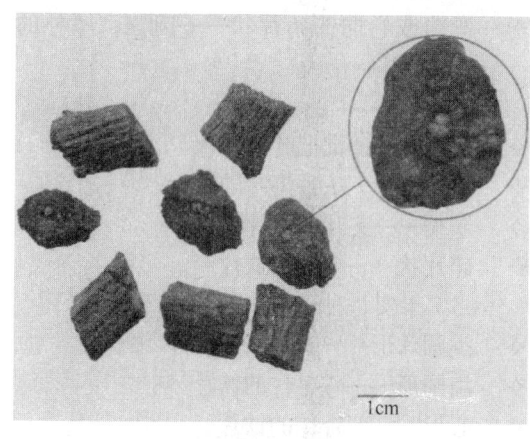

图 5-13 牛膝

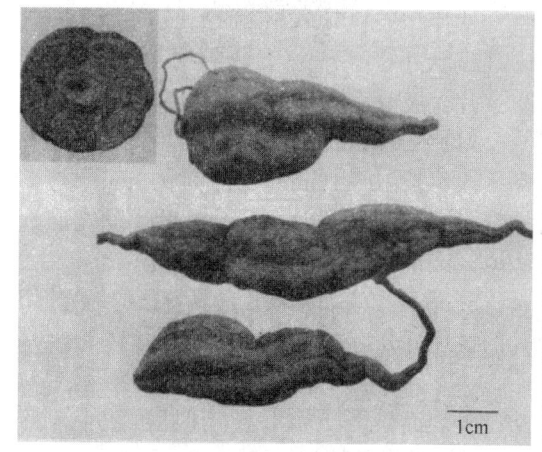

图 5-14 何首乌

6. 气
- 阿魏具强烈的蒜样臭气。
- 伞形科、唇形科的中药常因含挥发油，有明显而特殊的香气，如白芷、当归、薄荷、广藿香、紫苏等。
- 木类中药大多有树脂及挥发油而有特殊香气，如沉香，檀香，降香。
- 牡丹皮、徐长卿含丹皮酚，具有特殊香气。
- 香加皮含甲氧基水杨醛也具有特殊香气。

7. 味
- 乌梅、木瓜、山楂含有机酸以味酸为好。
- 甘草含甘草甜素、党参含糖，以味甜为好。
- 黄连、黄柏含小檗碱，以味苦为好。
- 干姜含姜辣素而味辣。
- 海藻含钾盐而味咸。
- 地榆、五倍子含鞣质而味涩。
- 有毒药材，如川乌，草乌，半夏，白附子等需尝味时，取样要少，尝后要立即吐出漱口，洗手，以免中毒。

8. 水试
- 西红花加水浸泡后，水液染成金黄色，药材不变色。
- 秦皮水浸，浸出液在日光下显碧蓝色荧光。
- 苏木投热水中，水显鲜艳的桃红色。
- 葶苈子、车前子等加水浸泡，则种子变黏滑，且体积膨胀。
- 小通草遇水表面显黏性。
- 熊胆粉投入清水杯中，即表面旋转并呈黄色线状下沉而短时间内不扩散。
- 哈蟆油用温水浸泡，膨胀度不低于55。

9. 火试
- 降香微有香气，点燃则香气浓烈，有油状物流出，灰烬白色。
- 海金沙火烧有爆鸣声且有闪光。
- 青黛火烧产生紫红色烟雾。

【经典试题——真题再现】

最佳选择题

1. 因保存或炮制不当，有效成分水解，氧化，变质的药材是（2015年A型9题）
   A. 黄芩   B. 黄连   C. 姜黄
   D. 黄柏   E. 黄芪
   答案：A

【强化练习】

最佳选择题

1. 具有简单，易行，迅速等特点的中药鉴定方法是
   A. 丽华鉴别 B. 基源鉴别 C. 形状鉴别
   D. 显微鉴别 E. 生物鉴别

2. 种子水浸后种皮显黏滑性的药材是
   A. 沙苑子 B. 葶苈子 C. 决明子
   D. 薏苡仁 E. 酸枣仁

3. 《中国药典》中，以挥发油作为治疗控制成分的中药是
   A. 穿心莲 B. 龙胆   C. 薄荷
   D. 黄芩   E. 黄柏

4. 植物类中药材折断面显粉性表示
   A. 含石细胞多 B. 含淀粉多 C. 含糖多
   D. 含黏液质多 E. 含草酸钙结晶多

5. 甘草的药效兼甜味成分是
   A. 甘草苷 B. 异甘草酸 C. 甘草甜素
   D. 甘草酸 E. 甘草苷元

配伍选择题

A. 西红花 B. 秦皮   C. 熊胆粉
D. 小通草 E. 苏木

6. 投入热水中，水显鲜艳的桃红色的是
7. 加入浸泡后，水液染成金黄色，药材不变色的是
8. 遇水表面显黏性的是
9. 投入清水杯中，即在水面旋转并呈黄色线状下沉而短时间内不扩散的是

A. 朱砂点 B. 云锦状花纹 C. 星点
D. 车轮纹 E. 菊花心

10. 甘草药材横切面显
11. 防己药材横切面显
12. 何首乌药材横切面显

参考答案

最佳选择题：1. C 2. B 3. C 4. B 5. C
配伍选择题：6. E 7. A 8. D 9. C 10. E
11. D 12. B

考点3　饮片的性状鉴定

1. 形状

（1）根及根茎
- 类圆形切片——甘草，大血藤的饮片

（2）草本茎
- 段状，圆柱形——金钱草的饮片
- 方柱形——薄荷的饮片
- 中空而节明显——淡竹叶的饮片

（3）皮类
- 弯曲或卷曲的条片状——肉桂，厚朴的饮片

（4）叶类
- 丝条状——枇杷叶的饮片
- 保持圆形——番泻叶的饮片
- 皱缩——艾叶的饮片
- 碎片状——桑叶的饮片

（5）果实，种子
- 类圆球形——五味子的饮片
- 扁圆形——酸枣仁的饮片
- 心形——苦杏仁的饮片
- 体积大者常切成类圆形——山楂，槟榔的饮片

2. 大小
- 片：极薄片0.5mm以下，薄片1～2mm，厚片2～4mm。
- 段：长10～15mm；块：8～12mm。
- 丝：皮类丝宽2～3mm，叶类丝宽5～10mm。

3. 表面
表面是饮片最具特征的地方，切片的饮片可分为外表面和切面。

（1）外表面
- 外表面显得较为粗糙，有时呈鳞片状剥落——苦参的饮片

- 外表面有环状横纹，须根及磷叶残痕——黄连，石菖蒲，香附的饮片

(2) 切面
- 双子叶植物根，根茎，茎有环状形成层和放射状环列的维管束，切面显环纹和放射状纹理，如丹参，羌活，放射状纹理的密疏形成了"菊花心"，如黄芪，甘草的饮片或"车轮纹"如防己，大血藤的饮片，或切面皮部白色，木部黄色的"金井玉栏"，如黄芪、板蓝根、桔梗的饮片。
- 单子叶植物根，根茎有环状内皮层，不具放射状纹理，切面中心显小木心，如麦冬的饮片，或散在的筋脉点，如莪术的饮片。
- 双子叶植物根茎，单子叶植物根切面中央具髓，如黄连，天冬的饮片。而双子叶植物根、单子叶植物根茎切面中央一般无髓，如桔梗、知母的饮片。
- 有的饮片有异常结构，如牛膝，川牛膝饮片切面上显同心环状排列的筋脉点；商陆饮片由多层同心环构成"罗盘纹"；何首乌饮片皮部显"云锦状花纹"；大黄根茎饮片髓部显"星点"。
- 蕨类植物根茎，叶柄基部的中柱有不同形状，如狗脊，绵马贯众的饮片叶柄基部分中柱环列，紫萁贯众饮片叶柄基中柱"U"字形等。
- 饮片切面上显"针眼"，如川木通、鸡血藤饮片
- 人参、三七、西洋参具树脂道，饮片皮部具棕黄色小点。
- 苍术具大型油室，饮片显"朱砂点"。
- 鸡血藤具分泌细胞，饮片皮部有树脂样红棕色分泌物等。

4. 色泽
- 丹参饮片表面红色。
- 番泻叶饮片表面黄绿色。
- 天花粉饮片切面白色。
- 黄柏饮片切面鲜黄色。
- 玄参饮片切面黑色。
- 麻黄饮片切面有朱砂心。
- 槟榔饮片切面具大理石样花纹等。

5. 质地
- 以薄壁组织为主，结构较疏松——丹参，甘松，南沙参，生晒参的饮片
- 淀粉多的饮片呈粉性——白芷，浙贝母的饮片
- 含纤维多的饮片则韧性强——葛根，桑白皮的饮片
- 含糖，黏液多的饮片一般黏性大——玉竹，天冬
- 富含淀粉，多糖成分的饮片经蒸煮糊化，干燥后呈角质状——红参，淡附片，延胡索，天麻的饮片

6. 断面
- 以薄壁组织，淀粉为主的饮片，折断面较平坦——牡丹皮的饮片
- 含纤维多的饮片具纤维性——厚朴的饮片
- 含石细胞多的饮片呈颗粒性——木瓜的饮片
- 纤维束或石细胞群与薄壁组织相间排列，即有硬韧部与软韧部之分，饮片常现层状裂隙，可层层剥离——苦楝皮，黄柏的饮片
- 木类中药主要由木纤维组成，质硬，饮片折断面常呈刺状——沉香，苏木的饮片
- 含淀粉的饮片折断时粉尘飞扬——山药，川贝母的饮片
- 含硬橡胶成分的饮片折断时有白色胶丝——杜仲的饮片

7. 气
- 含挥发油有明显而特殊的香气——辛夷，厚朴，白芷，川芎，当归，薄荷，广藿香，紫苏，干姜
- 具树脂道——五加皮，人参的饮片
- 具蜜腺和含挥发油，香气宜人——月季花，玫瑰花，金银花，菊花的饮片
- 有树脂及挥发油而有特殊香气——沉香，檀香，降香的饮片
- 含牡丹酚有特殊香气——牡丹皮，徐长卿的饮片
- 含甲基水杨醛成分具奶油话梅样香气——香加皮的饮片
- 酒制的饮片有酒气，炒炭的药饮片有焦香气。

8. 味

- 味酸——含有机酸的木瓜，乌梅的饮片。
- 味甜——含糖的枸杞子，含甘草甜素的甘草。
- 味苦——含穿心莲内酯的穿心莲。
- 味辣——含姜辣素的干姜。
- 味咸——含钾盐的海藻。
- 味涩——含鞣质的槟榔。

【经典试题】

最佳选择题

1. 双子叶植物根茎类药材横切面上通常可见的一圈环纹是
A. 木栓形成层　　B. 皮层中的纤维束环带
C. 皮层中的石细胞环带　　D. 内皮层
E. 形成层
答案：E

【强化练习】

最佳选择题

1. 《中国药典》规定，皮类饮片的丝宽为
A. 1～3nm　　B. 2～3nm　　C. 1～2nm
D. 3～4nm　　E. 2～4nm

配伍选择题

A. 段状　　B. 类圆形　　C. 条片状
D. 丝条状　　E. 类圆球形
2. 草本茎的饮片多为
3. 根及根茎，木本茎的饮片多为
4. 皮类饮片多为
5. 果实，种子类饮片多为

参考答案

最佳选择题：1. B
配伍选择题：2. A　3. B　4. C　5. E

考点4　显微鉴定

> 主要包括组织鉴定和粉末鉴定

（1）组织鉴定是通过观察药材的切片或磨片鉴别其组织构造特征，适合于完整的药材或粉末特征相似的同属药材的鉴别。

（2）粉末鉴定是通过观察药材的粉末制片或解离片鉴别其细胞分子及内含物的特征，适合于破碎、粉末状药材或中成药的鉴别。

> 鉴别方法有

1. 显微制片方法

（1）横切或纵切片：选取药材适当部位切成10～20μm厚的薄片，用甘油醋酸试液、水合氯醛试液或其他试液处理后观察。

（2）解离组织片

$$\begin{cases}薄壁组织占大部分，木化组织少或分散存在\\ \qquad——用氢氧化钾法\\ 样品坚硬，木化组织较多或集成群束——\\ \qquad 用硝铬酸法或氯酸钾法\end{cases}$$

（3）粉末制片：选用甘油醋酸试液，水合氯醛试液或其他适当试液处理后观察。为了使细胞、组织能观察清楚，需用水合氯醛液装片透化。透化方法，取粉末少许，置载玻片上，滴加水合氯醛液适量，在小火焰上微微加热透化，加热时需加水合氯醛液至透化清晰为度，为避免放冷后析出水合氯醛结晶，可在透化后滴加稀甘油少许，再加盖玻片。

（4）磨片制片：适用于坚硬的矿物药，动物药。选取厚度为1～2mm 的样品材料，置粗磨石上，加适量水，用食指和中指压住材料，在磨石上往返磨砺至透明（矿物药厚约0.03mm），用水冲洗，再用乙醇处理和甘油乙醇试液装片。

2. 细胞内含物鉴定和细胞壁性质检查

（1）细胞内含物鉴定

- 淀粉粒：碘试液显蓝色或紫色。
- 糊粉粒：加碘试液，显棕色或黄棕色；加硝酸汞试液显砖红色。
- 脂肪油、挥发油或树脂：加苏丹Ⅲ试液呈橘红色、红色或紫红色。
- 菊糖：加10%α-萘酚乙醇溶液，再加硫酸，呈紫红色并很快溶解。
- 黏液：加钌（liǎo）红试液，显红色。
- 草酸钙结晶：加稀醋酸不溶解，加稀盐酸溶解而无气泡产生；加硫酸溶液逐渐溶解，片刻后析出针状硫酸钙结晶。
- 碳酸钙结晶（钟乳体）：加稀盐酸溶解，同时有气泡产生。
- 硅质：加硫酸不溶解。

（2）细胞壁性质检查

- 木质化细胞壁：间苯三酚试液1～2滴，稍放置，加盐酸1滴，因木化程度不同，

显红色或紫红色。
- ◇ 木栓化或角质化细胞壁：加苏丹Ⅲ试液，呈橘红色至红色。
- ◇ 纤维素细胞壁：加氯化锌碘试液，或先加碘试液润湿后，稍放置，再加硫酸溶液显蓝色或紫色。
- ◇ 硅质化细胞壁：加硫酸无变化。

3. **显微测量** 单位微米（μm）

4. **偏光镜的应用** 主要用于观察和分析矿物类中药的化学性质。

【经典试题】

最佳选择题

1. 鉴定矿物类药材透明度时，应将矿物磨成的标注厚度是
A. 0.03cm　　B. 0.03mm　　C. 0.03μm
D. 0.03dm　　E. 0.03nm

答案：B

【强化练习】

最佳选择题

1. 解离组织制片的氢氧化钾法适用于观察
A. 薄壁组织占大部分，木化组织少成分散存在的样品　　B. 叶类药材
C. 木化组织较多的样品
D. 木化组织群集成束的样品
E. 质地坚硬的样品

2. 植物类药材显微鉴定时，加稀醋酸不溶解，加稀盐酸溶解而无发泡发生的内含物是
A. 硅质块　　B. 碳酸钙结晶
C. 草酸钙结晶　　D. 糊粉粒　　E. 淀粉粒

3. 在采用水合氯醛透化制作中药粉末显微临时装片时，滴加下列何种封藏试液，可防止水合氯醛析出结晶并使切片透明
A. 碘液　　B. 蒸馏水　　C. 稀甘油
D. 乙醇　　E. 甲醇

4. 鉴别木质化细胞壁的试液是
A. 钌红试液　　B. 氯化锌碘试液
C. α-萘酚试液　　D. 三氯化铁试液
E. 间苯三酚试液和盐酸

5. 可用于鉴别纤维素细胞壁的试剂是
A. 盐酸　B. 间苯三酚试液　C. 苏丹Ⅲ试液
D. 氯化锌碘试液　　E. 硝酸

配伍选择题
A. 淀粉粒　　B. 糊粉粒　　C. 黏液
D. 菊糖　　E. 挥发油

6. 加硝酸汞试液显砖红色的是
7. 加碘试液显蓝色或紫色的是

参考答案
最佳选择题：1. A　2. C　3. C　4. E　5. D
配伍选择题：6. B　7. A

考点5　理化鉴定

1. **物理常数的测定**
- ◇ 蜂蜜的相对密度在1.349以上。
- ◇ 薄荷油相对密度为0.888～0.908。
- ◇ 冰片（合成龙脑）的熔点为205～210℃。
- ◇ 肉桂油的折光率为1.602～1.614。
- ◇ 天竺黄粉末（过4号筛）10g，轻轻装入量筒内，其体积不得少于35ml。

2. **一般理化鉴别**

（1）膨胀度测定
- ◇ 车前子的膨胀度不低于4.0。
- ◇ 蛤蟆油的膨胀度不低于55。
- ◇ 葶苈子膨胀度南葶苈子不低于3，北葶苈子不低于12。

（2）显色反应
- ◇ 马钱子胚乳薄片，加1%钒酸铵的硫酸溶液1滴，迅速显紫色（示番木鳖碱）。
- ◇ 发烟硝酸1滴，显橙红色（示马钱子碱）。
- ◇ 甘草粉末加80%硫酸1～2滴，显橙黄色（示甘草甜素反应）。

（3）沉淀反应
- ◇ 山豆根的70%乙醇提取液，蒸干，残渣用1%盐酸溶解，滤液加碘化汞钾，生成明显的淡黄色沉淀。
- ◇ 赤芍用水提取，滤液加三氯化铁，生成蓝黑色沉淀。
- ◇ 芦荟水提液，加等量饱和溴水，生成黄色沉淀。

（4）泡沫反应和溶血指数的测定：鉴别猪牙皂。

（5）微量升华
- ◇ 大黄：黄色针状结晶，加碱液呈红色。
- ◇ 薄荷：无色针簇状结晶。

- 牡丹皮、徐长卿根：长柱状或针状、羽状结晶。
- 斑蝥：白色柱状或小片状结晶。

（6）显微化学反应
- 黄连加30%硝酸，针状小檗碱硝酸盐结晶析出。
- 紫苏叶加10%盐酸溶液显红色；加5%氢氧化钾溶液，即显鲜绿色后变为黄绿色。
- 丁香切片+3%氢氧化钠的氯化钠饱和溶液，油室内有针状丁香酚钠结晶析出。
- 肉桂粉末加三氯甲烷2～3滴，略浸渍，速加2%盐酸苯肼1滴，可见黄色针状或杆状结晶（桂皮醛反应）。
- 槟榔粉末加水及稀硫酸，微热数分钟，滤液加碘化铋钾试液1滴，即发生混浊，放置后可见石榴红色球形或方形结晶（槟榔碱）。

（7）荧光分析：需将药材（包括断面、浸出物等）或经酸、碱处理后，置紫外光灯下约10Cm处观察所产生的荧光现象。紫外光波长为365nm，如用短波254～265nm时，应加以说明，因两者荧光现象不同。

直接取：
- 国产沉香粉末中部分显海蓝色，部分显灰绿色荧光。
- 进口沉香粉末的部分颗粒显竹篁绿色，部分显枯绿色荧光。
- 常山新鲜切片显亮绿色荧光。
- 浙贝母粉末紫外光灯下显亮淡绿色荧光。
- 秦皮的水浸出液在自然光下显碧蓝色荧光。

（8）光谱和色谱鉴别
- 紫外可见分光光度法。
- 红外分光光度法。
- 薄层色谱法。
- 高效液相色谱法。
- 气相色谱法。

【经典试题】

最佳选择题

1.《中国药典》规定，应测定相对密度的药材是
A. 儿茶   B. 血竭   C. 蟾酥
D. 蜂蜜   E. 冰片

答案：D

【强化练习】

最佳选择题

1. 粉末升华，升华物为白色柱形，小片状的是
A. 斑蝥   B. 水蛭   C. 蜈蚣
D. 地龙   E. 全蝎

2. 滴加30%硝酸，放置片刻，镜检，有黄色针状结晶析出的药材是
A. 白芍   B. 黄连   C. 白芷
D. 附子   E. 巴戟天

3. 荧光分析中常用的紫外光波长为
A. 365nm   B. 254nm   C. 280nm
D. 265nm   E. 254～265nm

4. 可以用微量升华方法进行鉴别的中药材是
A. 大黄   B. 太子参   C. 地榆
D. 附子   E. 山药

配伍选择题

A. 相对密度   B. 折光率   C. 熔点
D. 旋光度   E. 沸点

5.《中国药典》规定薄荷油需测定的物理常数是
6.《中国药典》规定冰片（合成龙脑）需测定的物理常数是
7.《中国药典》规定肉桂油需测定的物理常数是

参考答案

最佳选择题：1. A 2. B 3. A 4. A
配伍选择题：5. A 6. C 7. B

考点6 中药的安全性监测

1. 内源性有毒、有害物质及检测

（1）肾毒性成分马兜铃酸，如关木通、广防己、青木香、马兜铃、天仙藤、朱砂莲、细辛。

（2）肝毒性成分吡咯里西啶生物碱，如千里光、佩兰。

（3）有些成分具双重作用，即在一定剂量内产生药效，而配伍不当或服用过量时可产生不同程度的毒副作用。如乌头碱、苦杏仁苷、士的宁、斑蝥素等；朱砂、雄黄、信石等。

检测方法有：

（1）吡咯里西啶生物碱，肾毒性成分马兜铃酸——高效液相色谱法、高效毛细管电泳及

其与质谱联用等技术。

（2）对毒性成分生物碱，如制川乌，制草乌，附子中的双酯型生物碱——高效液相色谱法。

（3）马钱子中的士的宁——高效液相色谱法。

（4）千里光，川楝子，苦楝皮——高效液相色谱法。

2. 外源性有害物质及检测

（1）重金属（表5-1）及有害元素（表5-2）

表5-1 重金属的检测

	具体检测方法	存在药材		不得超过标准
重金属总量	硫代乙酰胺或硫化钠显色反应比色法			
铅、镉、汞、铜重金属元素	原子吸收光谱法和电感耦合等离子体质谱法	黄芪、甘草 丹参、西洋参 白芍、金银花 枸杞子、山楂 阿胶、牡蛎	铅（Pb） 镉（Cd） 汞（Hg） 铜（Cu） 砷（As）	5mg/kg 0.3mg/kg 0.2mg/kg 20mg/kg 2mg/kg
		石膏，芒硝		10mg/kg
		玄明粉		20mg/kg
		地龙		30mg/kg
		银杏叶，黄芩，连翘		20mg/kg

表5-2 砷盐检测

	具体检测方法	存在药材	不得超过标准
砷盐	古蔡氏法或二乙基硫代氨基甲酸银法	玄明粉	20mg/kg
		芒硝	10mg/kg
		石膏	2mg/kg
		阿胶	2mg/kg

（2）残留的农药（表5-3）

表5-3 残留农药检测

	具体检测方法	存在药材		不得超过标准
有机氯 滴滴涕（DDT） 六六六（BHC）	气相色谱法	人参 西洋参 甘草 黄芪	总六六六（BHC） 总滴滴涕（DDT） 五氯硝基苯（PCNB）	0.2mg/kg 0.2mg/kg 0.1mg/kg
有机磷 敌敌畏、对硫磷、乐果	气相色谱法			
拟除虫菊酯类	气相色谱法			

（3）黄曲霉毒素（是强烈的致癌物质）（表5-4）

表5-4 黄曲霉毒素的检测

存在药材	具体检测方法		不得超过标准
大枣、水蛭、地龙、肉豆蔻、全蝎、决明子、麦芽、陈皮、使君子、柏子仁、胖大海、莲子、桃仁、蜈蚣、槟榔、酸枣仁、僵蚕、薏苡仁等	高效液相色谱法	黄曲霉素B1 黄曲霉毒素 G2、G1、B2 和B1 的总量	5μg/kg 10μg/kg

（4）二氧化硫残留量

有的中药材在加工或贮藏中常使用硫磺熏蒸以达到杀菌防腐，漂白药材的目的。目前国家对药品或食品中残留的二氧化硫均作了严格的限量。

检测方法：酸碱滴定法、气相色谱法、离子色谱法。

规定二氧化硫残留量不得过 400mg/kg 的药材有：山药、天冬、天花粉、牛膝、白及、白术、白芍、党参、粉葛等。

【经典试题】

多项选择题

1. 《中国药典》规定，应检查二氧化硫残留量的药材有（2015 年 X 型 116 题）

A. 山药　　B. 天冬　　C. 牛膝
D. 白及　　E. 天花粉

答案：ABCDE

【强化练习】

最佳选择题

1. 目前测定中药中重金属及有害元素（铅、镉、汞、铜、砷）最常见的方法是

A. 红外分光光度法　B. 紫外-可见分光光度法
C. 原子吸收分光光度法
D. 薄层色谱扫描法　E. 高效液相色谱法

2. 《中国药典》规定检查千里光药材毒性成分限量的方法是

A. 高效液相-质谱法　　B. 气-质联用法
C. 薄层色谱法　　D. 气相色谱法
E. 高效液相色谱法

3. 中药材在加工或储藏中常使用硫磺熏蒸以达到杀菌防腐，漂白药材的目的，但这种操作易导致下列哪种物质的污染

A. 碳酸　　B. 硫酸　　C. 二氧化硫
D. 硫化钠　　E. 硫化钾

配伍选择题

A. 紫外-可见分光光度法
B. 高效液相色谱-质谱法
C. 原子吸收分光光度法
D. 高效液相色谱法　　E. 气相色谱法

4. 《中国药典》规定，检查附子双酯型生物碱限量用

5. 《中国药典》规定，测定马钱子士的宁含量范围用

6. 《中国药典》规定，检查甘草中重金属及有害元素用

A. 气相色谱法　　B. 薄层色谱法
C. 液相色谱法　　D. 比色法
E. 电感耦合等离子体质谱法

7. 有机磷农药残留测定采用
8. 拟除虫菊酯类农药残留量测定采用
9. 重金属元素含量测定采用
10. 砷元素含量测定采用

A. 细辛　　B. 甘草　　C. 泽
D. 附子　　E. 泽泻

11. 《中国药典》规定，应检查马兜铃酸限量的药材是

12. 《中国药典》规定，应检查双酯型生物碱限量的药材是

13. 《中国药典》规定，应检查有机氯农药残留限量的药材是

A. 10mg/kg　B. 20mg/kg　C. 30mg/kg
D. 40mg/kg　E. 50mg/kg

《中国药典》规定，以下药材含重金属含量不得超过

14. 芒硝
15. 连翘
16. 玄明粉

A. 地龙　　B. 鳖甲　　C. 全蝎
D. 蜈蚣　　E. 蚯蚓

17. 《中国药典》规定要做重金属检测的药材是
18. 《中国药典》未规定做黄曲霉毒素检测的药材是

参考答案

最佳选择题：1. C　2. A　3. C
配伍选择题：4. D　5. D　6. C　7. A　8. A
9. E　10. E　11. A　12. D　13. B　14. A　15. B
16. B　17. A　18. B

考点 7　中药的质量评价

（一）传统经验鉴别

中药传统经验鉴别对中药质量评价的核心是中药的"形、色、气、味"，如：

◇ 关防风："蚯蚓头，质松泡"。

- 茅苍术：断面朱砂点多，香气浓者为佳。
- 红花以色红而鲜艳者为佳。
- 黄连、黄柏以其色黄、味极苦。
- 玄参、生地黄：断面乌黑为佳。
- 伞形科的川芎、当归、白芷，唇形科的薄荷、荆芥，樟科的肉桂，桃金娘科的丁香，姜科的豆蔻、砂仁，菊科的木香、川木香，芸香科的陈皮、枳壳、香橼以及树脂类药材苏合香、安息香：气浓者。
- 甘草味甜（甘草甜素）。
- 甘草味甜（甘草甜素）。
- 穿心莲味苦（穿心莲内酯）。
- 五倍子、儿茶味涩（大量的鞣质）。
- 干姜、生姜辛辣味浓（姜酚类）。

（二）纯度检查

1. 杂质检查 杂质是指药材中混存的来源与规定相同，但其性状或部位与规定不符的物质；或来源与规定不同的物质或无机杂质，如砂石、泥土、尘土等。

2. 水分测定 如人参不得过12%，红花不得过13%，阿胶不得过15%。

（1）费休氏法（容量滴定法和库仑滴定法）。

（2）烘干法：适用于不含和少含挥发性成分的药品，如三七、广枣等。

（3）减压干燥法：适用于含挥发性成分的贵重药品，如厚朴花、蜂胶等。

（4）甲苯法：适用于含挥发性成分的药品，如肉桂、肉豆蔻、砂仁。

（5）气相色谱法：辛夷。

3. 灰分测定

（1）总灰分测定法。

（2）酸不溶灰分测定法：适用于总灰分中不溶于稀盐酸的灰分。如：大黄、当归、秦艽。

如：总灰分不得过7%，酸不溶性灰分不得过2.0%，秦艽总灰分不得过8.0%，酸不溶性灰分不得过3.0%。

4. 色度检查 含挥发油或油脂类成分的中药，在贮藏过程中常发生氧化、聚合、缩合而致变色或"走油"。如：白术，利用白术酸性乙醇提取液与黄色9号标准比色液比较，不得更深。

5. 酸败度测定 酸败度是指油脂或含油脂的种子类药材和饮片在贮藏过程中发生复杂的化学变化，产生游离脂肪酸、过氧化物和低分子醛类、酮类等分解产物，因而出现异臭味。如：苦杏仁的过氧化值不得过0.11的、郁李仁的酸值不得过10.0，羟基值不得过3.0，过氧化值不得过0.05等。

（三）与有效性相关的质量分析

1. 全草类中药含叶量的检查
- 穿心莲药材叶不得少于30%。
- 薄荷药材叶不得少于30%。
- 广藿香药材叶不得少于20%。

2. 浸出物测定
- 水溶性浸出物测定法：冷浸法和热浸法。
- 醇溶性浸出物测定法：冷浸法和热浸法。
- 挥发性醚溶性浸出物测定法。

3. 含量测定
- 经典分析方法：容量法、重量法、滴定法等。
- 现代仪器分析法：如紫外-可见分光光度法、高效液相色谱法-目前采用最多的方法、薄层扫描法、气相色谱法等。

（四）中药生物活性测定法

生物活性测定是以药物的生物效应为基础，以生物统计为工具，运用特定的实验设计，测定药物有效性的一种方法，从而达到控制药品质量的作用。其测定方法包括生物效价测定法和生物活性限制测定法等。如《中国药典》中水蛭就采用了生物效价检测方法控制其质量。

【经典试题——真题再现】

多项选择题

1.《中国药典》规定，中药材及饮片的检查项目有（杂质、水分、灰分、重金属及有害元素）（2016年C型116题）

A. 杂质　　B. 水分　　C. 灰分
D. 有关物质　E. 重金属及有害元素

答案：ABCE

【强化练习】

最佳选择题

1. 下列哪项不属于药材的杂质

A. 来源与规定相同，但其入药部位与规定不符
B. 来源与规定相同，但其性状与规定不符
C. 来源与规定不同的物质
D. 药材本身经过灰化后遗留的不挥发性无机盐类
E. 无机杂质，如砂石、泥块、尘土等

2. 含无机盐较多的植物类中药材，灰分测定时需要测定
A. 总灰分　B. 生理性灰分　C. 酸不溶性灰分
D. 灰屑含量　　　E. 炽灼残渣

3. 检测酸不溶性灰分使用的酸是
A. 稀盐酸　　B. 稀磷酸　　C. 稀醋酸
D. 稀硫酸　　E. 稀硝酸

4. 检测富含油脂的药材是否泛油变质常用的方法是
A. 杂质　　B. 酸败度　　C. 水分测定
D. 灰分测定　E. 浸出物测定

5. 《中国药典》规定，含叶量不得少于 30% 的药材是
A. 香薷　　　B. 大蓟　　　C. 蒲公英
D. 鱼腥草　　E. 穿心莲

6. 对于在贮藏过程中常发生氧化，聚合，缩合而至变色或"走油"的中药，应进行的是
A. 总灰分测定　　　　B. 水分测定
C. 酸不溶性灰分测定　D. 色度检查
E. 浸出物含量测定

7. 《中国药典》中水蛭的质量控制采用的方法是
A. 传统经验鉴别法　B. 纯度检查法
C. 生物效价检查法　D. 化学成分定量分析法
E. 化学成分定性分析法

配伍选择题
A. 烘干法　　B. 薄层色谱法　　C. 甲苯法
D. 减压干燥法　E. 高效液相色谱法

8. 《中国药典》规定，含挥发性成分的中药水分测定采用

9. 《中国药典》规定，含挥发性成分贵重中药的水分测定采用

10. 《中国药典》规定，不含或少含挥发性成分中药水分测定采用
A. 可用荧光分析鉴定的药材
B. 可用微量升发鉴定的药材
C. 可用膨胀度检查的药材
D. 可用酸败度检查的药材
E. 可用色度测定检查的药材

11. 郁李仁是
12. 白术

参考答案
最佳选择题：1. D　2. C　3. A　4. A　5. E
6. D　7. C
配伍选择题：8. B　9. D　10. A　11. D　12. E

单元测试

一、最佳选择题（A 型题）

每题1分。题干在前，选项在后。每道题的备选选项中，只有一个最佳答案，多选、错选或不选均不得分。

1. 《中国药典》规定"称定"是指被称取重量应准确至所取重量的（考点1）
A. 十万分之一　　B. 万分之一
C. 千分之一　D. 百分之一　E. 十分之一

2. 温度高低对试验结果有显著影响者，除另有规定外一般是指（考点1）
A. （25±1）℃　　B. （25±2）℃
C. （25±0.5）℃　　D. （25±2.5）℃
E. （25±1.5）℃

3. 秦皮在水浸出液在日光下显（考点2）
A. 淡黄棕色荧光　B. 污绿色荧光
C. 棕红色荧光　　D. 蓝紫色荧光
E. 碧蓝色荧光

4. 单子叶植物根茎类中药材横切面上通常可见的一圈环纹是（考点3）
A. 木栓形成层　　B. 皮层中的石细胞环带
C. 皮层中的纤维束环带　D. 内皮层
E. 形成层

5. 下列哪种细胞内含物加硫酸不溶解（考点4）
A. 草酸钙结晶　　B. 碳酸钙结晶
C. 硅质　　D. 菊糖　　E. 钟乳体

6. 在显微镜下测量细胞及细胞内含物等的大小时使用的长度单位是（考点4）
A. cm　　B. mm　　C. μm　　D. nm　　E. Å

7. 肉桂粉末加三氯甲烷2~3滴，略浸渍，速加2%盐酸苯肼1滴，出现结晶的颜色是（考点5）
A. 黄色　　B. 石榴红色　C. 红色

D. 黄绿色　　E. 黄绿色
8. 葶苈子是（考点5）
A. 可用微量升发鉴定的药材
B. 可用荧光分析鉴定的药材
C. 可用膨胀度检查的药材
D. 可用酸败度检查的药材
E. 可用色度测定检查的药材
9.《中国药典》规定测定斑蝥中斑蝥素的含量用（考点6）
A. 气相色谱法　　B. 高效液相色谱法
C. 薄层扫描法　　D. 酸碱滴定法
E. 分光光度法
10. 使用甲苯法测定水分的药材是（考点7）
A. 黄连　　B. 肉桂　　C. 木瓜
D. 金钱草　　E. 冬虫夏草
11.《中国药典》规定，含叶不得少于20%的药材是（考点7）
A. 益母草　　B. 香薷　　C. 广藿香
D. 蒲公英　　E. 槲寄生

二、配伍选择题（B型题）

每题1分。备选答案在前，试题在后。每组若干小题。备选项可重复选用，也可不选用。每组题均对应同一组备选答案，每题只有一个正确答案。

A. 乌梅　　B. 薄荷　　C. 海藻
D. 党参　　E. 穿心莲
12. 味极苦的药材是（考点2）
13. 味酸的药材是（考点2）
14. 味甜的药材是（考点2）
15. 味咸的药材是（考点2）
A. 断面较平坦　　B. 断面呈颗粒性
C. 断面具纤维性　　D. 断面呈层状裂隙
E. 断面呈刺状
16. 沉香，苏木（考点3）
17. 苦楝皮，黄柏（考点3）
A. 淀粉粒　　B. 糊粉粒　　C. 黏液
D. 菊糖　　E. 挥发油
18. 加钌红试液显红色的是（考点4）

19. 10%α-萘酚乙醇溶液再加硫酸用于检查（考点4）
A. 可用显微化学反应鉴别
B. 可用荧光分析法鉴别
C. 可用沉淀反应鉴别
D. 可用显色反应鉴别
E. 可用无理常数的测定鉴别
20. 马钱子（考点5）
21. 秦皮（考点5）
22. 天竺黄（考点5）
A. 气相色谱法　　B. 液相色谱法
C. 薄层色谱法　　D. 比色法
E. 电感耦合等离子体质谱法
23. 有机氯农药残留测定采用（考点6）
24. 黄曲霉素测定采用（考点6）
A. 气相色谱法　　B. 原子吸收分光光度法
C. 红外分光光度法　　D. 高效液相色谱法
E. 薄层色谱法
25. 检查石膏中重金属含量所用的测定方法是（考点6）
26. 检查黄芪中有机氯农药残留所用的测定方法是（考点6）
A. 可溶性汞盐　　B. 三氧化二砷
C. 重金属和砷盐　　D. 黄曲霉毒素
E. 二氧化硫
27. 石膏的安全性成分检测（考点6）
28. 芒硝的安全性成分检测（考点6）
A. 烘干法　　B. 甲苯法　　C. 费休氏法
D. 减压干燥法　　E. 气相色谱法
29. 川芎，肉豆蔻的水分测定采用（考点7）
30. 辛夷的水分测定采用（考点7）

参考答案

最佳选择题：1. D　2. B　3. E　4. D　5. C　6. C
7. A　8. C　9. B　10. B　11. C
配伍选择题：12. E　13. A　14. D　15. C　16. E
17. D　18. C　19. D　20. D　21. B　22. E
23. A　24. B　25. C　26. A　27. C　28. C　29. B
30. E

第六章 中药制剂与剂型

章节概述

中医基础理论是作为执业中药师综合知识与技能科目中最为基础也最为重要的章节,依据历年的考试分析来看,本章节占到的分值约为12分左右,表面看是占着整个科目的10%的分值,但因为中医基础理论是最为基础的一个章节,这个章节的掌握程度,影响着第二章中医诊断基础和第三章常见病辨证论治的一部分分值。故应作为重点章节来进行复习。

本章节共计分为10个小节,分值分布比较均匀,基本每个章节都会有1分的分值体现。其中第2节阴阳学说,第3节藏象,第5节生命活动的基本物质,第8节病因,第9节发病与病机,对于后续的第二章中医诊断基础和第三章常见病辨证论治的铺垫较多。因此在复习时这5个小节应重点复习。

章节	内容	分值
第一节	中药制剂的剂型分类与选择	1分
第二节	中药制剂卫生与稳定性	1分
第三节	散剂	1分
第四节	浸出制剂	2分
第五节	液体制剂	1分
第六节	注射剂	1分
第七节	眼用制剂	1分
第八节	外用膏剂	1分
第九节	栓剂	2分
第十节	胶囊剂	1分
第十一节	丸剂	
第十二节	颗粒剂	
第十三节	片剂	
第十四节	气雾剂与喷雾剂	
第十五节	胶剂、膜剂、涂膜剂及其他传统剂型	
第十六节	新型给药系统与药剂新技术	
第十七节	药物体内过程	
合计		12分

第一节 中药制剂的剂型分类与选择

考点1 中药药剂学的常用术语

◇ 制剂——根据药典、药品标准等将药物加工制成具有一定规格,可直接用于临床的药物制剂。(是一个具体的品种;符合GMP的要求。)

◇ 剂型——根据药物的性质,用药目的和给药途径,将原料药加工制成适合于预防,治疗和诊断疾病需要的不同给药形式。

◇ 中成药——以中药材,中药饮片,中药提取物等为原料,在中医理论指导下,经国家食品药品监督管理局批准可以按规定的处方和制法大量生产,有特定名称,并标明功能主治,用法用量和规格等的药品。(包括处方药和非处方药)

【经典试题】

最佳选择题

1. 根据《中国药典》和其他药品标准,将原料药物加工制成具有一定规格,可直接用于临床的药物制品的是
A. 药物   B. 剂型   C. 制剂
D. 新药   E. 中成药
答案: C

考点2 中药制剂的剂型分类

➢ 按物态分类
(1)液体剂型——合剂,糖浆剂,露剂、搽剂,注射剂,洗剂,涂膜剂
(2)固体剂型——丸剂,片剂,颗粒剂,散剂,胶囊剂,膜剂,锭剂
(3)半固体剂型——软膏剂,凝胶剂,贴膏剂
(4)气体剂型——气雾剂,喷雾剂,粉雾剂

➢ 按分散系统分类
（1）真溶液型液体制剂——溶液剂，芳香水剂，甘油剂，醑剂
（2）胶体溶液型液体制剂——胶浆剂，涂膜剂
（3）乳浊液型液体制剂——乳剂，静脉乳剂，部分搽剂
（4）混悬液型液体制剂——合剂，洗剂，混悬剂

➢ 按制备方法分类
（1）浸出制剂——汤剂，合剂，酒剂，酊剂，流浸膏剂与浸膏剂
（2）无菌制剂——注射剂，滴眼剂

➢ 按给药途径分类
（1）经胃肠道给药的剂型——糖浆剂，散剂，颗粒剂，胶囊剂，片剂（直肠给药的灌肠剂，栓剂）
（2）不经胃肠道给药的剂型
①注射给药——静脉，肌内，皮内，皮下，穴位等部位的注射剂
②呼吸道给药——气雾剂，喷雾剂，粉雾剂
③皮肤给药——洗剂，搽剂，软膏剂，凝胶剂，贴膏剂
④黏膜给药——滴眼剂，舌下片剂，含漱剂

【经典试题】
最佳选择题
1. 乳浊剂型制剂属于下列哪一种剂型分类法
A. 按物态分类　B. 按分散系统分类
C. 综合分类法　D. 按给药途径分类
E. 按剂型分类
答案：B

【强化练习】
配伍选择题
A. 颗粒剂　B. 软膏剂　C. 注射剂
D. 吸入剂　E. 溶胶
1. 按物态分类属于固体制剂的是
2. 按分散系统分类属于胶体溶液型液体药剂的是
3. 按给药途径和方法分类属于皮肤给药的剂型是
4. 按制法分类属于无菌制剂的是
参考答案
配伍选择题：1. A　2. E　3. B　4. C

考点 3　剂型选择的基本原则

1. 根据药物性质
2. 根据临床治疗需要　起效时间由快至慢：静脉注射＞吸入给药＞肌内注射＞皮下注射＞直肠或舌下给药＞口服液体制剂＞口服固体制剂＞皮肤给药（静吸肌皮；直舌口皮）

急症——注射剂，气雾剂，舌下片
慢性——丸剂，片剂，外用膏剂

3. 根据生产和"五方便"的要求　"五方便"——便于服用，便于携带，便于生产，便于输运，便于贮藏。

【经典试题——真题再现】
多项选择题
1. 治疗急症宜选用的药物剂型有（2016 年 C 型 117 题）
A. 糊丸　　B. 舌下片　　C. 气雾剂
D. 贴膏剂　E. 注射剂
答案：BCE

【强化练习】
最佳选择题
1. 下列不属于"五方便"的内容是
A. 方便质量控制　B. 方便服用
C. 方便携带　D. 方便贮存　E. 方便生产
参考答案
最佳选择题：A

第二节　中药制剂卫生与稳定性

考点 4　药品卫生标准

致病菌
1. 口服给药
（1）不得检出大肠埃希菌。
（2）含脏器提取物的——还不得检出沙门菌。
2. 局部给药
（1）耳用、皮肤、直肠给药——不得检出金黄色葡萄球菌+铜绿假单胞菌（表皮或皮肤

黏膜完整）。

（2）鼻，口腔黏膜，齿龈——还不得检出大肠埃希菌。

（3）呼吸道给药——还不得检出大肠埃希菌、耐胆盐革兰阴性菌。

（4）阴道，尿道给药——还不得检出白色念球菌，中药制剂还不得检出梭菌。

口诀：口服大肠埃希无，动物还去沙门菌，
　　　　局肠皮耳葡萄铜，口齿鼻呼大肠菌，
　　　　阴道尿道梭念珠。

3. 需氧菌上限

（1）口服——液体制剂/ml 数值为 100cfu（含豆豉，神曲发酵粉数值为 1000cfu）；固体制剂/g，数值为 1000cfu（含豆豉，神曲发酵粉数值为 100000cfu）。

（2）局部给药——液体制剂/ml 数值为 100cfu；固体制剂/g 数值为 1000cfu（表皮或黏膜完整 10000cfu）。

总结：

100cfu——液体口服剂，表皮或黏膜不完整的液体局部给药。

1000cfu——固体口服剂，表皮或黏膜不完整的固体局部给药，含发酵粉液体口服剂。

10000cfu——表皮或黏膜完整的固体制剂局部给药。

100000cfu——含发酵粉固体制剂。

4. 霉菌和酵母菌上限——液体制剂/ml 数值为 10cfu，固体制剂/g，数值为 100cfu。

【经典试题——真题再现】

最佳选择题

1. 除另有规定外，研粉口服用贵细饮片每10g，不得检出的是（2016年A型19题）

A. 霉菌　　B. 沙门菌　　C. 酵母菌

D. 需氧菌　E. 大肠埃希菌

答案：B

【强化练习】

配伍选择题

A. 100000cfu　B. 30000cfu　C. 10000cfu
D. 1000cfu　　E. 100cfu

1. 用于表皮或黏膜完整的固体局部给药制剂，

每 1g 中含需氧菌总数不得超过

2. 不含中药原粉的液体口服制剂，每 1ml 中含需氧菌总数不得超过

3. 含豆豉，神曲等发酵成分的口服制剂，每 1g 中含需氧菌总数不得超过

参考答案

配伍选择题：1. C　2. E　3. A

考点5　中药制剂可能被微生物污染的途径

（1）原材料

（2）药用辅料

（3）制药设备与器械

（4）制药环境

（5）操作人员

（6）包装材料

【经典试题】

最佳选择题

1. 下列不作为药剂微生物污染途径考虑的是

A. 原料药材　B. 操作人员　C. 制药设备

D. 包装材料　E. 天气情况

答案：E

考点6　易水解和易氧化的药物类型

1. 易水解

（1）酯类药物——如穿心莲内酯，在偏碱性溶液中水解加快。

（2）酰胺类药物——如青霉素。

（3）苷类药物——如强心苷，洋地黄。

2. 易氧化

（1）具有酚羟基或潜在酚羟基的有效成分——如黄芩苷。

（2）含有不饱和碳链的油脂，挥发油等。

【经典试题】

配伍选择题

A. 吸潮　　B. 晶型转变　　C. 水解
D. 氧化　　E. 风化

1. 酯类药物易

2. 具有酚羟基的药物易

3. 苷类药物易

答案：1. C　2. D　3. C

【强化练习】

配伍选择题

A. 水解　　B. 氧化　　C. 变旋
D. 晶型转变　E. 蛋白质变性

1. 穿心莲内酯易发生
2. 强心苷易发生

参考答案

配伍选择题：1. A　2. A

考点7　影响中药制剂稳定性的因素

1. 处方因素　①pH；②溶剂，基质及其他辅料的影响。
2. 制剂工艺
3. 贮藏条件　①温度；②光线；③氧气和金属离子；④湿度和水分；⑤包装材料。

【经典试题】

最佳选择题

1. 影响药物制剂稳定性的外界因素为
A. 温度　　B. 离子强度　　C. pH
D. 溶剂　　E. 表面活性剂

答案：A

考点8　制剂的包装与贮藏要求

1. 遮光　用不透光的容器包装
2. 避光　避免日光直射
3. 密闭　防止尘土及异物进入
4. 密封或严封　防止风化，吸潮，挥发或异物进入
5. 熔封　防止空气与水分的浸入并防止污染
6. 阴凉处　不超过20℃
7. 凉暗处　避光不超过20℃
8. 冷处　2～10℃
9. 常温　10～30℃

【经典试题——真题再现】

最佳选择题

1. 关于药品贮藏有关规定的说法，错误的是（2015年A型18题）
A. 避光是指贮藏时避免日光直射
B. 阴凉处是指贮藏温度不超过20℃
C. 凉暗处是指遮光且贮藏温度不超过20℃
D. 常温是指贮藏温度为10～30℃
E. 冷处是指贮藏温度为2～10℃

答案：C

考点9　提高中药制剂稳定性的方法

1. 缓解药物水解的方法
（1）调节pH
（2）降低温度
（3）改变溶剂
（4）制成干燥固体
2. 防止药物氧化的方法
（1）降低温度
（2）避光
（3）驱逐氧气
（4）添加抗氧剂
（5）控制微量金属离子
（6）调节pH

【经典试题】

最佳选择题

1. 延缓药物水解的方法是
A. 避光　　B. 驱逐氧气　　C. 加入抗氧剂
D. 加入表面活性剂　　E. 制成干燥的固体

答案：E

配伍选择题

A. 延缓水解的方法　　B. 防止氧化的方法
C. 制备稳定衍生物的方法
D. 改进工艺的方法　　E. 防止光照的方法

2. 改变溶剂是
3. 添加抗氧剂

参考答案

配伍选择题：2. A　3. B

第三节　散　剂

考点10　散剂的特点

> 定义：将原料药物与适宜的辅料经粉碎，均匀混合制成的干燥粉末状制剂。

> 特点：①比表面积大，易分散有利吸收，起效迅速；②制备简便；③外用对创面有一定机械性保护作用；④口腔科，耳鼻喉科，伤科和外科多有应用，也适于小儿给药。

不宜制成散剂的药物：①易吸湿或易氧化变质的药物；②刺激性较大的药物；③含挥发性成分且剂量大的药物不宜制成散剂。

【经典试题】
最佳选择题
1. 可选择制成散剂的药物是
A. 易吸湿或氧化变质的药物
B. 刺激性大的药物　　C. 腐蚀性强的药物
D. 含低共熔组分的药物
E. 含挥发性成分多的药物
答案：D

考点 11　散剂的分类

1. **按医疗用途分类**　分为内服散剂和局部用散剂。
2. **按药物组成分类**　分为单味药散剂和复方散剂。
3. **按药物性质分类**　分为普通散剂和特殊散剂（特殊散剂又分为含毒性药散剂和含低共熔成分散剂及含液体成分散剂）（低共熔只粉末混合，出现液化）。
4. **按剂量分类**　分为剂量散剂和非剂量散剂。

【经典试题】
最佳选择题
1. 散剂按医疗用途可分为
A. 分剂量散与不可分剂量散
B. 单味药散剂与复方散剂　C. 溶液散与煮散
D. 吹散与内服散　　E. 内服散和局部用散
答案：E

考点 12　散剂的质量要求

1. 内服散剂应为细粉。
2. 儿科用及局部用散剂应为最细粉。
3. 制备含有毒性药，贵重药或药物剂量小的散剂时，应采用配研法（先将毒性药物加入稀释剂）（倍散）混匀并过筛。
4. 含有毒性药的内服散剂应单剂量包装。
5. 含挥发性药物或者吸潮的散剂应密封贮存。
6. 生物制品应采用防潮材料保装。
7. 为防止胃酸对生物制品散剂中活性成份的破坏，散剂稀释剂中科调配中和胃酸的成分。
8. 散剂用于烧伤治疗如为非无菌制剂的，应在标签上标明"非无菌制剂"，说明书上注明"用于程度较轻的烧伤（Ⅰ度或浅Ⅱ度）"。

【经典试题——真题再现】
配伍选择题
A. 粗粉　　B. 中粉　C. 细粉
D. 最细粉　　E. 级细粉
1. 除另有规定外，内服散剂的粉末细度为（2015年B型68题）
2. 除另有规定外，儿科用散剂的粉末细度为（2015年B型69题）
3. 除另有规定外，外用散剂的粉末细度为（2015年B型70题）
答案：1. C　2. D　3. D

【强　化　练　习】
配伍选择题
A. 倍散　　B. 散剂　　　C. 颗粒剂
D. 低共熔　E. 糕剂
1. 一种或数种药物粉碎，混合而制成的粉末状制剂是
2. 当两种或更多种药物混合后，有时出现湿润或液化的现象称为
3. 化学剧毒药物添加一定比例量的稀释剂制成稀释散的是
参考答案
配伍选择题：1. B　2. D　3. A

考点 13　散剂的质量检测项目与要求

1. **粒度**　最细粉通过7号筛（中药通过6号筛）。
2. **水分测定**　不得超过9.0%。
3. **无菌**　用于烧伤（除程度较轻的烧伤Ⅰ度或浅Ⅱ度外），严重创伤。

【经典试题】
最佳选择题
1. 除另有规定外，散剂的含水量不得超过
A. 8.0%　　B. 9.0%　　C. 10.0%
D. 11.0%　　E. 12.0%
答案：B

第四节　浸出制剂

考点 14　浸出制剂的特点与分类

特点：
（1）符合中医药理论，体现方药复方成分

的综合疗效。

（2）汤剂还可适应中医辨证施治的需要。

（3）药效缓和，持久，副作用小。

（4）部分浸出制剂可用作其他制剂的原料。

（5）服用剂量较小，使用方便。

（6）某些浸出制剂的稳定性较差。

分类：

（1）水浸出——汤剂，合剂

（2）醇浸出——药酒，酊剂，流浸膏剂，浸膏剂

（3）含糖浸出剂——煎膏剂，糖浆剂

（4）无菌浸出制剂——中药注射剂、滴眼剂

【经典试题——真题再现】

最佳选择题

1. 糖尿病患者不宜选用的药物剂型是（2015年A型19题）

A. 露剂　　B. 胶囊剂　　C. 滴丸

D. 煎膏剂　　E. 酒剂

答案：D

考点15　汤剂

- 定义：是将饮片加水煎煮或沸水浸泡后，滤过而取滤液制得的液体制剂。
- 特点：①组方灵活，适应中医临床辨证施治，随症加减用药的需要，能充分发挥复方综合疗效；②以水为溶剂，制法简便，吸收，奏效较为迅速；③味苦量大，服用不便；④不宜久置，必须临时制备，多有不便；⑤挥发性及难溶性成分提取率或保留率低，可能影响疗效。

【经典试题】

最佳选择题

1. 下列关于汤剂的叙述，不正确的有

A. 以水为溶剂

B. 能适应中医辨证论治，随症加减

C. 吸收较快　　D. 煎煮后加防腐剂服用

E. 制法简单易行

答案：D

考点16　合剂

- 定义：指饮片用水或其他溶剂，采用适宜的方法提取制成的口服液体制剂，其中单剂量灌装者也可称为口服液。
- 特点：是在汤剂的基础上改进和发展而成的，克服了汤剂临用时制备的麻烦，浓度较高，剂量较小，质量相对稳定，便于服用，携带和贮藏，适合工业化生产，但合剂的组方固定，不能像汤剂一样随症加减。
- 质量要求：

（1）可以加抑菌剂（山梨酸和苯甲酸的用量不得超过0.3%）。

（2）若加蔗糖，含糖量一般不高于20%（g/ml）。

（3）合剂应澄清。

（4）贮存期间不得有发霉，酸败，异物，变色，产生气体或其他变质现象，允许有少量摇之易散的沉淀。

（5）pH，相对密度，装量，微生物限度应符合规定

（6）应密封，置阴凉处贮存。

【经典试题——真题再现】

最佳选择题

1. 合剂若加蔗糖,除另有规定外,含蔗糖以g/ml记,含糖量一般不高于（2016年A型20题）

A. 50%　B. 40%　　C. 30%　D. 20%　E. 10%

答案：D

考点17　糖浆剂

- 定义：指含有原料药物的浓蔗糖水溶液[含糖量不低于45%（g/ml）]。
- 特点：含糖类最高，可以遮盖某些药物的不良嗅味，改善口感，易于服用，深受患者特别是儿童的欢迎。
- 质量要求

（1）可以添加抑菌剂（山梨酸和苯甲酸的用量不得超过0.3%）。

（2）应澄清。

（3）贮存期间不得有发霉，酸败，产生气体或其他变质现象。

（4）允许有少量摇之易散的沉淀。

（5）应密封，遮光置干燥处贮存。

（6）pH，相对密度，装量及微生物限度等。均因符合规定。

【经典试题】

最佳选择题

1. 糖浆剂中的附加剂主要为
A. 淀粉　　B. 蔗糖　　C. 甘露醇
D. 葡萄糖　　E. 山梨醇
答案：B

考点18　煎膏剂（膏滋）

➤ 定义：指饮片用水煎煮，取煎煮液浓缩，加炼蜜或糖（或转化糖）制成的半流体制剂，俗称膏滋。

➤ 特点：多以滋补为主，兼有缓和的治疗作用，是中医滋补、防衰老、治疗慢性病的传统剂型之一，具有体积小，稳定性好，较易保存，口感好，服用方便等优点。

➤ 质量要求：
（1）质地细腻，稠度适宜，无焦臭、异味，无糖的结晶析出（返砂）。
（2）不溶物检查不得有焦屑等异物。
（3）若需加入药粉，应加入细粉，待冷却后加入，搅拌均匀。
（4）加入炼蜜或糖（或转化糖）的量，一般不超过清膏量的3倍（加入炼糖或炼蜜的目的是除去悬浮性杂质及蜡质，杀灭微生物，破坏酶，去除部分水分，防止"返砂"）。
（5）应密封，置阴凉处贮存。
（6）相对密度，不溶物，装量及微生物限度均应符合规定。

【经典试题】

最佳选择题

1. 下列属于含糖浸出剂型的是
A. 浸膏剂　　B. 煎膏剂　　C. 汤剂
D. 合剂　　E. 流浸膏剂
答案：B

【强化练习】

最佳选择题

1. 下列需要做不溶物检查的制剂是
A. 合剂　　B. 口服液　　C. 糖浆剂
D. 煎膏剂　　E. 浸膏剂

多项选择题

2. 煎膏剂中加炼糖（炼蜜）的目的是

A. 去除杂质　　B. 杀灭微生物
C. 防止晶型转变　　D. 减少水分
E. 防止"返砂"

参考答案
最佳选择题：1. D
多项选择题：2. ABDE

考点19　酒剂

➤ 定义：指饮片用蒸馏酒提取制成的澄清液体制剂。

➤ 特点：辛甘大热，能散寒行血通络，作为提取溶液剂有利于有效成分浸出，且具有易于分散，助长药效之特性。故祛风散寒，活血通络，散瘀止痛等方剂常制成酒剂。酒剂组方灵活，制备简便，剂量较少，服用方便，且不易霉变，易于保存，但儿童、孕妇、心脏病及高血压患者不宜服用。

➤ 质量要求：
（1）用浸渍法，渗漉法。
（2）可加入适量的糖或蜂蜜调味。
（3）贮存期间允许有少量摇之易散的沉淀。
（4）应检查乙醇含量和甲醇含量。
（5）密封，置阴凉处贮存。
（6）总固体，乙醇量，甲醇量，装量及微生物限度等均应符合相关规定。

【经典试题】

多项选择题

1. 下列关于酒剂的特点叙述，正确的有
A. 酒辛甘大热，可促使药物吸收，提高药物疗效
B. 组方灵活，制备简便，不可加入矫味剂
C. 能活血通络，但不适于心脏病患者服用
D. 临床上以祛风活血，止痛散瘀效果尤佳
E. 含乙醇量高，久贮不易变质
答案：ACDE

考点20　酊剂

➤ 定义：指原料药物用规定浓度的乙醇提取或溶解而制成的澄清液体制剂，也可用流浸膏稀释制剂。

➤ 特点：以乙醇为溶剂，含药量较高，服用剂量小，易于保存。

➢ 质量要求：
（1）100ml 相当于原饮片 20g。
（2）含有毒性药品的中药酊剂，每 100ml 应相当于原饮片 10g。
（3）可用于溶解、稀释、浸渍或渗漉等法制备。
（4）应澄清，久置允许有少量摇之易散的沉淀。
（5）应遮光，密封，置阴凉处贮存。
（6）甲醇量，乙醇量，装量及微生物限度等均应符合有关规定。

【经 典 试 题】

多项选择题

1. 成品需要进行含醇量测定的有
A. 干浸膏剂   B. 合剂   C. 酒剂
D. 糖浆剂   E. 酊剂
答案：CE

【强 化 练 习】

最佳选择题

1. 药物用规定浓度的乙醇浸出或溶解，或以流浸膏稀释制成的澄明液体制剂为
A. 药酒   B. 酊剂   C. 糖浆剂
D. 浸膏剂   E. 煎膏剂

2. 下列关于酒剂与酊剂质量控制的叙述，正确的是
A. 酒剂不要求乙醇含量测定
B. 酒剂的浓度要求每 100ml 相当于原药材 20g
C. 普通药物的酊剂浓度要求每 10ml 相当于原饮片 1g
D. 酒剂、酊剂不需进行微生物限量检查
E. 含剧毒药的酊剂浓度要求每 100ml 相当于原饮片 10g

参考答案
最佳选择题：1. B   2. E

考点 21　流浸膏剂与浸膏剂

➢ 定义：指饮片用适宜的溶剂提取，蒸去部分或全部溶剂，调整至规定浓度而成的制剂。
（1）流浸膏剂：每 1ml 相当于饮片 1g 者为流浸膏。
（2）浸膏剂：每 1g 相当于饮片或天然药物 2～5g（分为稠膏和干膏）。

➢ 质量要求：
（1）多以不同浓度的乙醇为溶剂，也有以水为溶剂。
（2）以水为溶剂的流浸膏中可酌加 20%～25%的乙醇为防腐剂。
（3）流浸膏用渗漉法制备，也可用浸膏稀释制成。
（4）浸膏剂用煎煮法，回流法或渗漉法制备。
（5）流浸膏剂与浸膏剂应置遮光容器内密封，流浸膏应置阴凉处贮存。
（6）流浸膏剂，浸膏剂的装量，微生物限度应符合规定。
（7）含乙醇流浸膏的乙醇量，甲醇量应符合规定。

【经 典 试 题】

配伍选择题

A. 1ml 相当于 0.2g 饮片
B. 1ml 相当于 0.1g 饮片
C. 1ml 相当于 1g 饮片
D. 1g 相当于 2～5g 原饮片
E. 1g 含有药材量尚无统一规定
1. 除另有规定外，浸膏剂浓度为
2. 除另有规定外，流浸膏剂浓度为
答案：1. D   2. C

【强 化 练 习】

最佳选择题

1. 下列浸出制剂需进行含醇量测定的是
A. 杞菊地黄口服液   B. 金银花糖浆
C. 益母草膏   D. 舒筋活络酒   E. 颠茄浸膏

2. 按浸提过程和成品情况分类，流浸膏属于
A. 水浸出剂型   B. 含醇浸出剂型
C. 含糖浸出剂型   D. 无菌浸出剂型
E. 其他浸出剂型

3. 下列关于流浸膏与浸膏的叙述，错误的是
A. 流浸膏剂多用渗漉法制备
B. 流膏剂的制备可采用渗漉法，煎煮法
C. 可以不同浓度的乙醇为溶剂
D. 流浸膏可用浸膏剂稀释制成
E. 流浸膏每 1g 相当于原饮片 2～5g

配伍选择题

A. 煎膏剂　　B. 酒剂　　C. 酊剂
D. 流浸膏剂　E. 浸膏剂

4. 药材用适宜的溶剂提取,蒸去部分溶剂,调整浓度至1ml相当于原饮片1g标准的液体制剂是
5. 药材用蒸馏酒浸提制得的澄明液体制剂是

参考答案
最佳选择题:1. D　2. B　3. E
配伍选择题:4. D　5. B

考点 22　茶剂

- 定义:饮片或提取物(液)与茶叶或其他辅料混合制成的内服制剂。分为块茶剂(分为不含糖和含糖)、袋装茶剂和煎煮茶剂。
- 特点:
  (1)茶剂是传统的中药剂型之一,传统茶剂大多用于治疗风寒感冒、食积停滞、泻痢等疾病。而新型保健饮料茶剂多具有辅助降血脂、减肥等作用
  (2)体积小,用量少,便于携带,服用方便,且能较多地保留挥发性成分,易于生产
- 质量要求:
  (1)一般控制在80℃以下干燥。
  (2)含挥发性成分较多的应在60℃以下干燥。
  (3)袋装茶剂与煎煮茶剂的水分不得过12%。
  (4)含糖块茶剂的水分不得过3%。
  (5)溶化性、重量差异、装量差异、微生物限度应符合规定。

【经典试题】

最佳选择题

1. 含挥发性茶剂的干燥温度应控制在多少?
A. 80℃以下　B. 70℃以下　C. 60℃以下
D. 50℃以下　E. 40℃以下
答案:C

第五节　液体制剂

考点 23　液体制剂的特点与分类

- 特点:
  (1)分散度大,吸收快,作用较迅速。
  (2)易控制药物浓度,可减少固体药物口服后由于局部浓度过高而引起胃肠道刺激性。
  (3)便于分剂量和服用。
  (4)尤其适用于儿童及老年患者。
- 缺点:稳定性较差,贮藏、运输不方便。
- 分类
  (1)溶液剂(真溶液)(粒径<1nm)(均相)——溶液剂,芳香水剂,甘油剂,醋剂。
  (2)胶体溶液——高分子溶液剂(均相)和溶胶剂(粒径1~100nm)(非均相)。
  (3)乳浊液(粒径>100nm)(非均相)。
  (4)混悬液(粒径>500nm)(非均相)。

【经典试题——真题再现】

最佳选择题

1. 同一种药物制成的口服制剂,药物吸收速度最快的是(2016年A型28题)
A. 散剂　　B. 片剂　　C. 胶囊剂
D. 溶液剂　E. 混悬剂
答案:D

【强化练习】

最佳选择题

1. 分散相粒径最小的液体制剂是
A. 混悬液　　B. 乳浊剂　　C. 溶胶
D. 溶液剂　　E. 高分子溶液剂

参考答案
最佳选择题:D

考点 24　表面活性剂

- 表面活性剂中亲水、亲油基团对油和水的综合亲和力,称为亲水亲油平衡值(HLB)。
- 分类

  离子型表面活性剂
  (1)阳离子型表面活性剂——洁尔灭,新洁尔灭。
  (2)阴离子型表面活性剂——脂肪醇硫酸(酯)钠类,肥皂类。
  (3)两性离子型表面活性剂——卵磷脂。
  非离子型表面活性剂——聚山梨酯(吐温)、单甘油脂。

- 毒性
  阳离子型>阴离子型>非离子型(聚山梨

酯非离子型最小)

给药途径：静脉＞口服＞外用

➢ 应用

表面活性剂常用做增溶剂，助溶剂，起泡剂，消泡剂，去污剂，抑菌剂或消毒剂，乳化剂，湿润剂，助悬剂。

1. 增加难溶性药物的溶解度，改善制剂的澄明度，提高制剂的稳定性
2. 用作乳剂或乳膏剂的乳化剂
3. 提高饮片表面的湿润性
4. 用作起泡与消泡剂

消泡：戊醇，辛醇，醚类，硅酮类

【经典试题】

最佳选择题

1. 下列关于表面活性剂毒性大小的排列中正确的是
A. 阴离子型＞阳离子型＞非离子型
B. 阳离子型＞非离子型＞阴离子型
C. 非离子型＞阴离子型＞阳离子型
D. 阴离子型＞非离子型＞阳离子型
E. 阳离子型＞阴离子型＞非离子型

答案：E

【强化练习】

最佳选择题

1. 下列关于亲水亲油平衡值的叙述，正确的是
A. 代表表面活性剂亲水基团的多少
B. 代表表面活性剂亲油基团的多少
C. 亲水亲油平衡值越高，亲水性越小
D. 亲水亲油平衡值越小，亲油性越小
E. 亲水亲油性应适当平衡

2. 属于阳离子型表面活性剂的是
A. 聚山梨酯60 B. 新洁尔灭
C. 脂肪醇硫酸钠 D. 肥皂类 E. 司盘60

3. 属于非离子型表面活性剂的是
A. 脂肪醇硫酸钠 B. 聚山梨酯60
C. 肥皂类 D. 卵磷脂 E. 新洁尔灭

4. 属于阴离子型表面活性剂的是
A. 聚山梨酯80 B. 司盘80 C. 卵磷脂
D. 新洁尔灭 E. 硫酸化蓖麻油

5. 对皮肤和黏膜刺激性最小的表面活性剂是
A. 洁尔灭（苯扎氯铵） B. 聚山梨酯80

C. 新洁儿灭（苯扎溴铵） D. 肥皂类
E. 脂肪醇硫酸钠

参考答案

最佳选择题：1. E 2. B 3. B 4. E 5. B

考点25 混悬剂

➢ 特点

1. 适宜制成混悬液体制剂的药物有

（1）需制成液体制剂供临床应用的难溶性药物。

（2）为了发挥长效作用或为了提高在水溶液中稳定性的药物。

2. 不宜制成混悬剂的药物 剧毒药或剂量小的药物。

➢ 附加剂

作用：增加混悬剂的稳定性。

（1）湿润剂——吐温类，司盘类，表面活性剂

（2）助悬剂

①低分子助悬剂——甘油，糖浆剂

②高分子助悬剂

天然高分子助悬剂：阿拉伯胶，西黄蓍胶。

合成高分子助悬剂：甲基纤维素，羟甲纤维素，羟乙纤维素，聚维酮，聚乙烯醇。

③硅酸类——胶体二氧化硅，硅酸铝，硅皂土。

（3）絮凝剂与反絮凝剂

➢ 影响混悬型液体制剂稳定性的因素

1. 微粒间的排斥力与吸引力。
2. 混悬粒子的沉降。
3. 微粒增长与晶型的转变。
4. 温度的影响。

【经典试题】

最佳选择题

1. 不适宜制成混悬剂的药物是
A. 毒性药物 B. 难溶性药物
C. 不稳定的药物 D. 易成盐的药物
E. 治疗剂量大的药物

答案：A

【强化练习】

配伍选择题

A. 乳化剂 B. 助溶剂 C. 润湿剂

D. 助悬剂　　E. 絮凝剂
1. 聚山梨酯 80 在混悬型液体制剂中常作为
2. 阿拉伯胶在混悬液型液体制剂中常作为

参考答案
配伍选择题：1. C　2. D

考点 26　液体制剂的质量要求

➢ 液体制剂生产与贮藏的有关规定
　　1. 口服溶液剂的溶剂及口服混悬剂的分散介质常用纯化水。
　　2. 根据需要可加入适宜的附加剂，如抑菌剂，分散剂等。
　　3. 制剂应稳定，无刺激性，不得有发霉，酸败，变色，异物，产生气体或其他变质的现象。
　　4. 口服滴剂包装内一般应附有滴管和吸球或其他量具。
　　5. 避光，密封贮存。
　　6. 口服混悬剂在标签上应注明"用前摇匀"。
➢ 质量要求
　　（1）装量差异
　　（2）装量
　　（3）干燥失重
　　（4）沉降体积比
　　（5）微生物限度检查

【经典试题——真题再现】
最佳选择题
1. 除另有规定外，口服制剂标签上应注明"用前摇一摇"是（2015 年 A 型 20 题）
A. 溶液剂　　B. 混悬剂　　C. 乳剂
D. 糖浆剂　　E. 合剂
答案：B

第六节　注　射　剂

考点 27　注射剂的特点

➢ 优势：药效迅速，作用可靠。
➢ 适用于不宜口服的药物，或不能口服给药的患者，可以产生局部定位或延长药效的作用。
➢ 缺点：使用不便，注射疼痛，其质量要求高，制备过程复杂，需要特定的条件与设备，成本较高；一旦注入机体，其生理作用难以逆转，若使用不当极易发生危险。

➢ 分类：
　　（1）注射液：溶液型，乳状液型或混悬型
　　（2）注射用无菌粉末
　　（3）注射用浓溶液

【经典试题——真题再现】
多项选择题
1. 关于注射剂有关规定的说法，正确的有（2015 年 X 型 117 题）
A. 混悬型注射剂不得用于静脉注射
B. 中药注射剂应以半成品投料配制成品
C. 乳状液型注射剂不得用于静脉滴注
D. 标示量不大于 50ml 的注射剂，灌装时，应适当增加装量
E. 多剂量包装注射剂，每一容器包装不得超过 10 次注射量
答案：ABDE

考点 28　热原

➢ 定义：注射后能引起恒温动物体温异常升高的致热物质。
　　1. 药剂学上的"热原"通常是指细菌性热源，是微生物代谢产物或尸体，注射后能引起特殊的致热反应。
　　2. 大多数细菌和许多霉菌甚至病毒均能产生热原。
　　3. 致热能力最强——革兰阴性菌。
　　4. 产生热原反应的最主要物质——内毒素。
　　5. 内毒素由磷脂，脂多糖和蛋白质组成，其中脂多糖是内毒素的主要成分，具有特别强的致热活性。
➢ 基本性质
　　1. **耐热性**　通常灭菌条件下，不能被破坏。250℃加热 30～45 分钟。
　　2. 水溶性。
　　3. 不挥发性。
　　4. **滤过性**　体积小，为 1～5nm，孔径小于 1nm 的超滤膜可除去热原。
　　5. **被吸附性**　可以被活性炭，纸浆滤饼等吸附。
　　6. **其他**　能被强酸，强碱，强氧化，超声波破坏。

➢ 污染源的途径
1. 溶剂。
2. 原辅料。
3. 容器、用具、管道与设备。
4. 制备过程。
5. 临床应用过程
➢ 去除热源的方法
1. **高温法** 耐热器具洁净干燥后与250℃,加热30分钟以上。
2. **酸碱法** 玻璃容器,可采用重铬酸钾硫酸清洁剂或稀氢氧化钠溶液。
3. **吸附法** 活性炭。
4. 离子交换法。
5. 凝胶过滤法。
6. 超滤法。
7. 反渗透法。

【经典试题】

最佳选择题

1. 药剂学认为产生致热能力最强的热原微生物是
A. 革兰阳性杆菌　B. 革兰阴性杆菌
C. 铜绿假单胞菌　D. 金黄色葡萄球菌
E. 沙门杆菌

答案：B

【强化练习】

最佳选择题

1. 不能破坏或去除热源的方法是
A. 重铬酸钾硫酸清洁液浸泡 30min
B. 115℃,68.65kPa,热压灭菌 30min
C. 采用针用活性炭吸附
D. 250℃干热空气灭菌 30~45min
E. 采用强碱性阴离子交换树脂吸附

2. 用于去除含热敏性成分中药注射液中热源的方法是
A. 热压灭菌法　B. 高温法　C. 酸碱法
D. 明胶沉淀法　E. 超滤法

3. 注射用的耐热器具除热源可采用
A. 高温法　B. 酸碱法　C. 吸附法
D. 超滤法　E. 离子交换法

多项选择题

4. 注射剂污染热源的主要途径有

A. 注射用溶剂　B. 原料,辅料
C. 容器与设备　D. 生产过程,环境及操作人员
E. 输液器具

5. 去除热源的方法有
A. 吸附法　B. 超滤法　C. 反渗透法
D. 离子交换法　E. 凝胶滤过法

参考答案

最佳选择题：1. B　2. E　3. A
多项选择题：4. ABCDE　5. ABCDE

考点 29　制药用水的种类与应用

1. **饮用水** 药材净制的漂洗,制药用具的粗洗用水;作为饮片的提取溶剂。

2. **纯化水** 饮用水经蒸馏法,离子交换法,反渗透法或其他适宜的方法制备的制药用水。
➢ 应用：
（1）配制普通药物制剂用的溶剂或试验用水。
（2）中药注射剂,滴眼剂等灭菌制剂所用饮片的提取溶剂。
（3）口服,外用制剂配制用溶剂或稀释剂。
（4）非灭菌制剂用器具的精洗用水。
（5）灭菌制剂所用饮片的提取溶剂。
➢ 纯化水不得用于注射剂的配制与稀释。

3. **注射用水** 注射用水为纯化水蒸馏所得的水。
➢ 注射用水可作为配制注射剂,滴眼剂等的溶剂及容器的精洗。

4. **灭菌注射用水** 灭菌注射用水为注射用水按照注射剂生产工艺制备所得,不含任何添加剂。
➢ 用于注射用灭菌粉末的溶剂或注射剂的稀释剂。

【经典试题——真题再现】

最佳选择题

1. 关于注射用水的说法,错误的是（2015年A型21题）
A. 为纯水经蒸馏所得的水
B. 用作配制注射剂的溶剂
C. 用作配制滴眼剂的溶剂
D. 用作注射剂容器的清洗
E. 用作注射用无菌粉末的溶剂

答案：E

【强化练习】

配伍选择题

A. 纯化水　　B. 制药用水　C. 注射用水
D. 灭菌蒸馏水　　　E. 灭菌注射用水

1. 用于配制注射剂的水是
2. 用于配置普通制剂和实验用的水是
3. 包括纯化水，注射用水和灭菌注射用水的是
4. 主要用于注射用灭菌粉末的溶剂和注射剂的稀释的是

参考答案

配伍选择题：1. C　2. A　3. B　4. E

考点 30　注射剂的附加剂

1. 常用的增溶剂，乳化剂和助悬剂

（1）增溶剂、乳化剂：聚山梨酯 80，蛋黄卵磷脂，大豆磷脂

（2）助悬剂：甘油

◇ 供静脉用的注射液，慎用增溶剂
◇ 椎管内注射用的注射剂，不得添加增溶剂

2. 防止药物氧化的附加剂

（1）抗氧剂

◇ 偏碱性药液——亚硫酸钠
◇ 偏酸性药液——亚硫酸氢钠，焦亚硫酸钠

（2）惰性气体：二氧化碳和氮气

（3）金属离子络合剂：乙二胺四乙酸，依地酸二钠（乙二胺四乙酸二钠）

3. 调节渗透压的附加剂

（1）大量注入低渗溶液会导致溶血，因此大容量注射剂应调节渗透压。

（2）调节渗透压的附加剂：氯化钠，葡萄糖。

◇ 冰点降低数据法：任何溶液其冰点降低到 −0.52℃，即与血浆等渗。
◇ 氯化钠等渗当量：指与 1g 药物呈等渗的氯化钠的克数，用 E 表示。
◇ 等渗溶液与等张溶液（与红细胞膜张力相等的溶液）。

4. 调整 pH 的附加剂　注射剂的 pH 一般应控制在 4.0～9.0 之间。

5. 抑制微生物增殖的附加剂

（1）静脉给药与脑池内，硬膜外，椎管内用的注射液不得加抑菌剂。

（2）常用的抑菌剂：苯酚，甲酚，三氯叔丁醇，硫柳汞。

6. 减轻疼痛的附加剂　三氯叔丁醇，盐酸普鲁卡因，盐酸利多卡因。

【经典试题——真题再现】

配伍选择题

A. 抗氧化剂　　B. 抑菌剂　　C. 止痛剂
D. 渗透压调节剂　　E. pH 调节剂

1. 苯酚在注射剂中用作（2015年B型71题）
2. 氯化钠在注射剂的中用作（2015年B型72题）

答案：1. B　2. D

【强化练习】

最佳选择题

1. 注入大量低渗溶液可导致
A. 红细胞聚集　　B. 红细胞皱缩
C. 红细胞不变　　D. 药物变化　E. 溶血

2. 注射剂的 pH 一般允许在
A. 4　B. 4～9　C. 4～8　D. 5～7　E. 7

3. 氯化钠等渗当量是指
A. 与 100g 药物成等渗效应的氯化钠的量
B. 与 10g 药物成等渗效应的氯化钠的量
C. 与 10g 氯化钠成等渗效应的药物的量
D. 与 1g 药物成等渗效应的氯化钠的量
E. 与 1g 氯化钠成等渗效应的药物的量

配伍选择题

A. 等渗溶液　B. 等张溶液　C. 低渗溶液
D. 高渗溶液　E. 胶体溶液

4. 与红细胞膜张力相等的溶液是
5. 冰点降低为 −0.52℃ 的溶液是

多项选择题

6. 注射剂常用的附加剂包括
A. 增加主要溶解度的附加剂
B. 调节渗透压的附加剂
C. 防止主药氧化的附加剂
D. 抑制微生物增殖的附加剂
E. 帮助主药混悬或乳化的附加剂

7. 常用的抗氧剂有
A. 焦亚硫酸钠　　B. 乙二胺四乙酸二钠
C. 亚硫酸钠　D. 高锰酸钾　E. 亚硫酸氢钠

8. 不得添加抑菌剂的注射剂有

A. 肌内注射剂　B. 静脉输液　C. 硬膜外注射液
D. 脑内注射液　E. 椎管内注射液
参考答案
最佳选择题：1. E　2. B　3. D
配伍选择题：4. B　5. A
多项选择题：6. ABCDE　7. ACE　8. BCDE

考点 31　中药注射剂的半成品

1. 有效成分制成的中药注射剂，主药成分含量不应少于 90%。
2. 多成分制成的中药注射剂，所测成分应大于总固体量的 80%。

【经典试题】

最佳选择题

1. 以多成分制备中药注射剂，所测成分应大于总固体量的
A. 90%　B. 85%　C. 80%　D. 70%　E. 60%
答案：C

考点 32　注射剂的质量要求

1. 溶液型注射剂应澄清。
2. 若有可见沉淀，振摇时应容易分散均匀。
3. 混悬型注射剂不得用于静脉注射或椎管内注射。
4. 乳状液型注射液不得出现分离，不得用于椎管注射。
5. 注射剂的容器应足够透明，以便内容物的检视。
6. 注射剂的标签或说明书应标明其中所用辅料的名称，如有抑菌剂还应标明抑菌剂的种类及浓度。

【经典试题——真题再现】

最佳选择题

1. 关于注射剂的有关规定，错误的是（2016年A型21题）
A. 除另有规定外，注射剂容器应足够透明，以便内容物的检视
B. 混悬型注射剂允许有可见沉淀，但振摇时应容易分散均匀
C. 乳状液型注射剂允许出现相分离，但振摇时应分散均匀
D. 注射用无菌粉末的标签或说明书标明其中所用辅料的名称
E. 注射剂所用辅料中若有抑菌剂，在标签或说明书上应标明抑菌剂的种类和浓度
答案：C

第七节　眼用制剂

考点 33　眼用制剂

1. **眼用制剂的特点**　眼用制剂是指直接用于眼部发挥治疗作用的无菌制剂，起到治疗，保护和清洁作用。
2. **眼用制剂的分类**
（1）眼用液体——滴眼剂，洗眼剂，眼内注射溶液。
（2）眼用半固体制剂——眼膏剂，眼乳膏剂，眼用凝胶剂。
（3）眼用固体制剂——眼膜剂，眼丸剂，眼内插入剂。
3. **眼用制剂的附加剂**
（1）渗透压调节剂——应与泪眼等渗——氯化钠、硼酸、葡萄糖、硼砂。
（2）pH 调节剂——应与泪眼有相近的 pH——磷酸盐缓冲液、硼酸盐缓冲液。
（3）抑菌剂——三氯叔丁醇、硝酸苯汞、苯乙醇、羟苯乙酯。
（4）黏度调节剂——适当增加滴眼剂的黏度，可减少刺激性，延缓混悬型眼用制剂的沉降，延长药液在眼内滞留时间，增强药效——甲基纤维素、聚乙烯醇、聚贤酮。
4. **眼用制剂的质量要求**
（1）容量：滴眼剂不超过 10ml，洗眼剂不超过 200ml，半固体制剂不超过 5g。
（2）启用后最多可使用 4 周。
（3）眼内注射溶液，眼内插入剂，供外科手术用或急救用的眼用制剂，均不得添加抑菌剂，抗氧剂或不适当的附加剂，且应采用一次性使用包装。
（4）眼用半固体制剂基质应过滤灭菌，不溶性药物应预先制成极细粉。
（5）眼用半固体制剂有金属性异物的检查。
5. **眼用制剂的吸收途径及影响吸收的因素**
（1）吸收途径
①角膜——前房——虹膜和睫状肌，局部

血管网吸收——局部作用
②结膜——巩膜，达到眼球后部——全身作用
（2）影响因素
①药物从眼睑缝隙的损失
②药物的外周血管消除
③眼用制剂的 pH 及药物的 pK_a（药物的脂溶性与解离度）
④刺激性
⑤表面张力（张力越小，越利于与泪眼混合，利于药物与角膜接触，易于渗入）
⑥黏度

【经典试题——真题再现】

最佳选择题

1. 眼用制剂中，需要检查金属性异物的剂型是（2015 年 A 型 22 题）
A. 滴眼剂　　B. 洗眼剂　　C. 眼膏剂
D. 眼丸剂　　E. 眼膜剂
答案：C

2. 关于眼用制剂质量要求的说法，错误的是（2016 年 A 型 22 题）
A. 眼用制剂在启用后最多可使用 5 周
B. 供外科手术用的眼用制剂不得添加抑菌剂
C. 眼内注射溶液应采用一次性包装
D. 急救用的眼用制剂不得添加抗氧剂
E. 眼用半固体制剂每个容器的装量应不超过 5g
答案：A

多项选择题

3. 关于眼用制剂药物吸收途径及其影响因素的说法，正确的有（2015 年 X 型 118 题）
A. 适当增加滴眼剂的黏度有利于药物吸收
B. 经角膜吸收的药物主要起局部治疗作用
C. 结合膜吸收是药物进入体循环的主要途径
D. 眼用制剂的刺激性，可能影响药物的吸收与利用
E. 从眼睑缝溢出的药液可能会流入鼻窍或口腔吸收产生全身作用
答案：ABCDE

【强化练习】

最佳选择题

1. 下列有关滴眼剂的叙述，错误的是

A. 滴眼剂是直接用于眼部的外用液体制剂
B. 正常眼可耐受一定的 pH
C. 滴眼剂应与泪眼等渗
D. 可适当添加抑菌剂
E. 增加滴眼剂的黏度，是药物扩散速度减小，不利于药物的吸收

2. 下列关于眼膏剂的叙述，错误的是
A. 用于伤口的眼膏剂应无菌
B. 不溶性药物应预先制成极细粉
C. 对眼部应无刺激性
D. 包括溶液型、混悬型及乳剂型
E. 应均匀、细腻，易涂布于眼部

配伍选择题

A. 氯化钠　　B. 磷酸盐缓冲溶液
C. 苯乙醇　　D. 聚乙烯醇　　E. 吐温 80

3. 可用作眼用溶剂渗透压调节剂的是
4. 可用作眼用溶液剂抑菌剂的是
5. 可用作眼用溶剂 pH 调节剂的是
6. 可用作眼用溶剂黏度调节剂的是

多项选择题

7. 下列属于眼用液体制剂的是
A. 眼膏剂　　B. 眼用凝胶剂　　C. 滴眼剂
D. 洗眼剂　　E. 眼内注射剂

8. 有关眼用制剂的说法正确的是
A. 眼用制剂可为液体，半固体，固体等形态
B. 眼用制剂必须澄清
C. 眼用制剂常用的 pH 调节剂多为缓冲液
D. 眼内注射溶液不得添加抑菌剂
E. 药物经结膜吸收是药物进入体循环的主要途径

9. 影响滴眼液药物疗效的因素有
A. 药液从眼睑缝隙流失，药物经外周血管消除
B. 药物的脂溶性与解离度
C. 滴眼剂的刺激性
D. 滴眼剂的表面张力　　E. 滴眼液的黏度

10. 下列有关眼用制剂生产与贮藏的有关规定，描述正确的是（考点 33）
A. 除另有规定外，滴眼剂每个容器的装量应不超过 10ml，洗眼剂每个容器的装量应不超过 200ml
B. 眼用半固体制剂基质应过滤灭菌，不溶性药物应预先制成极细粉
C. 眼内注射液，眼内插入剂，供外科手术用和

急救用的眼用制剂，可适当添加抑菌剂或抗氧剂
D. 眼膏剂，眼乳膏剂，眼用凝胶剂应均匀，细腻，无刺激性
E. 眼用制剂应避光密封贮存，在启用后最多可使用4周

参考答案
最佳选择题：1. E 2. D
配伍选择题：3. A 4. C 5. B 6. D
多项选择题：7. CDE 8. ACDE 9. ABCDE 10. ABDE

第八节 外用膏剂

考点34 外用膏剂的特点，分类及吸收

▶ 外用膏剂的特点与分类
外用膏剂：采用适宜的基质，将药物制成主要供外用的半固体或近似固体的一类制剂。
1. **作用** 保护，润滑，局部治疗作用；也可透过皮肤或黏膜起全身治疗作用。
2. **经皮给药的特点**
（1）直接进入体循环
（2）避免肝脏的首过效应
（3）避免药物在胃肠道的破坏
（4）减少血药浓度峰，谷的变化
（5）降低药物的副作用
3. **外用膏剂的分类**
（1）软膏剂与乳膏剂
（2）贴膏剂与贴剂
（3）膏药（黑膏药，白膏药）

▶ 药物透皮吸收的途径及其影响因素
1. **药物透皮吸收途径**
（1）释放：从基质中释放。
（2）穿透：透过表皮，进入真皮，皮下组织。
（3）吸收：透过皮肤或黏膜，通过血管或淋巴管，进入体循环（完整的表皮的角质细胞及其细胞间隙是其吸收的主要途径）。
2. **影响药物透皮吸收的因素**
（1）皮肤条件：应用部位；皮肤的病变；皮肤的温度与湿度；皮肤的清洁。
（2）药物的性质：既有一定的脂溶性，又有一定的水溶性吸收较理想；分子质量小，吸收作用强。
（3）基质的组成与性质
① 基质组成，类型和性质：
乳状液型＞吸水性软膏基质（凡士林加羊毛脂）＞硅酮及豚脂＞烃类
水溶性基质聚乙二醇，释放快，但穿透作用不强。
② 基质的pH：基质pH小于弱酸性药物的pK_a或大于弱碱性药物的pK_a时，增加吸收。
③ 附加剂。
④ 基质对皮肤的水合作用。
⑤ 其他因素：药物浓度，应用面积，应用次数，皮肤接触的时间。

【经典试题——真题再现】
多项选择题
1. 影响外用膏剂中药物透皮吸收的因素有（2016年X型118题）
A. 应用部位   B. 应用面积   C. 基质的组成
D. 基质的pH   E. 药物的溶解性
答案：ABCDE

【强化练习】
最佳选择题
1. 药物透皮吸收的主要途径是
A. 毛囊   B. 汗腺   C. 皮脂腺
D. 皮肤表面的毛细血管
E. 完整表皮的角质层细胞及其细胞间隙

参考答案
最佳选择题：E

考点35 软膏剂与乳膏剂

▶ 特点、应用及作用
1. **特点**
（1）软膏剂：指原料药与油脂性或水溶性基质混合制成的均有的半固体外用制剂。
（2）乳膏剂：指原料药物溶解或分散于乳状液型基质中形成的均匀半固体制剂。
2. **应用** 多用于慢性皮肤病。
3. **作用** 保护创面，润滑皮肤和具备治疗作用。（软膏也可产生全身治疗作用）。

▶ 油脂性基质
1. **特点** 润滑，无刺激性，能封闭皮肤表面，促进皮肤的水合作用，对皮肤的保护及软

化比其他基质强。能与多种药物配伍。

2. **缺点** 油腻性及疏水性较大，药物释放较差，不易与水性液混合，也不易用与水洗除，不宜用于急性炎性渗出较多的创面。

3. **分类**

（1）油脂类：动物油，植物油，氢化植物油。

（2）类脂类

①羊毛脂：有较大的吸水性，由于羊毛脂的组成与皮脂分泌物相近，故可提高软膏中药物的渗透性，常与凡士林合用。

②蜂蜡：有黄蜡，白蜡之分。主要用于增加基质的稠度。

（3）烃类——适用于保护性软膏

①凡士林：油腻性大而吸水性较差，故不宜用于有多量渗出液的患处。但与适量的羊毛脂，鲸蜡醇或胆甾醇等合用，可增加其吸水性。

②石蜡与液状石蜡：主要用于调节软膏稠度。

（4）硅酮类：无毒性，对皮肤无刺激性，不污染衣物，具有良好的润滑作用。

本品对眼睛有刺激性，不宜作为眼膏基质。

➤ **乳状液型基质**

1. **特点** 对油对水均有一定亲和力，有利药物的释放与穿透，可吸收创面渗出物，易涂布，易清洗。可用于亚急性，慢性，无渗出的皮肤病。

2. **忌用** 糜烂，溃疡及化脓性创面。

遇水不稳定的药物不宜制成乳膏剂。

（1）水包油（O/W）：无油腻，易洗除。

药物的释放和穿透较其他基质快，但若患处分泌物太多，容易反向吸收。

（2）油包水（W/O）：透皮良好，涂展性佳。

➤ **水溶性基质**

1. **特点** 释药较快，无油腻性和刺激性，能吸收组织渗出液，可用于糜烂创面及腔道黏膜。

2. **缺点** 润滑作用差，易失水，发霉，故需加保湿剂与防腐剂。

3. **分类** 纤维素衍生物和聚乙二醇。

【经典试题——真题再现】

最佳选择题

1. 下列软膏基质，属于水溶性基质的是（2015年A型23题）

A. 蜂蜡　　B. 石蜡　　C. 聚乙二醇

D. 植物油　　E. 氢化植物油

答案：C

2. 常与凡士林合用，调节渗透性与吸水性的软膏基质是（2016年A型23题）

A. 蜂蜡　　B. 石蜡　　C. 羊毛脂

D. 植物油　　E. 氢化植物油

答案：C

【强化练习】

最佳选择题

1. 引起皮肤水合作用最强的基质是

A. O/W型乳剂基质　　B. W/O型乳剂基质

C. 甘油明胶　D. 凡士林　E. 聚乙二醇

2. 组成与皮脂分泌物最接近的软膏基质是

A. 硅油　　B. 蜂蜡　　C. 凡士林

D. 羊毛脂　　E. 液状石蜡

3. 以凡士林为基质的软膏剂中常加入羊毛脂是为了

A. 调节黏度　B. 改善吸水性　C. 增强涂展性

D. 降低基质熔点　E. 促进药物吸收

4. 主要用于调节软膏稠度的基质是

A. 液状石蜡　B. 硅油　　C. 凡士林

D. 羊毛脂　　E. 甘油明胶

5. 适用于制备保护性软膏的基质是

A. 硅酮　　B. 烃类基质　C. 油脂类基质

D. 水溶血基质　　E. 类脂类基质

6. 下列属于软膏剂烃类基质的是

A. 硅酮　　B. 卡波姆　　C. 甘油明胶

D. 凡士林　　E. 纤维素衍生物

7. 对药物的释放穿透作用最好的基质是

A. 水溶性基质　　B. 油脂性基质

C. 羊毛脂基质　　D. O/W型基质

E. W/O型基质

8. 属于软膏剂油脂性基质的是

A. 羊毛脂　B. 聚乙二醇　C. 官粉

D. 红丹　　E. 聚乙烯醇缩甲乙醛

参考答案

最佳选择题：1. D　2. D　3. B　4. A　5. B

6. D 7. D 8. A

考点36 膏药

1. 膏药为油润固体，用前需烘软（质量检查软化点）。

2. 通常贴于患处，也可贴经络穴位，发挥保护，封闭及拔毒生肌，收口，消肿止痛等局部作用；或经透皮吸收，发挥药物的祛风散寒，行滞祛瘀，通经活络，强壮筋骨等功效，治疗跌打损伤，风湿痹痛，以弥补内服药的药力不足。

3. **黑膏药** 饮片+食用植物油+红丹（铅丹）炼制而成。

4. **白膏药** 饮片+食用植物油+官粉（铅粉）炼制而成。

5. 油——麻油最好。

6. 红丹——四氧化三铅，含量要求95%以上。

7. 黑膏药基质的主要成分为高级脂肪酸的铅盐。

【经典试题】

最佳选择题

1. 制备黑膏药的植物油常用的是
A. 豆油　　B. 菜油　　C. 麻油
D. 花生油　E. 棉籽油
答案：C

【强化练习】

最佳选择题

1. 红丹的主要成分是
A. 氧化铁　　B. 氧化铅　　C. 五氧化二磷
D. 四氧化三铁　E. 四氧化三铅

综合分析题

清代名医徐洄溪将膏药"治里者"解释为"用膏贴之，闭塞其气，使药性从毛孔而入腠理，通经贯络，或提而出之，或攻而散之，较之服药尤有力，此至妙之法也"现代研究显示，外用膏剂可经皮给药而产生局部或全身治疗作用。

2. 药物经皮吸收过程是指
A. 药物从基质中释放，穿透表皮，吸收入血液循环而产生全身作用
B. 药物从基质中释放，穿透皮肤进入皮下组织而产生全身作用

C. 药物进入真皮，起到局部治疗作用
D. 药物渗透表皮到达深部组织
E. 药物通过毛囊和皮脂腺到达体内

3. 关于外用膏剂的叙述，错误的是
A. 软膏剂多用于慢性皮肤病，对皮肤起保护，润滑作用
B. 软膏剂中的药物通过透皮吸收，也可产生全身治疗作用
C. 黑膏药可起保护，封闭和拔毒生肌等作用
D. 黑膏药只能起局部治疗作用
E. 橡胶膏不经预热可直接贴于皮肤，但药效持续时间短

多项选择题

4. 黑膏药基质的原料有
A. 植物油　　B. 官粉　　C. 红丹
D. 雄黄　　　E. 朱砂

参考答案

最佳选择题：1. E
综合分析题：2. A　3. D
多项选择题：4. AC

考点37 质量要求

1. **软膏剂，乳膏剂**

（1）基质应均匀，细腻，具有适当的黏稠度，易涂抹于皮肤或黏膜上。

（2）无酸败，异臭，变色，变硬等变质现象。

（3）软膏剂避光密封贮存。乳膏剂应避光密封置25℃以下贮存，不得冷冻。

（4）含饮片细粉的软膏剂，粒度和粒度分布，不得检出大于180μm的粒子。

2. **膏药** 膏体应油润细腻，光亮，老嫩适度，摊涂均匀，无飞边缺口，加温后能黏贴于皮肤上且不移动。黑膏药应乌黑，无红斑，白膏药应无白点，需要检查软化点。

3. **贴膏剂** 橡胶贴膏每 10cm^2 不得检出金黄色葡萄球菌和铜绿假单胞菌。

4. **贴剂的** 采用乙醇等溶剂应在标签中注明过敏者慎用，检查释放度。

【经典试题——真题再现】

配伍选择题

A. 橡胶贴膏　B. 凝胶贴膏　C. 膏药

D. 透皮贴剂　E. 软膏剂
1. 除另有规定外，要求检查软化点的剂型是（2015年B型74题）
2. 除另有规定外，要求检查释放度的剂型是（2015年B型75题）
答案：1. C　2. D

第九节　栓　剂

考点38　栓剂的分类与作用特点

1. **分类**　直肠栓，阴道栓
2. **特点：**
（1）不仅在腔道起润滑，抗菌，消炎，杀虫，收敛，止痛，止痒等局部治疗作用，而且可经腔道吸收产生全身治疗作用。
（2）药物不受胃肠道 pH 或酶的破坏，可避免药物对胃肠道的刺激。
（3）药物直肠吸收，大部分不受肝脏首过效应的破坏。
（4）适用于不能或不愿口服给药的患者。

【经典试题】

最佳选择题

1. 下列关于栓剂的说法，错误的是
A. 常用的肛门栓和阴道栓
B. 可以在腔道起局部治疗作用
C. 不能发挥全身治疗作用
D. 适用于不能口服给药的患者
E. 药物不受胃肠道酶的破坏
答案：C

考点39　直肠给药栓剂中药的吸收途径及影响因素

1. **吸收途径**
（1）直肠上静脉吸收——门静脉——肝脏——大循环
（2）直肠下静脉和肛门静脉——髂内经脉——绕过肝脏——下腔大静脉——大循环
（3）经直肠淋巴系统吸收
2. **影响吸收的因素**
（1）生理因素：栓剂塞入距肛门口 2cm 处时，其给药量的 50%～70% 可不经过门肝系统；直肠液的 pH 约为 7.4，对弱酸弱碱性药物的吸收都有影响。
（2）药物因素：药物的溶解度，脂溶性与解离度及粒径大小等均可影响药物的直肠吸收。
（3）基质因素。

【经典试题】

最佳选择题

1. 发挥全身作用的栓剂在直肠中最佳的用药部位在
A. 接近直肠上静脉　B. 接近直肠下静脉
C. 接近肛门括约肌　D. 应距肛门口 2cm 处
E. 接近直肠上、中、下静脉
答案：D

【强化练习】

多项选择题

1. 影响栓剂中药物吸收的因素有
A. 药物的溶解度　B. 药物的脂溶性
C. 直肠液的酸碱性　D. 药物的粒径大小
E. 塞入直肠的深度
2. 栓剂中药物的吸收途径有
A. 直肠淋巴系统
B. 直肠上静脉——髂内静脉——大循环
C. 直肠上静脉——门静脉——肝脏——大循环
D. 直肠下静脉和肛门静脉——肝脏——大循环
E. 直肠下静脉和肛门静脉——髂内静脉——下腔静脉——大循环

参考答案
多项选择题：1. ABCDE　2. ACE

考点40　栓剂的基质

1. **基质的要求**
（1）室温时具有适宜的硬度和韧性，塞入腔道时不变形，不碎裂。在体温下易软化，熔融或溶解。
（2）与药物无配伍禁忌，无毒性，无过敏性及黏膜刺激性，不影响药物的含量测定。
（3）熔点与凝固点相距较近，且有润湿与乳化能力，能混入较多的水。
（4）在贮藏过程中不易霉变，且理化性质稳定。
2. **基质的种类及应用**
（1）油脂性基质
①可可豆脂：常温下为黄白色固体，熔点

为31～34℃，加热至25℃开始软化。

具有同质多晶性。

制备时应缓慢加热升温，待基质溶化至2/3时停止加热。

药物对可可豆脂的熔点有影响。

②半合成脂肪酸甘油酯类：有半合成椰子油酯，半合成山苍耳子油酯，半合成棕榈油酯。

（2）水溶性基质

①甘油明胶：常用作阴道栓基质。但不适用于鞣酸与蛋白质有配伍禁忌的药物。

②聚乙二醇类：对黏膜有一定刺激性；在贮存时不软化，不需要冷藏，但易吸湿变形。

【经典试题——真题再现】

最佳选择题

1. 含鞣酸的药物栓剂，不宜选用的基质是（2015年A型24题）

A. 可可豆脂　　　B. 甘油明胶
C. 半合成山苍子油酯　D. 半合成棕榈油酯
E. 半合成椰子油酯

答案：B

【强化练习】

最佳选择题

1. 关于可可豆脂的说法错误的是

A. 常温下为黄白色固体　B. 熔点低于37℃
C. 具有同质多晶性　D. 制备时应缓缓加热升温
E. 熔点不会随其他药物的加入而变化

2. 含鞣酸的药物栓剂，不宜选用的基质是

A. 可可豆脂　　　B. 甘油明胶
C. 半合成山苍子油酯　D. 半合成棕榈油酯
E. 半合成椰子油酯

配伍选择题

A. 蜂蜡　　B. 羊毛脂　　C. 甘油明胶
D. 凡士林　E. 半合成脂肪酸甘油酯

3. 属于栓剂油脂性基质的是
4. 属于栓剂水溶性基质的是

参考答案

最佳选择题：1. E　2. B

配伍选择题：3. E　4. C

考点41　栓剂的质量要求

1. 检测融变时限。

2. 脂肪性基质的栓剂应在30分钟内全部融化。

3. 水溶性基质的栓剂应在60分钟内全部融化。

4. 重量差异。

5. 微生物限度。

6. 栓剂在30℃以下密闭贮存和运输。

7. 防止因受热，受潮而变形，发霉，变质。

【经典试题】

最佳选择题

1. 栓剂的质量检查项目包括

A. 溶散时限　B. 软化点　C. 融变时限
D. 相对密度　E. 崩解时限

答案：C

第十节　胶　囊　剂

考点42　胶囊剂的含义与分类

1. **含义**　指原料药或与适宜辅料充填于空心胶囊或密封于软质囊材中制成的固体制剂。

2. **分类**

（1）硬胶囊（通称为胶囊）：将原料药物或加适宜辅料制成的均匀粉末，颗粒，小片，小丸，半固体或液体等，填充与空心胶囊中的胶囊剂。

（2）软胶囊（胶丸）：将一定量的液体原料药物直接包封，或将固体原料药物溶解或分散在适宜的辅料中制备成溶液，混悬液，乳状液或半固体，密封于软质囊材中的胶囊剂。用滴制法或压制法制备。

（3）缓释胶囊：缓慢地非恒速释放药物的胶囊剂。

（4）控释胶囊：缓慢地恒速释放药物的胶囊剂。

（5）肠溶胶囊：不溶于胃液，在肠液中崩解释放。

【经典试题——真题再现】

最佳选择题

1. 明胶空心胶胶囊囊材中，十二烷基磺酸钠是用作（2016年A型24题）

A. 增光剂　　B. 遮光剂　　C. 着色剂

D. 防腐剂　　E. 矫味剂

答案：A

配伍选择题

A. 增光剂　　B. 增稠剂　　C. 遮光剂
D. 防腐剂　　E. 增朔剂

2. 对羟基苯甲酸乙酯在明胶空心胶囊中用作（2015年B型76题）

3. 二氧化钛在明胶空心胶囊中用作（2015年B型77题）

4. 山梨醇在明胶空心胶囊中用作（2015年B型78题）

答案：2. D　3. C　4. E

考点43　胶囊剂的特点

1. 特点：

（1）能掩盖药物的不良气味，减少药物的刺激性，便于服用。

（2）与片剂、丸剂比较，在胃肠道中崩解、溶出快，吸收好，生物利用度高。

（3）药物填充于胶囊中，与光线、空气和湿气隔绝，可提高药物稳定性。

（4）制成不同释药速度和释药方式的胶囊剂，可定时定位释放药物。

2. 不宜制成胶囊剂的药物

（1）药物的水溶液或稀乙醇溶液，因可是胶囊壁溶化。

（2）刺激性强的易溶性药物，因其在胃中溶解后局部浓度过高而对胃黏膜产生较强刺激。

（3）易风化的药物，可使胶囊壁软化。

（4）吸湿性强的药物，可使胶囊壁干燥变脆。

3. 不宜填充软胶囊的填充物

（1）低分子量水溶性或挥发性有机物（如乙醇、丙酮、羟酸）。

（2）填充药物的含水量超过5%（会使软胶囊溶解或软化）。

（3）醛类（可使囊膜中明胶变性）。

（4）O/W型乳剂（会失水破坏）。

4. 软胶囊对填充物的要求

（1）可填充各种油类或对囊壁无溶解作用的药物溶液或混悬液，也可填充固体药物。

（2）填充液的pH应控制在4.5~7.5之间。

（3）填充固体药物时，药粉应过5号筛并混合均匀。

（4）油状介质常用10%~30%的油蜡混合物作助悬剂。

（5）非油状介质常用1%~15%PEG4000或PEG6000。

【经典试题】

配伍选择题

A. 溶解　　B. 软化　　C. 变脆
D. 气化　　E. 结晶

1. 吸湿性药物能使胶囊壁
2. 易风化的药物能使胶囊壁
3. 药物的稀醇溶液能使胶囊壁

答案：1. C　2. B　3. A

考点44　胶囊剂的囊材与质量要求

1. **明胶空心胶囊的囊材组成**　明胶是空胶囊剂的主要囊材，另外，还要加入适当的辅料：

（1）增塑剂——甘油，山梨醇，羟甲纤维素钠——增加囊壳的韧性与可塑性。

（2）增稠剂——琼脂——增加胶液的胶冻力。

（3）遮光剂——二氧化钛——防止光对药物氧化的催化，增加光敏感药物的稳定性。

（4）着色剂——柠檬黄，胭脂红——增加美观，便于识别。

（5）防腐剂——羟基苯甲酸酯类——防止胶液在制备和贮存过程中发生霉变。

（6）增光剂——十二烷基磺酸钠——增加囊壳的光泽。

（7）芳香矫味剂——乙基香草醛——调整胶囊剂的口感。

2. **软胶囊的囊材组成**　主要由胶料（胶囊用明胶，阿拉伯胶）、增塑剂（甘油，山梨醇）、附加剂（防腐剂，遮光剂）和水组成。

囊皮的可塑性和弹性与胶料、增塑剂、水的比例为1.0 : （0.4~0.6）: （1.0~1.6）。

【经典试题——真题再现】

最佳选择题

1. 可用作软胶囊填充的物料是（2015年A型25题）

A. 药物的油溶液　　B. 药物的水溶液
C. 药物的丙酮溶液　D. 药物的乙醇溶液
E. 药物的O/W型乳剂

答案：A

综合分析题

某药厂生产的藿香祛暑软胶囊具有祛暑化湿，解表和中功效。某药物组成为广藿香、香薷、白芷、紫苏叶、苍术、丁香、陈皮、大腹皮、法半夏、茯苓、生姜、甘草，辅料为甘油、植物油、明胶、蜂蜡、食用色素。

2. 辅料甘油是用作软胶囊囊皮的（2016年C型101题）
A. 增光剂　　B. 增塑剂　　C. 增稠剂
D. 矫味剂　　E. 防腐剂

答案：B

3. 辅料植物油与蜂蜡组成的油蜡混合物是明胶软胶囊填充物料的（2016年C型102题）
A. 助溶剂　　B. 抗氧剂　　C. 增溶剂
D. 吸收剂　　E. 助悬剂

答案：E

【强化练习】

最佳选择题

1. 软胶囊囊材中胶料，增塑剂，水三者构成，其重量比例通常是
A. 1：（0.2～0.4）：（1～1.6）
B. 1：（0.2～0.4）：（2～2.6）
C. 1：（0.4～0.6）：（1～1.6）
D. 1：（0.4～0.6）：（2～2.6）
E. 1：（0.4～0.6）：（3～3.6）

配伍选择题

A. 增塑剂　　B. 增稠剂　　C. 增光剂
D. 遮光剂　　E. 防腐剂

2. 二氧化钛在明胶空心胶囊中用作
3. 山梨醇在明胶空心胶囊中用作
4. 十二烷基磺酸钠在明胶空心胶囊中用作

参考答案

最佳选择题：1. C
配伍选择题：2. D　3. A　4. C

考点45　质量要求

1. 明胶的质量要求

（1）酸碱度：pH4.0～7.2。

（2）铬：不得过2mg/kg。

2. 空心胶囊质量要求

（1）崩解时限：10分钟。
（2）干燥失重：12.5%～17.5%。
（3）铬含量不得超过百万分之二。

3. 胶囊剂的质量要求

（1）外观：整洁，不得有黏结，变形，渗漏或囊壳破裂现象，并应无异臭。

（2）水分：起内容物的含水量不得超过9.0%。

（3）崩解时限：
①硬胶囊的崩解时限为30分钟。
②软胶囊的崩解时限为1小时。
③以明胶为基质的软胶囊可改在人工胃液中进行检查。
④肠溶胶囊现在盐酸溶液（9——1000）中检查2小时，每粒的囊壳不得有裂缝或崩解现象，改在人工肠液中检查，1小时内应全部崩解。
⑤结肠肠溶胶囊先在盐酸溶液（9——1000）中检查2小时，每粒的囊壳均不得有裂缝或崩解现象，然后在磷酸盐缓冲溶液（pH6.8）中检查3小时，每粒的囊壳均不得有裂缝或崩解现象，改在磷酸盐缓冲溶液（pH7.8）中检查，1小时内应全部崩解。

（4）释放度：缓释，控释，肠溶胶囊应符合迟释制剂的有关要求，并进行释放度检查。

（5）装量差异：0.30g以下为±10%。

【经典试题】

最佳选择题

1. 《中国药典》规定，硬胶囊剂的崩解时限上限为
A. 10min　　B. 20min　　C. 30min
D. 40min　　E. 50min

答案：C

【强化练习】

最佳选择题

1. 硬胶囊剂的内容物含水量一般不得超过
A. 3%　B. 5%　C. 9%　D. 12%　E. 10%

2. 《中国药典》规定，应进行释放度检查的是
A. 硬胶囊　　B. 软胶囊　　C. 胶丸

D. 肠溶胶囊　E. 明胶空心胶囊

3. 关于硬胶囊剂质量要求的叙述，不正确的是

A. 外观应整洁，不得有黏结，变形或破裂等现象

B. 内容物应干燥，松散，混合均匀

C. 水分含量不得超过9.0%

D. 应在60min内崩解

E. 平均装量0.30g以下的胶囊装量差异限度为±10%

4.《中国药典》规定，软胶囊剂的崩解时限上限为

A. 20min　　B. 30min　　C. 40min
D. 50min　　E. 60min

5.《中国药典》规定，肠溶胶囊进行崩解时限检查时应

A. 先在浓盐酸溶液中检查2h

B. 先在浓盐酸溶液中检查1h

C. 先在磷酸盐缓冲液（pH6.8）中检查1h

D. 先在盐酸溶液（9——1000ml）中检查2h

E. 先在磷酸盐缓冲液（pH6.8）中检查2h

参考答案

最佳选择题：1. C　2. D　3. D　4. E　5. D

第十一节　丸　　剂

考点46　丸剂的特点及分类

1. 优点

（1）不同类型丸剂，释放与作用速度不同，可根据需要选用。传统丸剂溶散、释药缓慢，恶口延长药效，适用于慢性病治疗或病后调和气血；新型水溶性基质滴丸奏效迅速，可用于急救。

（2）固体，半固体药物以及黏稠性的液体药物均可制成丸剂。

（3）提高药物稳定性，减少刺激性。芳香性药物或有特殊不良气味的药物，可泛在丸剂内层，或通过包衣遮盖，制成糊丸，蜡丸，也可降低毒性与不良反应。

（4）制法简单，即可小量制备，也适于工业生产。

2. 缺点

（1）某些传统品种剂量大，服用不便，尤其是儿童。

（2）制备时控制不当易致溶散迟缓；以原粉入药，微生物易超限。

3. 分类

（1）按赋形剂分类：水丸，蜜丸，水蜜丸，浓缩丸，糊丸，蜡丸，糖丸。

（2）按制法分类：

①泛制丸：水丸，部分水蜜丸，浓缩丸，糊丸。

②塑制丸：蜜丸，部分糊丸，浓缩丸。

③滴制丸：滴丸。

【经典试题】

多项选择题

1. 可用塑制法制备的丸剂有

A. 蜜丸　　B. 浓缩丸　　C. 水丸
D. 滴丸　　E. 糊丸

答案：ABE

考点47　蜜丸

1. 炼蜜的目的

（1）除去杂质

（2）破坏酶类

（3）杀灭微生物

（4）降低水分含量

（5）增加黏性

2. 炼蜜规格

（1）嫩蜜：适用于黏性较强的药粉制丸

炼制温度：105～115℃

含水量：17%～20%

相对密度：1.35

（2）中蜜：适用于黏性中等的药粉制丸

炼制温度：116～118℃

含水量：14%～16%

相对密度：1.37

（3）老蜜：适用于黏性较差的矿物药或富含纤维的药粉制丸

炼制温度：119～122℃

含水量：10%

相对密度：1.40

【经典试题】

最佳选择题

1. 下列指标中，"中蜜"的炼制标准是

A. 蜜温105～115℃，含水量17%～20%，相

对密度 1.35 左右

B. 蜜温 105～115℃，含水量 10%以下，相对密度 1.4 左右

C. 蜜温 116～118℃，含水量 18%，相对密度 1.35 左右

D. 蜜温 116～118℃，含水量 14%～16%，相对密度 1.37 左右

E. 蜜温 119～122℃，含水量 10%以下，相对密度 1.4 左右

答案：D

【强化练习】

配伍选择题

A. 嫩蜜　　B. 中蜜　　C. 老蜜
D. 蜜水　　E. 生蜜

1. 在蜂蜜的炼制中，适用于含较多纤维或黏性差的药粉制丸的是
2. 在蜂蜜的炼制中，适用于含黏性中等的药粉制丸的是

参考答案

配伍选择题：1. C　2. B

考点48　滴丸

1. 特点

（1）生物利用度高，是难溶性药物，在水溶性基质中高度分散可形成固体分散体，溶出速度快，奏效迅速，适用于急症治疗。

（2）滴丸剂量准确，药物在基质中分散均匀，丸重差异小。

（3）可选用不同基质制成不同释药速度的制剂（如缓释，控释制剂）可使液体药物固化。

（4）生产设备简单，生产周期短，自动化程度高，生产成本较低。

（5）滴丸载药量较小。

（6）制备原理：固体分散技术。

2. 滴丸基质有水溶性（聚乙二醇 6000，聚乙二醇 4000）和非水溶性两类。

【经典试题——真题再现】

最佳选择题

1. 适用于急症治疗的丸剂是（2015 年 A 型 26 题）

A. 水丸　　B. 水蜜丸　　C. 小蜜丸

D. 滴丸　　E. 浓缩丸

答案：D

【强化练习】

综合分析题

丸剂作为中药传统剂型之一，始载于《五十二病方》，此外，《神农本草经》《太平惠民和剂局方》，《金匮要略》，《伤寒杂论》等古典医籍中早有丸剂品种，剂型理论，辅料，制法及应用等方面的记载。丸剂丰富的辅料和包衣材料使其临床应用广泛，如水丸取其易化，蜜丸取其缓化，糊丸取其迟化，蜡丸取其难化等可满足不同的治疗需求。随着医学和制药工业的不断发展，丸剂的新工艺，新技术，新辅料等也有较快的发展。

1. 下列关于水丸特点的叙述错误的是

A. 表面致密不易吸潮　　B. 可掩盖不良气味
C. 药物的均匀性及溶散时间不易控制
D. 生产设备简单，操作烦琐　　E. 溶散，显效慢

2. 下列有关制蜜丸所用蜂蜜炼制目的的叙述，错误的是

A. 除去水分　　B. 除去杂质　　C. 改变药性
D. 增加黏性　　E. 杀死微生物，破坏酶

3. 下列关于滴丸特点的叙述，错误的是

A. 起效迅速，生物利用度高
B. 生产车间无粉尘　　C. 能使液体药物固体化
D. 生产工序少，生产周期短　　E. 载药量大

参考答案

综合分析题：1. E　2. C　3. E

考点49　包衣种类与包衣材料

1. **药物衣**　朱砂衣，黄柏衣，雄黄衣，青黛衣，甘草衣，百草霜衣。

2. **保护衣**　薄膜衣，半薄膜衣，糖衣，有色糖衣，明胶衣。

3. **肠溶衣**

【经典试题——真题再现】

A. 朱砂衣　　B. 黄柏衣　　C. 雄黄衣
D. 青黛衣　　E. 赭石衣

传统中药丸剂所包药物衣系用处方中药物级细粉作为包衣材料，根据处方

1. 清下焦湿热类中药丸剂常包（2016 年 B 型

68题）

2. 清热解毒中药丸剂常包（2016年B型69题）

3. 解毒杀虫类中药丸剂常包（2016年B型70题）

答案：1. B　2. D　3. C

考点50　丸剂的质量要求

1. 水分

（1）蜜丸和浓缩蜜丸中所含水分不得超过15%。

（2）水蜜丸和浓缩水蜜丸不得超过12%。

（3）水丸，糊丸，浓缩水丸不得超过9%。

（4）蜡丸不检查水分。

2. 溶散时限

（1）小蜜丸，水蜜丸和水丸、包衣滴丸、蜡丸应在1小时内全部溶散。

（2）浓缩丸和糊丸应在2小时内全部溶散。

（3）滴丸应在30分钟内全部溶散。

（4）大蜜丸不检查溶散时限。

【经典试题——真题再现】

配伍选择题

A. 糊丸　　B. 滴丸　　C. 小蜜丸
D. 大蜜丸　E. 包衣滴丸

1. 除另有规定外，不检查溶散时限的丸剂是（2015年B型79题）

2. 除另有规定外，应在2小时内全部溶散的丸剂是（2015年B型80题）

3. 除另有规定外，应在30分钟内全部溶散的丸剂是（2015年B型81题）

答案：1. D　2. A　3. B

多项选择题

4. 除另有规定外，不需要检查水分的丸剂有（2016年C型119题）

A. 糊丸　　B. 滴丸　　C. 蜜丸
D. 蜡丸　　E. 浓缩丸

答案：BD

【强化练习】

最佳选择题

1. 下列不需要进行溶散时限检查的是

A. 水丸　　B. 浓缩丸　　C. 滴丸
D. 小蜜丸　E. 大蜜丸

配伍选择题

A. 6%　B. 9%　C. 12%　D. 15%　E. 18%

2. 除另有规定外，水丸中水分含量不得超过

3. 除另有规定外，浓缩蜜丸中水分含量不得超过

多项选择题

4. 下列丸剂中，需做溶散时限检查的是

A. 水丸　　B. 糊丸　　C. 大蜜丸
D. 蜡丸　　E. 浓缩丸

参考答案

最佳选择题：1. E

配伍选择题：2. B　3. D

多项选择题：4. ABDE

第十二节　颗　粒　剂

考点51　颗粒剂的含义及特点

1. 颗粒剂成为冲剂或冲服剂，既可冲入水中饮服，也可直接吞服。

2. 中药饮片制成清膏，干燥，制成细粉，加辅料混匀制成颗粒。不超过干膏量的2倍。

3. 也可将清膏加细粉，混匀制成颗粒。不得超过清膏量的5倍。

4. 可对颗粒进行包薄膜衣。

5. 无糖型颗粒剂能满足糖尿病及肥胖病等不宜多食糖患者的需要。

6. 颗粒剂的特点：

（1）剂量较小，服用，携带，贮藏，运输均较方便。

（2）色，香，味俱佳深受患者欢迎。

（3）避免对胃的刺激性。

（4）可制为缓释，控释制剂而达到缓释，控释的目的。

（5）适于工业生产，产品质量稳定。

（6）必要时进行包衣可增加防潮性，也可掩盖药物的不良气味。

（7）某些重要颗粒具有一定吸湿性，包装不严易吸湿结块。少数品种颗粒松散，细粉较多。

【经典试题】

最佳选择题

1. 除另有规定外，颗粒剂辅料的用量不宜超过

清膏量的

A. 9倍 B. 8倍 C. 7倍 D. 6倍 E. 5倍

答案：E

考点 52　颗粒剂的分类

➤ 将单剂量颗粒或加适宜辅料压制成的块状物称为块状颗粒剂，称块状冲剂

1. **可溶颗粒**　分为水溶颗粒和酒溶颗粒。
2. **混悬颗粒**　难溶性原料与适宜辅料混合制成的颗粒剂。
3. **泡腾颗粒**　指含有碳酸氢钠和有机酸（一般用枸橼酸，酒石酸），遇水可放出大量气体而呈泡腾状的颗粒剂。
4. **肠溶颗粒**
5. **缓释颗粒**
6. **控释颗粒**

【经典试题】

最佳选择题

1. 泡腾颗粒剂的泡腾物料为

A. 酒石酸与亚硫酸钠　B. 枸橼酸与亚硫酸钠

C. 枸橼酸与碳酸氢钠　D. 酒石酸与碳酸氢钠

E. C 和 D

答案：E

配伍选择题

A. 可溶性颗粒剂　　　B. 混悬性颗粒剂

C. 泡腾颗粒剂　　　　D. 酒溶性颗粒剂

E. 块状冲剂

2. 由酸性颗粒和碱性颗粒混合制成，遇水产生二氧化碳气体的是

3. 制颗粒时有不溶性药物细粉加入的是

答案：2. C　3. B

考点 53　颗粒剂的质量要求

1. **粒度**　不能通过一号筛与能通过五号筛的总和不得过15%。
2. 中药颗粒剂含水分不得过8.0%。
3. **溶出度**　除另有规定外，混悬颗粒剂应进行溶出度检查
4. **释放度**　缓释颗粒和控释颗粒，肠溶颗粒进行释放度检查
5. **溶化性**　可溶性颗粒，泡腾颗粒5分钟内颗粒全部溶化，允许有轻微混浊

6. **装量差异**　凡规定检查含量均匀度的颗粒剂，不再进行装量差异的检查
7. **微生物限度**

【经典试题】

最佳选择题

1. 《中国药典》规定的颗粒剂粒度的检查中，不能通过一号筛和通过五号筛的颗粒和粉末总和不得超过

A. 5%　B. 6%　C. 15%　D. 10%　E. 12%

答案：C

【强化练习】

最佳选择题

1. 《中国药典》规定，除另有规定外，中药颗粒剂的含水量一般不得超过

A. 6.0%　　　B. 8.0%　　　C. 10.0%

D. 5.0%　　　E. 4.0%

2. 不属于颗粒剂质量检查项目的是

A. 溶化性　B. 粒度　　C. 水分

D. 崩解度　E. 微生物限度

配伍选择题

A. 崩解时限　B. 溶出度　　C. 释放度

D. 溶化性　　E. 装量差异

3. 凡规定检查含量均匀度的颗粒剂，可不再进行的检查是

4. 除装量差异外，可溶性颗粒应进行的检查是

5. 除装量差异外，缓释颗粒应进行的检查是

6. 除装量差异外，混悬颗粒应进行的检查是

参考答案

最佳选择题：1. B　2. D

配伍选择题：3. E　4. D　5. C　6. B

第十三节　片　　剂

考点 54　片剂的分类

1. **按给药途径及其作用，片剂分为**

（1）口服：口服普通片、咀嚼片（维生素类及治疗胃部疾病的药物）、分散片、可溶片、泡腾片、缓释片、控释片、肠溶片、口崩片

（2）口腔用片：含片、舌下片（由舌下黏膜直接吸收而呈现全身治疗作用，吸收迅速，

避免胃肠液 pH 及酶对药物的影响和肝脏的首过作用)、口腔贴片

(3) 外用片：阴道片与阴道泡腾片

2. 根据原料及制法特征，片剂分为

(1) 全浸膏片：指将处方全部饮片提取制得的浸膏制成的片剂。

(2) 半浸膏片：指将处方部分饮片细粉与其余药料制得的稠膏混合制成的片剂。

(3) 全粉末片：指将处方中全部饮片粉碎成细粉，加适宜辅料制成的片剂。

【经典试题】

最佳选择题

1. 将处方中部分药材细粉与其余药料制得的稠膏经加工制成的中药片剂称为
A. 提纯片　B. 全粉末片　C. 半浸膏片
D. 全浸膏片　E. 分散片
答案：C

【强化练习】

最佳选择题

1. 将处方中全部饮片粉碎成细粉，加适宜辅料制成的中药片剂称为
A. 分散片　B. 全浸膏片　C. 全粉末片
D. 半浸膏片　E. 提纯片

多项选择题

2. 舌下片的特点包括
A. 属于黏膜给药方式
B. 可以避免肝脏的首过效应
C. 局部给药发挥全身治疗作用
D. 原料药物易于直接吸收
E. 吸收迅速显效快

3. 中药片剂按其原料特性的不同可分为
A. 外用片　B. 全粉末片　C. 全浸膏片
D. 半浸膏片　E. 口服片剂

参考答案
最佳选择题：1. C
多项选择题：2. ABCDE　3. BCD

考点 55　片剂的辅料

1. 稀释剂与吸收剂　稀释剂与吸收剂统称为填充剂。

稀释剂适用于主药剂量小于 0.1g，或浸膏黏性太大，或含浸膏量多而制片困难者。

吸收剂适用于原料药中含有较多挥发油，脂肪油或其他液体，而需制片者。

(1) 淀粉：是片剂最常用的稀释剂，吸收剂和崩解剂。

(2) 糊精：常与淀粉合用作片剂或胶囊剂的稀释剂，但不宜作为速溶片的填充剂。可以作为稀释剂，增黏剂(液体)，干燥剂(固体)。

(3) 预胶化淀粉：尤适于粉末直接压片。

(4) 糖粉：酸性和碱性强的药物不适宜与糖粉配伍。多用于口含片，咀嚼片，纤维性或质地疏松的药物。

(5) 乳糖：喷雾干燥乳糖可作为粉末直接压片辅料。本品价格较高，可以淀粉：糊精：糖粉 (7：1：1) 混合物替代。

(6) 甘露醇：是口含片的主要稀释剂和矫味剂，也可作为咀嚼片的填充剂和黏合剂。

(7) 碳酸氢钙：碳酸钙与其性状相似，两者均为良好的吸收剂。

2. 湿润剂与黏合剂

(1) 水：凡药料本身具有一定黏性，用水润湿即能黏结成粒，可选用水为润湿剂。

(2) 乙醇：常用浓度为 30%～70%，湿润剂。

(3) 淀粉浆(糊)：为最常用的黏合剂，一般浓度为 8%～15%，以 10%最为常用。

(4) 糖浆。

(5) 胶浆类。

(6) 微晶纤维素：可用于粉末直接压片。

(7) 纤维素衍生物。

3. 崩解剂　除口含片，舌下片，缓释片，咀嚼片，长效片等外，一般片剂均需加用崩解剂片剂的崩解机制。

(1) 毛细管作用。

(2) 膨胀作用。

(3) 产气作用。

(4) 酶解作用。

片剂常用崩解剂

(1) 干燥淀粉：最常用的传统崩解剂。崩解机制主要因其毛细管作用及其吸水膨胀性。

(2) 羧甲淀粉钠。

(3) 低取代羟丙纤维素。

(4) 泡腾崩解剂。

（5）崩解辅助剂。

4. 润滑剂 压片前必须加入的能增加颗粒（或粉末）流动性，减少颗粒（或粉末）与冲模内摩擦力，具有润滑作用的物料称为润滑剂。如：硬脂酸镁；滑石粉；聚乙二醇；月桂醇硫酸镁（钠）；微粉硅胶。

【经典试题——真题再现】

配伍选择题

A. 润滑剂　　B. 湿润剂　　C. 黏合剂
D. 崩散剂　　E. 吸收剂

1. 片剂制备过程中，辅料淀粉浆用作（2016年B型71题）
2. 片剂制备过程中，辅料硬脂酸镁用作（2016年B型72题）
3. 片剂制备过程中，辅料碳酸氢钠用作（2016年B型73题）

答案：1. C　2. A　3. D

【强化练习】

最佳选择题

1. 下列药物可采用水做湿润剂的是
A. 不耐热的药物　B. 易溶于水的药物
C. 易水解的药物　D. 具有一定黏性的药物
E. 以上均不是
2. 片剂制备中目前可代替乳糖的混合辅料是
A. 淀粉，糖粉，糊精（7∶2∶1）
B. 淀粉，糊精，糖粉（7∶5∶1）
C. 淀粉，糊精，糖粉（7∶1∶1）
D. 淀粉，糊精，甘露醇（5∶1∶1）
E. 淀粉，糊精，糖粉（5∶1∶1）
3. 片剂制备过程中常与糊精配合使用的填充剂是
A. 可压性淀粉　　B. 淀粉　　C. 糖粉
D. 碳酸氢钙　　　E. 甘露醇
4. 乙醇作为湿润剂一般采用的浓度是
A. 90%以上　　B. 70%～90%　C. 30%～70%
D. 20%～60%　E. 20%以下
5. 片剂辅料中可用作崩解剂的是
A. 乙基纤维素　　B. 阿拉伯胶
C. 羧甲淀粉钠　　D. 滑石粉　　E. 糊精
6. 淀粉浆作为黏合剂，最常用的浓度是
A. 10%　B. 20%　C. 30%　D. 25%　E. 40%
7. 崩解机制主要为毛细管作用的崩解剂为

A. 羟甲淀粉钠　　B. 泡腾崩解剂
C. 聚山梨酯80　　D. 干燥淀粉　E. 淀粉酶
8. 下列可作为口含片稀释剂和矫味剂的物质为
A. 淀粉　　　B. 氧化镁　　C. 甘露醇
D. 硬脂酸镁　E. 微晶纤维素
9. 制备可溶片应选用的润滑剂为
A. 硬脂酸　　B. 滑石粉　　C. 硬脂酸镁
D. 聚乙二醇4000　　E. 微粉硅胶

配伍选择题

A. 黏合剂　　B. 湿润剂　　C. 吸收剂
D. 润滑剂　　E. 稀释剂

10. 处方中含有较多挥发油液体成分，压片需加入
11. 主药剂量<0.1g，压片困难者虚加入
12. 各类片剂压片前需加入

综合分析题

牛黄解毒片的制备工艺是先将组方中的药材牛黄，雄黄，大黄，冰片粉碎成细粉或极细粉，其余药材用水煎煮提取有效成分，得稠膏，加入大黄，雄黄细粉，制粒，再加入牛黄，冰片细粉，混匀，压片。

13. 牛黄解毒片属于下列哪种类型
A. 全粉末片　B. 半浸膏片　C. 浸膏片
D. 提纯片　　E. 干法制粒压片
14. 中药片剂制备中含浸膏大或浸膏黏性太大时宜选用的辅料为
A. 稀释剂　　B. 吸收剂　　C. 崩解剂
D. 黏合剂　　E. 润滑剂

多项选择题

15. 片剂制备中，以下情况需要加入稀释剂的是
A. 主药剂量小于0.1g　B. 含浸膏量较多
C. 浸膏黏性太大　　　D. 含有较多的挥发油
E. 含有较多的液体成分

参考答案

最佳选择题：1. D　2. C　3. B　4. C　5. C　6. A
7. D　8. C　9. D
配伍选择题：10. C　11. E　12. D
综合分析题：13. B　14. A
多项选择题：15. ABC

考点56　片剂的质量要求

1. 重量差异

2. 崩解时限
①药材原粉片——30分钟
②浸膏（半浸膏）、糖衣片——60分钟
③薄膜衣片——30分钟（化药片）60分钟（中药片）
④含片——10分钟
⑤舌下片——5分钟
⑥泡腾片——5分钟
⑦可溶片——3分钟
⑧口崩片——60秒

咀嚼片，以冷冻干燥法制备的口崩片以及规定检查溶出度，释放度的片剂，一般不再进行崩解时限检查。

3. 融变时限　阴道片应检查融变时限。
4. 发泡量
5. 分散均匀性
6. 硬脆度
7. 微生物限量
8. 溶出度
9. 释放度

【经典试题——真题再现】

最佳选择题

1. 除另有规定外，不需进行崩解时限检查的片剂是（2016年A型25题）
A. 含片　　B. 咀嚼片　　C. 舌下片
D. 肠溶片　　E. 可溶片
答案：B

【强化练习】

最佳选择题

1. 按《中国药典》规定，凡检查溶出度的片剂不再进行
A. 含量测定　　　　B. 崩解时限检查
C. 含量均有度检查　　D. 融变时限检查
E. 片重差异检查

2. 《中国药典》规定，阴道片的特殊检查项目是
A. 溶化性试验　　B. 硬度检查
C. 微生物检查　　D. 融变时限检查
E. 含量均匀度检查

3. 中药薄膜衣片的崩解时限为
A. 15min　　B. 30min　　C. 60min
D. 90min　　E. 120min

配伍选择题

A. 5min　　B. 15min　　C. 30min
D. 60min　　E. 120min

《中国药典》规定，下列各片剂的崩解时限分别为

4. 药材原粉片崩解时限为
5. 泡腾片崩解时限为
6. 糖衣片崩解时限为
7. 舌下片崩解时限为

参考答案

最佳选择题：1. B　2. D　3. C
配伍选择题：4. C　5. A　6. D　7. A

第十四节　气雾剂与喷雾剂

考点57　气雾剂与喷雾剂的含义，特点与分类

1. **含义**　用于肺部吸入或直接喷至腔道黏膜，皮肤的制剂。

气雾剂——抛射机
喷雾剂——手动泵，高压气体，超声振动

2. **特点**
（1）具有速效和定位作用。直达部位，局部浓度高，分布均匀，吸收快，奏效迅速。
（2）稳定性高。不易被微生物污染。
（3）给药剂量准确，副作用较小。
（4）局部用药的刺激性小。

3. **分类**
（1）气雾剂
①用药途径：吸入气雾剂，非吸入气雾剂。
②处方组成：二相气雾剂——溶液型气雾剂；三项气雾剂——乳浊液和混悬液气雾剂。
③给药定量与否：定量气雾剂和非定量气雾剂。

（2）喷雾剂
①按内容物组成：溶液型，乳状液型和混悬型。
②用药途径：吸入喷雾剂，鼻用喷雾剂及用于皮肤，黏膜的非吸入喷雾剂。
③给药定量与否：分为定量喷雾剂和非定量喷雾剂。

第六章 中药制剂与剂型

【经典试题】

最佳选择题

1. 吸入气雾剂药物的主要吸收部位是（2016年A型26题）
A. 口腔 B. 咽喉 C. 气管
D. 支气管 E. 肺泡
答案：E

配伍选择题

A. 囊材 B. 抛射剂 C. 手动泵
D. 阀门系统 E. 耐压容器
2. 决定定量气雾剂每抛喷射用量的是（2016年B型74题）
3. 决定定量喷雾剂每抛喷射用量的是（2016年B型75题）
4. 可产生气雾剂喷射动力的是（2016年B型76题）
答案：2.D 3.C 4.B

【强化练习】

配伍选择题

A. 溶液型气雾剂 B. 乳状液型气雾剂
C. 喷雾剂 D. 混悬液型气雾剂
E. 吸入粉雾剂
1. 属于二相气雾剂的是
2. 借助于手动泵的压力将药液喷成雾状的制剂是

参考答案

配伍选择题：1.A 2.C

考点58 气雾剂的构成

➤ 气雾剂由药物与附加剂，抛射剂，耐压容器和阀门系统构成。
1. 药物
2. 附加剂
（1）溶剂
（2）助溶剂（潜溶剂）：乙醇，丙二醇
（3）抗氧剂：维生素C，亚硫酸钠
（4）防腐剂：尼泊金乙酯
（5）表面活性剂
3. **抛射剂** 为适宜的低沸点气体，常温下蒸气压大于1个大气压，当阀门打开时，抛射剂急剧气化产生压力。因此，抛射剂是喷射药物的动力，有时兼作药物的溶剂和稀释剂。

（1）氢氟烷烃类：又称氟利昂，现在已禁用。目前作为气雾剂抛射剂的主要有四氟乙烷，七氟丙烷及二氟乙烷。
（2）二甲醚
（3）碳氢化合物
（4）惰性气体
4. 耐药容器
5. 阀门系统 定量阀门的容积决定了每次用药剂量。

➤ 喷雾剂由药物与附加剂，容器与手动泵构成。其中手动泵又分为定量型与非定量型

【经典试题】

配伍选择题

A. 丙二醇 B. 司盘60 C. 亚硫酸钠
D. 四氟乙烷 E. 尼泊金乙酯（羟苯乙酯）
1. 可用作气雾剂防腐剂的物质是
2. 可用作气雾剂抗氧剂的物质是
答案：1.E 2.C

【强化练习】

最佳选择题

1. 下列有关气雾剂的叙述，正确的是
A. 吸入气雾剂只能起局部治疗作用
B. 抛射剂可产生抛射力，亦称为气雾剂的溶剂和稀释剂
C. 气雾剂按相的组成可分为一相及二相气雾剂
D. 气雾剂按分散系统可分为溶液型及混悬型气雾剂
E. 气雾剂常用的抛射剂为氟氯烷经类
2. 在气雾剂中既能产生喷射能力，又可兼作药物溶剂和稀释剂的物质是
A. 丙二醇 B. 司盘60 C. 亚硫酸钠
D. 四氟乙烷 E. 乙醇
3. 决定气雾剂每次用药剂量的因素是
A. 药物的量 B. 附加剂的量 C. 抛射剂的量
D. 耐压容器的容积 E. 定量阀门的容积
4. 下列有关气雾剂的叙述，错误的是
A. 抛射剂在耐压的容器中产生压力
B. 抛射剂可作为气雾剂中药物的溶剂
C. 抛射剂可作为气雾剂中药物的稀释剂
D. 抛射剂是一类高沸点物质
E. 抛射剂在常温下蒸气压大于大气压

多项选择题

5. 气雾剂的组成包括
A. 药物　　B. 阀门系统　C. 附加剂
D. 耐压容器　E. 抛射剂

6. 可用作气雾剂附加剂的有
A. 防腐剂　　B. 潜溶剂　　C. 增塑剂
D. 增稠剂　　E. 抗氧剂

参考答案
最佳选择题：1. B　2. D　3. E　4. D
多项选择题：5. ABCDE　6. ABE

第十五节　胶剂、膜剂、涂膜剂及其他传统剂型

考点59　胶剂

1. 作用　皮胶类补血，角胶类温阳，甲胶类侧重滋阴，还有活血祛风等作用。

2. 种类
（1）皮胶类——动物皮——驴皮（阿胶）、猪皮（新阿胶）、牛皮（黄明胶）
（2）骨胶类——动物骨骼——狗骨胶，鹿骨胶
（3）甲胶类——动物甲壳——龟甲胶，鳖甲胶
（4）角胶类——动物骨化——鹿角胶

3. 辅料种类与作用
（1）冰糖——可增加胶剂的透明度和硬度，并有矫味作用（可用白糖代替）。
（2）油类——降低胶块的黏度，便于切胶，且在浓缩收胶时，油可促进锅内气泡的逸散，起消泡的作用（花生油、豆油、麻油）。
（3）酒类——矫味矫臭作用，收胶时有利于气泡逸散。（多用绍兴黄酒，可用白酒代替）。
（4）明矾——沉淀胶液中的泥沙杂质，增加胶剂的透明度。

【经典试题——真题再现】

配伍选择题
A. 增加胶剂的硬度　　B. 降低胶剂的黏度
C. 沉淀溶液中的泥沙
D. 收胶时利于气泡的逸散
E. 收胶时起消泡作用

1. 胶剂制备时，应用冰糖的目的的是（2016年B型77题）
2. 胶剂制备时，应用明胶的目的的是（2016年B型78题）
答案：1. A　2. C

【强化练习】

配伍选择题
A. 黄酒　　B. 麻油　　C. 阿胶
D. 明矾　　E. 水

1. 胶剂制备中加入的起降低黏性，便于切胶作用的辅料是
2. 胶剂制备时加入的起沉淀杂质作用的辅料是
3. 胶剂制备时加入的起矫味，矫臭作用的辅料是

多项选择题

4. 胶剂制备中加油类辅料的目的是
A. 矫味作用　　B. 降低胶块的黏度
C. 增加胶剂的透明度
D. 沉淀胶液中的泥沙杂质
E. 在浓缩收胶时，起消泡作用

参考答案
配伍选择题：1. B　2. D　3. A
多项选择题：4. BE

考点60　膜剂

1. 特点
（1）生产工艺简单，易于自动化和无菌生产。
（2）药物含量准确，质量稳定。
（3）使用方便，适于多种给药途径。
（4）可制成不同释药速度的制剂。
（5）制成多层膜剂可避免配伍禁忌。
（6）体积小，重量轻，便于携带，运输和贮存。

2. 成膜材料的要求　无毒，无刺激性，性质稳定，与药物不起作用；对机体的生理功能无不良影响；成膜性和脱膜性均应良好；制成的膜应居于一定的韧性。

3. 成膜材料　天然（淀粉，纤维素，明胶，白及胶）及合成（纤维素衍生物，聚乙烯醇）

最常用的是聚乙烯醇，其性质主要由聚合度和醇度来决定。在温水中能很快地溶解，成膜性，脱膜性以及膜的抗拉强度，柔软性，吸湿性良好，并无毒，无刺激性。在消化道中

4. 其他辅料

（1）增塑剂——甘油，乙二醇，山梨醇

（2）着色剂——食用色素

（3）遮光剂——二氧化钛

（4）矫味剂——蔗糖，甜菊苷

（5）填充剂——碳酸钙，淀粉

（6）表面活性剂——聚山梨酯80，十二烷基硫酸钠，豆磷脂

【经典试题】

最佳选择题

1. 下列膜剂的成膜材料中，其成膜性、抗拉强度、柔韧性、吸湿性及水溶性最好的为
A. 聚乙烯吡啶衍生物   B. 玉米朊
C. 聚乙烯胺类   D. 聚乙烯醇   E. 阿拉伯胶

答案：D

【强化练习】

最佳选择题

1. 可用作膜剂增塑剂的是
A. PVA17-88   B. 聚乙二醇   C. 碳酸钙
D. 甘油   E. 甘油明胶

2. 聚山梨酯80在膜剂中是作为
A. 增塑剂   B. 遮光剂   C. 表面活性剂
D. 增充剂   E. 成膜材料

参考答案

最佳选择题：1. D 2. C

考点61 涂膜剂及其他传统剂型

1. 涂膜剂常用溶剂——乙醇

2. 传统剂型概念

（1）锭剂——饮片细粉加适宜黏合剂制成不同形状的固体制剂。

（2）灸剂——将艾叶捣，碾成绒状，或另加其他药物捻制成卷烟状或其他形状，供熏灼穴位或其他患部的外用制剂。

（3）线剂——将丝线或棉线，置药液中先浸后煮，经干燥制成的一种外用制剂，多用痔瘘。

（4）熨剂——饮片细粉或饮片提取液与经煅制的铁砂混合制成的外用制剂。

（5）糕剂——饮片细粉与米粉，蔗糖等蒸制成的块状制剂。

（6）丹剂——汞及某些矿物药，在高温条件下烧炼制成的不同结晶形状的汞的无机化合物。红升丹，白降丹，轻粉的主要成分分别为氧化汞，氯化汞，氯化亚汞。

（7）条剂——用桑皮纸粘药膏后搓捻成细条，或用桑皮纸搓捻成条，粘一层面糊，再粘粉药而制成的外用制剂，又称纸捻。

（8）钉剂——饮片细粉加糯米混匀后加水加热制成软材，分剂量，搓成细长而两端尖锐的外用固体制剂。

（9）棒剂——将药物制成小棒状的外用制剂。多用于眼科。

【经典试题】

最佳选择题

1. 可作为涂膜剂溶剂的是
A. 乙醇   B. 丙三醇   C. 三氯甲烷
D. 聚乙二醇   E. 邻苯二甲酸二丁酯

答案：A

【强化练习】

最佳选择题

1. 下列多用于眼科的剂型是
A. 锭剂   B. 棒剂   C. 条剂
D. 灸剂   E. 酊剂

2. 下列关于丹剂的叙述，正确的是
A. 丹剂指用汞及某些矿物药，在高温条件下经烧炼制成的不同结晶形状的有机化合物
B. 丹剂指用汞及某些矿物药，在高温条件下经烧炼制成的不同结晶形状的无机化合物
C. 丹剂主要用于中医外科和中医内科
D. 太活络丹，玉枢丹都是丹剂
E. 丹剂按制备方法不同可分为升丹、降丹、塑制丹

配伍选择题

A. 线剂   B. 糕剂   C. 丹剂
D. 条剂   E. 钉剂

3. 以汞以及某些矿物药在高温条件下烧制成不同结晶形状的汞的无机化合物是指

4. 将丝线或棉线置药液中先浸后煮，经干燥制成的一种外用制剂是指

5. 饮片细粉与米粉、蔗糖等蒸制成的块状制剂

是指

6. 将药物细粉或药膏黏附在桑皮纸捻成的细条上的一种外用剂型是指

参考答案
最佳选择题：1. B 2. B
配伍选择题：3. C 4. A 5. B 6. D

第十六节 新型给药系统与药剂新技术

考点 62 缓释制剂，控释制剂

1. 缓释制剂与控释制剂的区别
（1）缓释制剂——缓慢——非恒速释放
（2）控释制剂——缓慢——恒速或接近恒速释放

2. 特点
（1）药物治疗作用持久，毒副作用少，服药次数明显减少（增加患者的顺应性）。
（2）克服血液浓度的峰谷现象，可避免超过治疗血液浓度范围的副作用，又保持有效治疗浓度。

3. 不宜制成缓释，控释制剂的药物
（1）生物半衰期（$t_{1/2}$）很短（小于 1h）或很长（大于 24h）的药物。
（2）单服剂量很大（大于 1g）的药物。
（3）药效剧烈，溶解度小，吸收无规律，吸收差，吸收易受影响的药物。
（4）在肠中具有"特定部位"主动吸收的药物均不宜制成。

4. 缓释制剂，控释制剂的分类
（1）骨架型缓，控释制剂——以扩散作用为原理。
①水溶性骨架
②脂溶性骨架
③不溶性骨架
（2）膜控包衣型缓，控释制剂（微囊）——以衣膜控制药物扩散速率。
（3）乳剂分散型缓释制剂。
（4）注射用缓释制剂：注射用油溶液。
（5）缓释膜剂。
（6）渗透泵式控释制剂——以渗透压为释药动力。
（7）胃滞留型缓，控释制剂——以黏附，漂浮或膨胀等作用定位。

【经典试题——真题再现】

最佳选择题

1. 关于缓释、控释剂的说法，错误的是（2015 年 A 型 27 题）
A. 缓释制剂给药后血药浓度较为平稳
B. 渗透泵片可以均匀地恒速释放药物
C. 药效作用剧烈的药物宜制成控释制剂
D. 肌内注射药物的混悬液具有缓释作用
E. 胃飘浮片可提高药物在十二指肠的疗效
答案：C

A. 膜控包衣型   B. 渗透泵型
C. 乳剂分散型   D. 注射混悬液型
E. 骨架分散型

2. 药物通过扩散，消蚀作用而缓释的是（2016 年 B 型 79 题）
3. 释药速度与胃肠 PH 无关的是（2016 年 B 型 80 题）
4. 借助油相对药物分子的扩散产生屏障作用而缓释的是（2016 年 B 型 81 题）
答案：2. E 3. B 4. C

【强化练习】

最佳选择题

1. 关于缓释制剂、控释制剂特点的说法，错误的是
A. 缓释制剂、控释制剂较普通制剂更具有靶向性
B. 缓释制剂、控释制剂的治疗作用较普通制剂更持久
C. 缓释制剂、控释制剂血药浓度波动较普通制剂小
D. 缓释制剂、控释制剂的给药次数较普通制剂少
E. 缓释制剂、控释制剂较普通制剂更能增加患者的顺应性

配伍选择题

A. 膜控释小丸 B. 渗透泵片 C. 磁性微球
D. 胃滞留控释剂   E. 不溶性骨架片

2. 以扩散作用为原理的缓释、控释制剂为
3. 以衣膜控制药物扩散速率为原理的缓释、控

释制剂为

4. 根据黏附、漂浮或膨胀作用设计的缓释、控释制剂为

5. 根据渗透压原理制成的控释制剂为

参考答案

最佳选择题：1. A

配伍选择题：2. E 3. A 4. D 5. B

考点 63 靶向制剂

1. **特点** 可使药物浓集于或接近靶组织、靶器官，可减少用药剂量，提高药物疗效，降低药物的毒副作用，增加药物对靶组织的特异性。

2. **分类**

（1）按作用部位

◇ 一级靶向：进入靶部位的毛细血管床释放药物

◇ 二级靶向：进入靶部位的特殊细胞（肿瘤细胞）

◇ 三级靶向：作用于细胞内的一定部位

（2）按作用方式

◇ 被动靶向制剂：载药微粒被单核-巨噬细胞系统吞噬，通过机体正常生理过程运送至富含巨噬细胞的肝、脾等器官。包含：微囊、微球、脂质体、豪微粒

◇ 主动靶向制剂：前体药物靶向制剂（包括前体抗癌药物，脑部靶向前体药物和结肠靶向前体药物）和修饰的药物载体

◇ 物理化学靶向制剂：①磁性制剂；②栓塞靶向制剂；③热敏靶向制剂；④pH 敏感靶向制剂。

【经典试题——真题再现】

最佳选择题

1. 按照《中国药典》微粒制剂指导原则靶向制剂的分类，二级靶向制剂可使药物项下作用于（2016年A型27题）

A. 靶器官   B. 靶组织   C. 靶细胞

D. 靶细胞器   E. 靶细胞核

答案：C

【强 化 练 习】

最佳选择题

1. 脂质体属于靶向制剂的类型是

A. 主动靶向   B. 被动靶向

C. 物理化学靶向   D. 热敏感靶向

E. pH 敏感靶向

配伍选择题

A. 速效制剂   B. 缓释制剂   C. 控释制剂

D. 靶向制剂   E. 前体药物制剂

2. 磁性制剂属于

3. 注射用油溶液属于

4. 脂质体属于

5. 渗透泵型片剂属于

参考答案

最佳选择题：1. B

配伍选择题：2. D 3. B 4. D 5. C

考点 64 环糊精包合技术

1. 常见的有 α、β、γ 三种类型。

2. 呈环状中空圆筒形结构，两端和外部为亲水性

3. **作用** ①提高药物的稳定性；②增加药物的溶解度；③减少药物的刺激性，遮盖不良气味；④调节药物的释放速度；⑤使液体药物粉末化而便于制剂。

【经 典 试 题】

配伍选择题

A. 包含物   B. 膜控释制剂   C. 固体分散体

D. 胃滞留控释制剂   E. 前体药物制剂

1. 一种分子被包藏在另一种分子空穴结构内具有独特形式的复合物是

2. 药物以分子、胶态、微晶或无定形状态均匀分散在某一固态载体物质中所形成的分散体系是

3. 服用后亲水胶体吸水膨胀而漂浮于胃内容物上面，逐渐释放药物的一类控释制剂是

答案：1. A 2. C 3. D

第十七节 药物体内过程

考点 65 药物的体内过程及其影响因素

1. **吸收** 是指药物从用药部位进入体循环的过程。

影响药物口服给药吸收的主要因素如下。

（1）生理因素：

①胃肠液的成分和性质：胃液的 pH 为

1.0左右，有利于弱酸性药物的吸收；小肠部位肠液的pH通常为5~7，有利于弱碱性药物的吸收。

②胃排空速度：胃排空速度快，有利于多数药物吸收；消化道上皮细胞部位的血液循环状况影响药物的吸收。

③其他：消化道吸收部位血液或淋巴循环的途径及其流量大小，胃肠本身的运动以及食物等，均可能影响药物的口服吸收。

（2）药物因素：非解离药物的浓度愈大，愈易吸收；油/水分配系数较大，利于吸收；药物的脂溶性愈大，愈易吸收；药物粒径愈小，愈易吸收；药物的溶出速度愈大，愈易吸收。

2. **分布** 是指药物吸收后，由循环系统运送至体内各脏器组织的过程。

（1）药物与血浆蛋白结合的能力：药物与血浆蛋白结合的能力可影响其分布。

（2）血液循环和血管通透性：药物分布主要取决于组织器官血流量，其次是毛细血管通透性，血流量大，血管通透性好的组织器官，则药物分布速度快。

（3）药物与组织的亲和力：药物的选择性分布主要取决于生物膜的转运特性。药物对组织亲和力很高，表观分布容积大。

（4）血-脑屏障与血-胎屏障：通常水溶性药物很难透入脑脊髓，而脂溶性药物却能迅速向脑脊髓转运。

3. **代谢** 是指药物的体内发生化学结构改变的过程。

（1）给药途径。

（2）给药剂量与体内酶的作用。

（3）生理因素。

4. **排泄** 是指体内的药物及其代谢产物从各种途径排出体外的过程。

（1）药物及其代谢产物主要经肾排泄，其次是胆汁排泄。也可由乳汁、唾液、汗腺等途径排泄。

（2）与血浆蛋白结合的药物不被肾小球滤过。

（3）药物的血浆蛋白结合率以及药物与血浆蛋白的竞争性结合等可影响药物的肾排泄。

（4）尿量增加可降低尿液中药物浓度，重吸收减少，排泄增加。

（5）胆汁中排泄的药物或药物代谢物，在小肠中重新吸收进入肝门静脉的现象称为肠肝循环，药物的代谢物以结合型经胆汁排泄，若在肠道中水解为原型，脂溶性增加，易被重吸收。

【经典试题】
最佳选择题
1. 下列影响药物吸收的因素中，错误的是
A. 非解离药物的浓度愈大，愈易吸收
B. 药物的脂溶性愈大，愈易吸收
C. 药物的水溶性愈大，愈易吸收
D. 药物粒径愈小，愈易吸收
E. 药物的溶出速度愈大，愈易吸收
答案：C

【强化练习】
最佳选择题
1. 某药物对组织亲和力很高，因此该药物
A. 表观分布容积大   B. 表观分布容积小
C. 吸收速率常数K大   D. 半衰期长
E. 半衰期短
配伍选择题
A. 吸收   B. 分布   C. 代谢
D. 排泄   E. 消除
2. 体内的药物及其代谢产物从各种途径排出体外的过程为
3. 药物被吸收进入血液后，由循环系统运至体内各脏器组织的过程为

参考答案
最佳选择题：1. A
配伍选择题：2. D   3. B

考点66　药物动力学基本概念

1. 速率常数
2. 生物半衰期（$t_{1/2}$）
3. 表观分布容积（V）
4. 体内总清除率（TBCL）
5. **生物利用度** 是指药物吸收进入血液循环的程度与速度。

（1）试验制剂与参比制剂的血药浓度-时间曲线下面积（AUC）的比率称为相对生物利用度。

（2）当参比制剂是静脉注射剂时，则得到的比率为绝对生物利用度。

（3）滴丸的生物利用度最高。

6. **生物等效性** 是指含有相同活血物质的两种药品药剂学可替代，并且他们在相同摩尔剂量下给药后，生物利用度（速度和程度）落在预定的可接受限度内，即两种制剂具有相似的安全性和有效性。

对药物动力学主要参数（如 AUC, Cmax）进行统计分析，可做出生物等效性评价。

【经典试题——真题再现】

多项选择题

1. 用于评价制剂生物等效性的药物动力学参数有（2015年X型119题）
A. 生物半衰期　　　B. 清除率
C. 血药峰浓度　　　D. 表观分布容积
E. 血药浓度-时间曲线下面积
答案：CE

【强化练习】

最佳选择题

1. 下列关于生物利用度的叙述，正确的是
A. 药物被吸收进入血液循环的速度和程度
B. 可采用达峰浓度C.mA.x比较制剂间的吸收快慢
C. 药物在规定介质中溶出的速度和程度
D. 药物体内转运的程度与速度
E. 血药浓度-时间曲线下面积可以全面反应药物生物利用度

2. 以下生物利用度最高的剂型是
A. 蜜丸　　B. 胶囊　　C. 滴丸
D. 栓剂　　E. 橡胶膏剂

配伍选择题

A. V　B. K　C. TBCL　D. AUC　E. $t_{1/2}$

3. 表示药物血药浓度-时间曲线下面积的符号是
4. 表示体内总清除率的符号是
5. 表示生物半衰期的符号是

参考答案：
最佳选择题：1. A　2. C
配伍选择题：3. D　4. C　5. E

单 元 测 试

一、最佳选择题（A型题）

每题1分。题干在前，选项在后。每道题的备选选项中，只有一个最佳答案，多选、错选或不选均不得分。

1. 根据物态可以对药物剂型进行分类，下列叙述不正确的是（考点2）
A. 同种物态在运输中有相似之处
B. 同种物态在制备特点上有相似之处
C. 同种物态在贮存中有相似之处
D. 同种物态在药物起效时间上有相似之处
E. 同种物态在给药途径上有相似之处

2. 下列剂型中药物起效最快的是（考点3）
A. 舌下给药　B. 肌内注射　C. 静脉注射
D. 吸入给药　E. 口服液体制剂

3. 不含药材原粉的口服制剂，每克需氧菌总数不得超过（考点4）
A. 100cfu　　B. 200cfu　　C. 500cfu
D. 1000cfu　　E. 20000cfu

4. 控制微量金属离子是（考点9）
A. 延缓水解的方法　　B. 防止氧化的方法
C. 防止光照的方法　　D. 改进工艺的方法
E. 制备稳定衍生物的方法

5. 散剂按药物组成可分为（考点11）
A. 分剂量散与不可分剂量散
B. 单味药散剂与复方散剂
C. 内服散和局部用散
D. 吹散与内服散
E. 溶液散与煮散

6. 局部用散剂一般应为（考点12）
A. 粗粉　　B. 细粉　　C. 最细粉
D. 最粗粉　　E. 极细粉

7. 中药散剂的最细粉应通过几号筛（考点13）
A. 6号　B. 7号　C. 8号　D. 9号　E. 12号

8. 最能体现方药各种成分的综合疗效与特点的剂型是（考点14）
A. 散剂　　B. 浸出制剂　　C. 液体制剂
D. 胶体制剂　E. 半固体制剂

9. 合剂与口服液的区别是（考点16）
A. 合剂不需要浓缩　　B. 合剂不需要灭菌

C. 口服液为单剂量包装
D. 口服液不需要添加防腐剂
E. 口服液需注明"用前摇匀"

10. 除另有规定外，糖浆剂含量应不低于（考点17）
A. 25%（g/ml）　　B. 30%（g/ml）
C. 45%（g/ml）　　D. 60%（g/ml）
E. 80%（g/ml）

11. 煎膏剂中加入炼蜜或糖的量一般不超过清膏量的（考点18）
A. 2倍　B. 3倍　C. 4倍　D. 5倍　E. 7倍

12. 一般茶剂的干燥温度应控制在多少？（考点22）
A. 80℃以下　B. 70℃以下　C. 60℃以下
D. 50℃以下　E. 30℃以下

13. 混悬剂中的药物粒子的大小一般为（考点23）
A. <0.1nm　B. <1nm　C. <10nm
D. <200nm　E. 500~1000nm

14. 下列关于纯化水叙述错误的是（考点29）
A. 纯化水不得用于注射剂的配制与稀释
B. 纯化水可作为滴眼剂的配制溶剂
C. 注射用水使用纯化水经蒸馏而制得
D. 纯化水是用饮用水采用电渗析法，反渗透法等方法处理制成
E. 纯化水常用作中药注射剂制备时原药材的提取溶剂

15. 以有效成分制备中药注射剂，主药成分含量不应小于（考点31）
A. 90%　B. 85%　C. 80%　D. 70%　E. 50%

16. 下列关于滴眼剂的质量要求，叙述错误的是（考点33）
A. 滴眼剂应在无菌环境下配制
B. 根据需要调节pH和黏度
C. 滴眼剂应与泪液等张
D. 必要时可加入抑菌剂，抗氧剂
E. 每一容器的装量应不超过10ml

17. 吸水性较好且可提高油脂性软膏药物渗透性的基质是（考点35）
A. 石蜡　　B. 蜂蜡　　C.植物油
D. 凡士林　E. 羊毛脂

18. 黑膏药的质量检查项目包括（考点36）
A. 软化点　B. 溶解时限　C. 崩解时限
D. 相对密度　E. 融变时限

19. 膏剂的质量要求不正确的为（考点37）
A. 软膏剂可以冷冻　B. 贴剂需要检查释放度
C. 黑膏药需要检查软化点
D. 软膏剂应避光密封置25℃以下贮存
E. 橡胶贴膏不得检出金黄色葡萄球菌和酮绿假单胞菌

20. 栓剂的特点不包括（考点38）
A. 在腔道局部起治疗作用　B. 载药量较大
C. 药物可不受肝首过效应的破坏
D. 经腔道吸收发挥全身治疗作用
E. 可避免药物受胃肠道pH和酶的破坏

21. 栓剂在肛门2cm处给药后，药物的吸收途径为（考点39）
A. 药物——门静脉——肝脏——大循环
B. 药物——直肠下静脉和肝门静脉——肝脏——大循环
C. 药物——直肠上静脉——门静脉——大循环
D. 药物——门静脉——直肠下静脉和肝门静脉——下腔大静脉——大循环
E. 药物——直肠下静脉和肝门静脉——大部分药物进入下腔大静脉——大循环

22. 油脂性基质的栓剂，全部融化或软化变形的时间上限是（考点41）
A. 20min　B. 30min　C. 60min
D. 90min　E. 100min

23. 在蜂蜜的炼制中，适用于含黏性强的药粉制丸的是（考点47）
A. 嫩蜜　　B. 中蜜　　C. 老蜜
D. 生蜜　　E. 蜜水

24. 下列有关滴丸的叙述，正确的是（考点48）
A. 滴丸剂量准确，丸重差异小
B. 液滴越大，滴丸的圆整度越好
C. 滴丸属速效剂型，不能发挥长效作用
D. 滴丸生产周期长，自动化程度不高
E. 滴丸载药量大

25. 下列丸剂包衣材料中，不属于药物衣的有（考点50）
A. 明胶衣　B. 甘草衣　C. 青黛衣
D. 雄黄衣　E. 百草霜衣

26. 下列即可作为填充剂，又可作为崩解剂，黏合剂的是（考点55）

A. 淀粉　　B. 糊精　　C. 糖粉
D. 微粉硅胶　E. 羧甲基纤维素钠
27. 适用于呼吸道给药的速效剂型是（考点57）
A. 滴丸（水溶性基质）　　B. 舌下片
C. 注射剂　D. 涂膜剂　E. 气雾剂
28. 以下不属于胶剂的是（考点59）
A. 阿胶　　B. 新阿胶　　C. 阿拉伯胶
D. 鹿角胶　E. 龟甲胶
29. 二氧化钛在膜剂中可作为（考点60）
A. 增塑剂　B. 着色剂　C. 遮光剂
D. 脱膜剂　E. 填充剂
30. 红升丹的主要成分是（考点61）
A. 盐酸　　B. 氧化汞　　C. 氯化汞
D. 氯化亚汞　E. 三氧化二砷
31. 适合制成缓释制剂的药物有（考点62）
A. 需长期给药的药物
B. 单服剂量大于1g的药物
C. 生物半衰期小于1h的药物
D. 药效剧烈、溶解度小的药物
E. 在肠中需在特定部位主动吸收的药物
32. 微球属于靶向制剂的类型是（考点63）
A. 主动靶向　B. 被动靶向　C. 磁性靶向
D. 物理化学靶向　E. 热敏感靶向

二、配伍选择题（B型题）
　　每题1分。备选答案在前，试题在后。每组若干小题。备选项可重复选用，也可不选用。每组题均对应同一组备选答案，每题只有一个正确答案。
A. 制剂　　B. 剂型　　C. 药物
D. 新药　　E. 中成药
33. 以中药饮片，中药提取物等为原料，在中医理论指导下，按规定的处方和制法大量生产，有特定名称等的药品是（考点1）
34. 按原料药加工制成适合于医疗或预防应用的形式称为（考点1）
A. 水解　　B. 氧化　　C. 变旋
D. 蛋白质变性　E. 晶型转变
35. 青霉素易发生（考点6）
36. 黄芩苷易发生（考点6）
A. 不超过20℃　B. 避光且不超过20℃
C. 2～10℃　D. 2～8℃　E. 10～30℃
37. 冷处所指的环境条件是（考点8）

38. 阴凉处所指的环境条件是（考点8）
A. 1ml相当于0.2g饮片
B. 1ml相当于0.1g饮片
C. 1g相当于2～5g原饮片
D. 1ml相当于1g饮片
E. 1g含有药材量尚无统一规定
39. 除另有规定外，普通药物酊剂浓度为（考点20）
40. 除另有规定外，毒性药物酊剂浓度为（考点20）
A. 煎膏剂　B. 酊剂　　C. 酒剂
D. 流浸膏剂　E. 浸膏剂
41. 药材用适宜溶剂提取，蒸去全部溶剂，调整浓度至每1g相当于原饮片2～5g标准的制剂是（考点21）
42. 药材用水煎煮，去渣浓缩后，加炼糖或炼蜜制成的半流体制剂是（考点21）
A. 金属离子络合剂　B. 抑菌剂
C. 矫味剂　D. 增溶剂　E. 渗透压调节剂
43. 聚山梨酯80可作为中药注射剂的（考点30）
44. 乙二胺四乙酸二钠可作为中药注射剂的（考点30）
45. 三氯叔丁醇可作为中药注射剂的（考点30）
A. 可可豆脂　B. 泊洛沙姆　C. 甘油明胶
D. 聚乙二醇类　E. 半合成脂肪酸甘油酯
46. 具有同质多晶性质的基质是（考点40）
47. 多用作阴道栓剂基质的是（考点40）
48. 对黏膜有一定刺激性的基质是（考点40）
A. 增塑剂　B. 增光剂　C. 增稠剂
D. 遮光剂　E. 防腐剂
49. 对羟基苯甲酸乙酯在明胶空心胶囊中用作（考点44）
50. 琼脂在明胶空心胶囊中用做（考点44）
A. 6%　B. 9%　C. 12%　D. 15%　E. 18%
51. 除另有规定外，浓缩水蜜丸中水分含量不得超过（考点50）
52. 除另有规定外，蜜丸中水分含量不得超过（考点50）
A. 可溶性颗粒剂　B. 泡腾颗粒剂
C. 混悬性颗粒剂　D. 酒溶性颗粒剂
E. 块状冲剂
53. 包括水溶性颗粒剂和酒溶性颗粒剂的是

(考点 52)

54. 将药材提取物及辅料混匀制粒，用模具压制成块（机压法）既得的是（考点 52）
A. 5min   B. 15min   C. 30min
D. 45min   E. 60min

55. 可溶颗粒的溶化时限要求为（考点 53）
56. 泡腾颗粒的溶化时限要求为（考点 53）
A. 润滑剂   B. 吸收剂   C. 润湿剂
D. 黏合剂   E. 崩解剂

57. 羧甲淀粉钠在片剂中作为（考点 55）
58. 磷酸钙在片剂中作为（考点 55）
59. 硬脂酸镁在片剂中作为（考点 55）
60. 乙醇在片剂中作为（考点 55）
A. 软化点   B. 崩解时限   C. 溶散时限
D. 溶化性   D. 融变时限

61. 普通口服片应检查（考点 56）
62. 泡腾片应检查（考点 56）
63. 阴道片应检查（考点 56）
64. 肠溶片应检查（考点 56）
A. 丙二醇   B. 亚硫酸钠   C. 司盘 60
D. 四氟乙烷   E. 尼泊金乙酯（羟苯乙酯）

65. 可用作气雾剂抛射剂的物质是（考点 58）
66. 可用作气雾剂潜溶剂的物质是（考点 58）
A. 吸收   B. 分布   C. 代谢
D. 消除   E. 排泄

67. 药物从用药部位通过生物膜以被动扩散、主动运转等方式进入体循环的过程为（考点 65）
68. 药物在体内经药物代谢酶等作用，发生生化学变化的过程为（考点 65）
A. 生物利用度   B. 绝对生物利用度
C. 相对生物利用度   D. 生物等效性
E. 生物半衰期

69. 含有相同活性物质的两种药品药剂学等效或药剂学可替代，且两种制剂具有相似的安全性和有效性，称为（考点 66）
70. 试验制剂与参与制剂血药浓度-时间曲线下面积的比值，称为（考点 66）
71. 试验制剂与其静脉给药参比制剂的血药浓度-时间曲线下面积的比值，称为（考点 66）
72. 药物体内血药浓度消除一半所需要的时间，称为（考点 66）

三、综合分析题（C 型题）

每题 1 分，题目分为若干组，每组题目基于同一个临床情景病例，实例或者案例的背景信息逐题展开，每题的备选项中，只有 1 个最符合题意。

硫酸阿托品散常用于胃肠痉挛疼痛的治疗，其处方为硫酸阿托品 1.0g，胭脂红乳糖（1.0%）1.0g，乳糖 98.0g。

73. 根据处方，硫酸阿托品散属于（考点 12）
A. 普通散剂   B. 含低共熔成分的散剂
C. 煮散   D. 含毒性药物的散剂
E. 溶液倍散

74. 制备硫酸阿托品散应采用的混合方法是（考点 12）
A. 煎煮法   B. 过筛法   C. 配研法
D. 液化法   E. 分剂量法

表面活性剂系指分子中同时具有亲水基团和亲油基团，具有很强的表面活性，能使液体的表面张力显著下降的物质，常用作增溶剂，起泡剂，消泡剂，去污剂，抑菌剂或消毒剂，乳化剂，湿润剂等。

75. 卵磷脂属于（考点 24）
A. 阳离子型表面活性剂
B. 阴离子型表面活性剂
C. 两性离子型表面活性剂
D. 非离子型表面活性剂
E. 以上均不是

76. 为了破坏浸提过程中的泡沫，可加少量消泡剂，以下属于消泡剂的是（考点 24）
A. 司盘类   B. 硅酮类   C. 肥皂类
D. 卵磷脂   E. 洁儿灭（苯扎氯铵）

2014 年 11 月，某药厂生产的生脉注射液因热原要求不合格，导致广东省境内出现了10 例药品不良反应不良事件聚焦性报告，患者用药后的反应表现为寒战，发热，头晕，胸闷等，经广东省食品药品检验所检验，该批药品热原项目不合格。

77. 热原的致热活性中心是（考点 28）
A. 磷脂   B. 多糖   C. 多肽
D. 蛋白质   E. 脂多糖

78. 下列关于热原性质的叙述，错误的是（考

点28）

A. 耐热性　B. 不挥发性　C. 可滤过性
D. 水不溶性　E. 不耐酸碱性

79. 下列有有关热原的叙述，错误的是（考点28）
A. 热原是一种能引起恒温动物体温异常升高的致热物质
B. 热原是由革兰阳性杆菌所产生
C. 热原是微生物产生的内毒素
D. 污染热原的途径是多方面的
E. 热原注入人体后可引起发冷、寒战、发热、恶心、呕吐、昏迷、虚脱等症状

　　今年来，有一些不法商贩将工业明胶卖给企业制成药用空胶囊，这种空胶囊再流入药品生产企业用于制造胶囊剂。由于皮革在工业加工时要使用含铬的鞣制剂，因此这样制成的空胶囊，往往重金属铬超标。经有关部门检测，多家药厂的多个批次药品，所用空胶囊重金属铬含量超标，"毒胶囊"事件引起了社会各界的广泛关注，也给药学工作人员敲响了药品安全的警钟。

80. 空胶囊的主要原料是（考点45）
A. 琼脂　　B. 明胶　　C. 甘油
D. 山梨醇　E. 二氧化钛

81. 空胶囊的干燥失重应控制在（考点45）
A. 8.5%～10.5%　B. 12.5%～17.5%
C. 5.5%～7.5%　D. 10.5%～12.5%
E. 7.5%～9.5%

82. 空胶囊中铬的含量不得超过（考点45）
A. 百万分之一　B. 千万分之一
C. 百万分之二　D. 百万分之四
E. 百分分之六

　　中药片剂的生产与上市始于20世纪50年代。随着科学技术的进步和现代药学的发展，新工艺，新技术，新辅料，新设备在片剂研究和生产中不断应用，中药片剂的成型工艺，生产技术日臻完善，中药片剂的类型和品种不断增加，治疗迅速提高，中药片剂已发展成为临床应用最广泛的剂型之一。

83. 下列关于片剂特点的叙述错误的是（考点54）
A. 剂量准确
B. 溶出度及生物利用度较丸剂好

C. 生产自动化程度高
D. 片剂内药物含量差异大
E. 运输，贮存及携带，应用都比较方便

84. 下列可避免肝脏首过效应的片剂是（考点54）
A. 分散片　　B. 舌下片　　C. 缓释片
D. 控释片　　E. 口服泡腾片

　　包含技术是指在一定条件下，一种分子被包嵌于另一种分子的空穴结构内形成超微囊状包合物的技术。包含物由主分子和客分子两部分组成，主分子即包合材料，具有较大的空穴结构，客分子即药物，它能被主分子容纳在内，形成分子囊。常用的包含材料有环糊精等。

85. 下列关于环糊精特点的叙述，错误的是（考点64）
A. 分子外部亲水
B. 环糊精是淀粉的降解产物
C. 有α、β、γ三种
D. 为中空圆筒形，内部呈亲水性
E. 将脂溶性药物包嵌于环糊精分子空腔内，可提高水中溶解度

86. 下列关于包合物特点的叙述错误的是（考点64）
A. 减少刺激性　　B. 液体药物粉末化
C. 增加药物的稳定性　D. 增加药物的溶解度
E. 实现靶向给药

四、多项选择题（X型题）

　　每题1分，题干在前，备选项在后。每道题备选项中至少有两个正确答案，多选，少选或不选不得分。

87. 药剂可能被污染的途径有（考点5）
A. 药物原辅料　B. 制药工具
C. 操作人员　D. 环境空气　E. 包装材料

88. 能影响制剂稳定性的贮藏条件主要包括（考点7）
A. 温度　　B. 湿度　　C. 光线
D. 氧气　　E. 包装材料

89. 不宜制成散剂的药物是（考点10）
A. 刺激性大的药物
B. 易吸湿或氧化变质的药物
C. 腐蚀性强的药物
D. 含低共熔组分的药物

E. 含挥发性成分多的药物
90. 下列关于汤剂的叙述，正确的有（考点 15）
A. 制法简单易行
B. 能适应中医辨证论治，随症加减
C. 吸收较快   D. 煎煮后加防腐剂服用
E. 以水为溶剂
91. 下列要求澄清的浸出制剂有（考点 19）
A. 合剂   B. 酒剂   C. 口服液
D. 糖浆剂   E. 浸膏剂
92. 适宜制成混选型液体制剂的药物有（考点 25）
A. 需制成液体制剂供临床应用的难溶性药物
B. 需要提高在水溶液中稳定性的药物
C. 为了发挥长效作用而需制成液体药剂供临床应用的药物
D. 毒性药物
E. 剂量小的药物
93. 液体制剂的质量要求包括（考点 26）
A. 可加入抑菌剂
B. 在标签上应注明"用前摇匀"
C. 应避光，密封贮存
D. 口服滴剂应附有滴管
E. 制剂应无刺激性
94. 下列关于注射剂特点的叙述，正确的是（考点 27）
A. 适用于不宜口服的药物
B. 疗效确切可靠，起效迅速
C. 适用于不能口服给药的患者
D. 产生局部定位及延长药效的作用
E. 使用方便
95. 关于注射剂的有关规定，正确的是（考点 32）
A. 混悬型注射剂允许有可见沉淀，但振摇时应容易分散均匀
B. 除另有规定外，注射剂容器应足够透明，以便内容物的检视
C. 乳状液型注射剂允许出现相分离，但振摇时应分散均匀
D. 注射用无菌粉末的标签或说明书标明其所用辅料的名称

E. 注射剂所用辅料中若有抑菌剂，在标签或说明书上应标明抑菌剂的种类和浓度
96. 影响外用膏剂透皮吸收的因素有（考点 34）
A. 皮肤的条件   B. 药物的性质和浓度
C. 应用的面积和次数   D. 基质的组成与性质
E. 使用者的年龄与性别
97. 根据囊壳的差别，通常将胶囊分为（考点 42）
A. 软胶囊   B. 硬胶囊   C. 肠溶胶囊
D. 缓释胶囊   E. 控释胶囊
98. 常用于软胶囊剂填充的药物有（考点 43）
A. 油类药物   B. 固体药物   C. O/W 型乳剂
D. 药物的混悬液   E. 含水量超过 5%的水溶液
99. 可用泛制丸制备的丸剂有（考点 46）
A. 蜜丸   B. 糊丸   C. 水丸
D. 滴丸   E. 浓缩丸
100. 颗粒剂的特点是（考点 51）
A. 吸收，奏效较快   B. 服用携带方便
C. 表面积大，质量不稳定
D. 制备工艺适合大生产   E. 服用剂量较小

参考答案

最佳选择题：1. E 2. C 3. D 4. B 5. B 6. C
7. A 8. B 9. C 10. C 11. B 12. A 13. E
14. B 15. A 16. C 17. E 18. D 19. A 20. C
21. E 22. B 23. A 24. E 25. A 26. A 27. E
28. C 29. C 30. D 31. A 32. B
配伍选择题：33. E 34. B 35. A 36. B 37. C
38. A 39. D 40. D 41. E 42. A 43. D 44. A
45. B 46. A 47. C 48. D 49. E 50. A 51. C
52. D 53. C 54. E 55. A 56. A 57. E 58. B
59. A 60. C 61. B 62. B 63. E 64. B
65. D 66. A 67. A 68. C 69. D 70. C
71. B 72. E
综合分析题：73. D 74. C 75. C 76. B 77. E
78. D 79. D 80. B 81. D 82. C 83. D
84. B 85. D 86. E
多项选择题：87. ABCDE 88. ABCDE
89. ABCE 90. ABCE 91. ABCD 92. ABC
93. ABCDE 94. ABCD 95. ABDE 96. ABCDE
97. ABC 98. ABD 99. BCE 100. ABDE

第七章 中药药理与毒理

章 节 概 述

中药药理与毒理共计包含2个小节的内容，历年考试分值在4~5分左右，考试分值集中体现在第一小节中药药理中各类中药的药理作用中，故在复习时可强化此考点。本章节可在整个药一其他章节复习结束后再进行复习，很多内容为理解性内容，需要借助于药二及中药化学的内容来帮助理解记忆。不作为考试复习的重点章节。

章节	内容	分值
第一节	中药药理	4~5分
第二节	毒理	0分
合计		4~5分

第一节 中药药理

考点1 中药四气

1. 与中枢神经系统的关系（见表7-1）

（1）寒凉药具有中枢抑制作用。
（2）温热药具有中枢兴奋作用。

表7-1 寒凉药与温热药与中枢神经系统的关系

药物类别	药物	痛阈值	惊厥阈值	兴奋神经递质去甲肾上腺素（NA）和多巴胺（DA）	抑制性递质5-羟色胺（5-HT）
寒凉药	金银花，连翘	升高	升高	减少	增加
温热药	附子，干姜	降低	降低	增加	减少

2. 与自主神经系统的关系

寒证患者——交感神经-肾上腺系统功能偏低。

热证患者——交感神经-肾上腺系统功能偏高。

寒凉药——抑制儿茶酚胺类神经递质的合成，降低交感神经活性，可抑制自主神经系统。

温热药——对交感神经-肾上腺系统有一定增强作用，具有兴奋性效应。

3. 与内分泌系统的关系

（1）寒凉药
①降低交感神经-β受体交感神经
②增强胆碱能神经-M受体功能
③降低细胞内cAMP/cGMP水平

（2）温热药
①能提高交感神经-β受体
②降低胆碱能神经-M受体功能
③升高细胞内cAMP/cGMP水平

4. 与能量代谢的关系

（1）温热药——增强能量代谢
（2）寒凉药——抑制能量代谢

【经典试题】

最佳选择题

1. 寒凉药长期给药，可引起动物机体的变化是
A. 痛阈值降低　　B. 惊厥阈值升高
C. 心率加快　　D. 脑内兴奋性神经递质含量升高
E. 血清甲状腺激素水平升高
答案：B

【强化练习】

配伍选择题

A. 降低交感神经β受体功能
B. 增强交感神经M受体功能
C. 增强交感神经β受体功能
D. 降低交感神经M受体功能
E. 以上均非

1. 现代研究认为多数温热药能
2. 现代研究认为多数寒凉药能

参考答案
配伍选择题：1. C　2. A

考点2 中药五味

1. 辛味

化学成分：主要为挥发油，其次为生物碱。

作用：发汗，解热，抗炎，抗病原体，扩张血管，改善微循环，调整肠道平滑肌运动等作用。

2. 甘味

化学成分：以糖类，蛋白质，氨基酸，苷

类等机体代谢所需的营养成分为主。

作用：具有增强或调节机体免疫功能，影响神经系统，缓解平滑肌痉挛等作用。

3. 酸味

化学成分：单酸味药主要含有机酸类成分；单涩味药主要含鞣质。

作用：收敛，止泻，止血，抗炎，抗菌等药理作用。

4. 苦味

化学成分：主要含生物碱和苷类成分，其次为挥发油，黄酮。

作用：抗菌，抗炎，杀虫，止咳平喘，致泻，止吐等作用有关。

5. 咸味

化学成分：主要含有碘，纳，钾，钙，镁等无机盐成分。

作用：抗肿瘤，抗炎，抗菌，致泻，影响免疫系统等作用。

【经典试题】

最佳选择题
1. 辛味药所含的主要成分是
A. 有机酸　　B. 氨基酸　　C. 皂苷
D. 生物碱　　E. 挥发油
答案：E

【强化练习】

最佳选择题
1. 酸味药所含鞣质的主要药理作用是
A. 降低血压　　B. 利尿消肿　C. 镇静
D. 止泻，止血　E. 镇咳，祛痰
2. 补虚药的主要药效物质基础是
A. 多糖　　B. 生物碱　　C. 无机盐
D. 有机酸　　E. 挥发油

配伍选择题
A. 鞣质　　B. 无机盐　　C. 生物碱
D. 挥发油　E. 氨基酸，蛋白质等营养性成分
3. 苦味药所含的主要成分是
4. 甘味药所含的主要成分是
5. 咸味药所含的主要成分是

参考答案
最佳选择题：1. D　2. A
配伍选择题：3. C　4. E　5. B

考点 3　各类中药的主要药理作用

（一）解表药

➤ 药理作用

1. 发汗（解表药的代表药理）

（1）麻黄挥发油，麻黄生物碱，桂皮油——发汗的物质基础

（2）麻黄——影响体温调节中枢，促进发汗

（3）桂枝，生姜——辛辣成分——扩张外周血管，促进肌表血液循环而促进发汗

2. 解热

（1）柴胡解热作用显著。

（2）柴胡挥发油，柴胡皂苷，麻黄挥发油，葛根素，桂皮油，荆芥油——解热作用物质基础。

3. 抗炎

（1）呼吸道炎症是表证的常见病理。

（2）柴胡，麻黄，生姜，辛夷，桂枝汤，桑菊饮对急，慢性炎症有明显的抑制作用，可使炎症局部红肿现象缓解。

4. 镇痛

（1）使痛阈提高，达到镇痛效果。

（2）麻黄挥发油，细辛挥发油，柴胡皂苷，a-薄荷酮和桂皮醛——镇痛的物质基础。

5. 抗病原微生物

（1）病原体是引起各种感染性疾病的主要因素。

（2）麻黄，桂枝，柴胡等对多种细菌和病毒，如金黄色葡萄球菌，溶血性链球菌，肺炎球菌，流感病毒有抑制作用。

➤ 主要的药效物质基础

1. 麻黄——麻黄碱及麻黄挥发油
2. 柴胡——柴胡挥发油及柴胡皂苷
3. 葛根——葛根素
4. 桂枝——桂皮油

（二）清热药

➤ 药理作用

1. 抗病原体

（1）抗菌药

①黄连，黄芩，黄柏，金银花，大青叶，蒲公英，鱼腥草，紫草——对金黄色葡萄球菌，溶血性链球菌，肺炎球菌，大肠埃希菌，痢疾

杆菌有抑制作用。
②黄连，黄柏——对结核杆菌有抑制作用。
（2）抗病毒
①黄连，黄芩，黄柏，金银花，连翘，鱼腥草，大青叶，板蓝根——对呼吸道病毒有抑制作用。
②黄芩，金银花，连翘，苦参——对柯萨奇病毒有抑制作用。
③黄芩，苦参，赤芍，丹皮，半枝莲，山豆根，青蒿——对乙型肝炎病毒有抑制作用。
④黄芩，贯众，败酱草，青蒿——对单纯疱疹病毒有抑制作用。
（3）抗真菌
黄芩，黄连，黄柏，苦参，知母，栀子——抑制多种皮肤真菌的生长繁殖（清热解毒，清热燥湿药显著）。
（4）抗寄生虫
①苦参——对鞭毛虫，阴道滴虫有抑制作用。
②青蒿（青蒿素）——青蒿素及其衍生物对疟原虫红细胞内期有杀灭作用，因具有过氧桥结构，能裂解产生自由基和活性氧，破坏疟原虫的膜系结构，导致疟原虫死亡。

2. **解热** 黄芩，黄连，金银花，石膏，知母，玄参，赤芍，紫草，地骨皮，大青叶，白虎汤，黄连解毒汤均有明显的解热作用。

3. **抗炎** 黄连，黄芩，苦参，金银花，大青叶，板蓝根，鱼腥草，穿心莲——对急性渗出性炎症有显著的抑制作用，增加毛细血管通透性增加。

4. **抗毒素**
（1）降解内毒素：金银花，蒲公英，穿心莲，黄连，黄芩等能直接中和，降解内毒素或破坏其正常结构，并能抑制内毒素引起的炎症，有效控制病情，降低死亡率。
（2）拮抗外毒素：小檗碱能使霍乱弧菌毒素所致的腹泻潜伏期延长以及腹泻程度减轻，显示出抗外毒素的作用。

5. **抗肿瘤** 青蒿，北豆根，金银花，半枝莲，白花蛇舌草，冬凌草，穿心莲，紫草，黄连解毒汤等具有抑制肿瘤细胞，调节机体免疫功能，阻断致癌基因突变，诱导肿瘤细胞凋亡，

抑制癌基因转录，调控基因表达等方面有关。

6. **调节免疫**
（1）苦参，山豆根——升高白细胞。
（2）蒲公英，大青叶，青蒿，白花蛇舌草——促进单核-巨噬细胞系统的吞噬功能。
（3）黄连，黄芩，蒲公英，金银花，青蒿，白花蛇舌草——促进淋巴细胞的转化。
（4）丹皮，赤芍，山豆根，白花蛇舌草，，金银花，黄柏，鱼腥草，穿心莲——增强体液免疫功能。

➢ 主要的药效物质基础
1. 黄连，黄柏，三颗针——小檗碱
2. 黄芩——黄芩素
3. 苦参，山豆根——苦参碱
4. 金银花——绿原酸，异绿原酸
5. 连翘——连翘酯苷
6. 板蓝根，青黛——色色胺酮
7. 穿心莲——穿心莲内酯
8. 鱼腥草——癸酰乙醛
9. 青蒿——青蒿素

（三）泻下药

➢ 药理作用

1. **泻下**
（1）刺激性泻下
①大黄，番泻叶，芦荟等致泻有效成分结合型蒽醌苷，口服抵达大肠后在细菌酶作用下水解成苷元，刺激大肠黏膜下神经丛，使结肠蠕动增加而产生泻下。
②牵牛子，巴豆能强烈刺激肠黏膜，使整个胃肠运动增加，分泌亢进，引起水泻。
（2）容积性泻下：芒硝主要成分硫酸钠，在肠内不易吸收，使肠内渗透压升高，大量水分保留在肠腔，使肠容积增大，肠管扩张，机械系刺激肠壁引起肠蠕动增加而致泻。
（3）滑润性泻下：火麻仁，郁李仁等含大量脂肪油而润滑肠道，软化大便，加之脂肪油在碱性肠液中能分解产生脂肪酸，对肠壁产生温和的刺激作用，使肠蠕动增加而产生缓泻作用。

2. **利尿**
（1）芫花，牵牛子，甘遂，商陆，大戟均

有较强的利尿作用。
（2）大黄的蒽醌类成分也有轻度利尿作用，抑制肾小管上皮细胞 Na^+，K^+-ATP 酶有关。
3. 抗病原体
（1）商陆，芫花，番泻叶，大戟等对肺炎球菌，流感杆菌，痢疾杆菌及某些皮肤真菌具有抑制作用。
（2）大黄对流感病毒，乙肝病毒，柯萨奇病毒有较强的抑制作用。
（3）大黄和芦荟对多种细菌，真菌，病毒及阿米巴原虫有抑制作用。
4. 抗炎
（1）大黄和商陆有明显的抗炎作用，既抑制炎症早起的渗出水肿，又能抑制炎症后期的肉芽增生。
（2）大黄素可通过抑制单核吞噬细胞分泌肿瘤坏死因子而抗炎。
（3）商陆通过兴奋垂体-肾上腺皮质系统而抗炎。

> 主要的药效物质基础
1. 大黄，番泻叶，芦荟——蒽醌类化合物
2. 芒硝——硫酸钠
3. 火麻仁，郁李仁——脂肪油
4. 芫花——芫花酯
5. 牵牛子——牵牛子苷

（四）祛风湿药
> 药理作用
1. 抗炎　秦艽，独活，雷公藤，粉防己，五加皮等能抑制毛细血管通透性增高，减少炎症渗出。
2. 镇痛
（1）川乌，秦艽，独活，防己均有镇痛作用。
（2）青风藤碱的镇痛部位在中枢神经系统，但无耐受性，无吗啡样成瘾作用。
3. 对免疫功能的影响
（1）雷公藤，五加皮，独活，豨莶草，青风藤均有免疫功能。
（2）雷公藤是强免疫制剂，所含的多种有效成分对非特异性和特异性免疫功能均有明显的抑制作用。

> 主要的药效物质基础
（1）秦艽——秦艽碱甲
（2）防己——汉防己甲素
（3）川乌——川乌总碱
（4）雷公藤——雷公藤多苷及雷公藤碱
（5）青风藤——青风藤碱

（五）利水渗湿药
> 药理作用
1. 利尿
（1）茯苓，猪苓，泽泻，半边莲，车前子，金钱草，茵陈等均有不同程度的利尿作用。
（2）猪苓，泽泻的利尿作用较强。
（3）茯苓：有效成分茯苓素具有抗醛固醇作用。
（4）泽泻：增加心钠素（A.NF）含量而发挥利尿作用。
2. 抗病原微生物
（1）茯苓，猪苓，茵陈，金钱草，木通等具有抗菌作用。
（2）茵陈对杆菌及球菌有抑制作用。
（3）车前子，茵陈，地肤子，萹蓄等具有抗真菌作用。
（4）车前子及茵陈对钩端螺旋体有抑制作用。
3. 利胆，保肝
（1）茵陈，半边莲，金钱草、虎杖具有利胆作用。
（2）茵陈及其复方作用尤为明显。
（3）泽泻能改善肝脏脂肪代谢，具有抗脂肪肝作用。
（4）茵陈能减轻肝细胞损伤，改善肝功能。
4. 调节免疫功能
（1）茯苓多糖能促进巨噬细胞吞噬功能，提高淋巴细胞转化率，促进抗体形成，具有增强非特异性免疫，细胞免疫或体液免疫功能的作用。
（2）泽泻能抑制迟发型超敏反应，降低细胞免疫功能。
5. 抗肿瘤——茯苓多糖体，茯苓素及茵陈均有抗肿瘤作用，能抑制多种动物移植性肿瘤的生长。

> 主要的药效物质基础
> 1. 茯苓——茯苓多糖及茯苓素
> 2. 猪苓——猪苓多糖
> 3. 泽泻——泽泻醇
> 4. 茵陈——茵陈色原酮

（六）温里药
> 药理作用

1. 对心血管系统的影响

（1）强心

①附子，干姜，肉桂，吴茱萸及四逆汤均有强心作用，可使心肌收缩力增强，心率加快，心输出量增加。

②去甲乌药碱，去甲猪毛菜碱等能兴奋心脏的β受体，是附子强心的有效成分。

③肉桂的强心作用与其促进交感神经末梢释放 NA 有关。

（2）抗心律失常

①附子具有抗缓慢性心率失常作用，能改善房室传导，恢复正常窦性心律。

②干姜，肉桂，荜澄茄，荜茇也有加快心率作用。

③吴茱萸提取物能减慢心率。

（3）扩张血管，改善血液循环

①附子，肉桂，吴茱萸能扩张冠脉，增加冠脉血流量，改善心肌供血。

②附子，肉桂，干姜等可扩张脑血管，增加脑血流量，改善脑循环。

③胡椒，干姜，肉桂等所含的挥发油或辛辣成分可使体表及内脏血管扩张，改善循环，使全身产生温热感。

④温里药能"助阳"、"散寒"，治疗四肢厥冷，主要是与其改善循环作用有关。

（4）抗休克：主要与其强心，扩张血管，改善微循环有关。

2. 对消化系统的影响

（1）调节胃肠运动

①干姜，肉桂，吴茱萸，丁香，胡椒等含有挥发油，对胃肠道有温和的刺激作用，能使肠管兴奋，增强胃肠张力，促进蠕动，排除胃肠积气。

②吴茱萸，干姜，肉桂能缓解胃肠痉挛性收缩。

（2）促进消化，抗溃疡

①干姜的芳香和辛辣成分能直接刺激口腔和胃黏膜，改善局部血液循环，增加胃液分泌，提高胃蛋白酶和唾液淀粉酶活性，提高食欲和促进消化吸收。

②丁香，高良姜，草豆蔻可增加胃酸排出量，提高胃蛋白酶活性。

③附子，干姜，肉桂，吴茱萸等有抗溃疡的作用。

（3）利胆，止吐

①干姜，肉桂，高良姜等能促进胆汁分泌。

②干姜，丁香，吴茱萸有止吐作用。

3. 对肾上腺皮质系统功能的影响 附子，肉桂，干姜对垂体-肾上腺皮质系统有兴奋作用，促进肾上腺皮质激素的合成，发挥抗炎作用。

4. 对神经系统功能的影响

（1）附子，干姜，肉桂，吴茱萸，花椒等不同程度的镇痛作用。

（2）附子，乌头，花椒有局部及黏膜麻醉作用。

（3）附子，干姜，肉桂，四逆汤能兴奋交感神经，使产热增加，有祛寒作用。

> 主要的药效物质基础
> 1. 附子，乌头——去甲乌药碱，去甲猪毛菜碱，乌头碱
> 2. 干姜——姜烯及姜酚
> 3. 肉桂——桂皮醛及桂皮酸

（七）理气药

1. 调节胃肠运动——治疗气滞，气逆

（1）兴奋胃肠运动

①枳实，枳壳，木香，大腹皮等均对胃肠运动有促进作用，表现为张力增加，收缩节律加快，收缩幅度加大。

②木香，大腹皮，陈皮等均有促进小肠蠕动作用。

（2）抑制胃肠运动

①青皮，枳实与枳壳等可降低离体肠管的紧张性，降低收缩幅度，减少收缩节律。

②对乙酰胆碱，毛果芸香碱，氯化钡等引

起的痉挛性肠肌有对抗作用，其中青皮、枳实与枳壳的抑制作用较明显。

2. **调节消化液分泌**

①陈皮、木香、厚朴、乌药、佛手等均可促进胃液、肠液、胰液等消化液分泌，提高消化酶的活性，具有促进消化的作用。

②枳实、枳壳、木香、陈皮等具有可降低病理性胃酸的过度分泌，具有抗溃疡作用。

3. **利胆**

①枳壳、沉香、木香、香附、青皮、陈皮等均能促进试验动物和人的胆汁分泌，使胆汁流量增加。

②青皮、陈皮还能显著增加胆汁中胆酸盐的排出。

4. **松弛支气管平滑肌**

①陈皮、枳实、甘松、沉香等均可松弛支气管平滑肌。

②青皮、陈皮、木香、香附、佛手能缓解组胺所致的支气管平滑肌痉挛，扩张支气管，增加肺灌流量的作用。

5. **调节子宫平滑肌**

◇ 枳壳、枳实、陈皮、木香等均能兴奋子宫平滑肌。

◇ 香附、青皮、乌药、甘松能抑制子宫平滑肌，使痉挛的子宫平滑肌松弛，张力减少

➢ 主要的药效物质基础

1. 枳实、枳壳、陈皮、青皮、木香、香附——挥发油
2. 枳实、枳壳、陈皮、青皮——对羟福林
3. 枳实、枳壳——N-甲基酪胺
4. 陈皮——橙皮苷

(八) **活血化瘀**

1. **改善血液流变学，抗血栓**

（1）水蛭素是水蛭抗凝的活性成分，它与凝血酶结合成一种非工价复合物，使凝血酶的活性丧失，从而抑制凝血过程及凝血酶诱导的血小板聚集，达到抗凝血及抗血栓形成的目的。

（2）丹参素可抑制血小板合成和聚集，促进纤维蛋白讲解而降低血液黏度。

2. **改善微循环** 丹参素可加快微循环血流，扩张微动脉，开放毛细血管网数，改善血流液态。

3. **改善血流动力学**

（1）丹参、川芎、益母草、桃仁、水蛭、莪术、延胡索、穿山甲等具有不同程度地降低血管阻力和增加器官血流量的作用。

（2）丹参酮ⅡA是丹参扩张冠状血管的活性成分。

（3）川芎嗪可抑制血管收缩，具改善脑血流和增加心肌血流量的作用。

➢ 主要的药效物质基础

1. 丹参——丹参酮及丹参多酚酸
2. 川芎——川芎嗪及阿魏酸
3. 莪术——莪术挥发油
4. 延胡索——延胡索乙素
5. 水蛭——水蛭素
6. 银杏——银杏内酯

(九) **化痰止咳平喘药**

1. **祛痰**

（1）桔梗、川贝母、前胡、皂荚等能促进呼吸道的分泌功能，呈现祛痰作用。

（2）祛痰作用多与所含皂苷类成分有关，皂苷能刺激胃黏膜和咽喉黏膜，反射性地引起轻度恶心，增加支气管腺体的分泌，稀释痰液而使痰液易于咳出。

（3）杜鹃中所含的杜鹃素其祛痰作用机制不尽相同，一方面可作用于呼吸道黏膜，促进气管黏液-纤毛运动，增强呼吸道清除异物的功能；另一方面可溶解黏痰，使酸性黏多糖纤维断裂，痰液黏稠度下降而易于咳出。

2. **镇咳**

（1）半夏、苦杏仁、桔梗、款冬花、川贝母均有程度不等的镇咳作用。

（2）半夏、苦杏仁的镇咳作用部位在中枢神经系统。

3. **平喘**

（1）浙贝母、薄荷、苦杏仁、款冬花、枇杷叶、洋金花等可扩张支气管，改善通气功能而平喘。

（2）洋金花含莨菪类生物碱，平喘机制与支气管上M受体阻断作用有关。

➢ 主要的药效物质基础
1. 桔梗，前胡，皂荚——皂苷
2. 浙贝母，川贝母，洋金花——生物碱

(十) 补虚药

1. 对机体免疫功能的影响
（1）增强免疫功能
①增强非特异性免疫——人参，黄芪，党参，麦冬，鹿茸，白芍，四物汤
②增强体液免疫功能——人参，黄芪，当归，山药，淫羊藿
③增强细胞免疫功能——人参，黄精，菟丝子，冬虫夏草
（2）调节免疫功能
①甘草具有增强和抑制机体免疫功能的作用，甘草葡聚糖能促进脾脏淋巴细胞增殖。
②甘草酸类增强巨噬细胞吞噬功能及细胞免疫功能，但对体液免疫功能有抑制作用。

2. 对内分泌系统的影响
（1）增强下丘脑-垂体-肾上腺皮质轴功能：如人参，黄芪，白术，甘草，熟地黄，当归，何首乌，玄参，生地黄，知母，巴戟天，淫羊藿,鹿茸均能促进肾上腺皮质激素的合成和释放。
（2）增强下丘脑-垂体-性腺轴功能：少数补虚药中所含成分本身具有性激素样的作用。如鹿茸中含有雌二醇发挥雌激素作用。
（3）调节下丘脑-垂体-甲状腺轴功能：人参具有增强甲状腺轴功能的作用，防治甲状腺素引起的"甲亢"症和6-甲硫氧嘧啶导致的"甲低"症。

3. 对中枢神经系统的影响　如人参，黄芪，党参，何首乌，枸杞子，可调节大脑兴奋与抑制过程；影响神经递质的释放；提高组织抗氧化能力；改善大脑能量供应；增加脑内蛋白质合成。

4. 对物质代谢的影响
（1）促进蛋白质和核酸合成：四君子汤加黄芪有明显改善大黄至脾虚动物肝脏合成RNA的能力。
（2）调节糖代谢：枸杞子，麦冬，六味地黄汤等具有降血糖作用。

（3）改善脂代谢：人参，当归，枸杞子，淫羊藿以及六味地黄汤具有降血脂和抗动脉粥样硬化作用。

5. 对心血管系统的影响
（1）人参，黄芪，参附汤均具有强心，升压，抗休克的作用。
（2）黄芪，刺五加，淫羊藿，当归，杜仲等有扩张血管和降低血压的作用。
（3）人参，党参，当归，淫羊藿等有抗心肌缺血作用。
（4）甘草，淫羊藿，冬虫夏草，当归，麦冬，生脉散具有抗心律失常的作用。

6. 对造血系统的影响　人参,党参,黄芪,何首乌，当归，四物汤等对失血性贫血，缺铁性贫血，溶血性贫血有一定的补血作用，不仅能明显升高红细胞数和血红蛋白含量，还能促进骨髓造血干细胞的增殖。

7. 对消化系统的影响　人参,党参,黄芪,四君子汤均能促进小肠吸收，调节胃肠道平滑肌运动，抗溃疡，保护胃黏膜的作用。

8. 延缓衰老　补虚药的延缓衰老与清除自由基，抗氧化作用有关。补虚药还可通过提高机体免疫功能，调节物质代谢，调节内分泌系统等多种途径产生延缓衰老作用。

➢ 主要的药效物质基础
1. 人参——人参多糖及人参皂苷
2. 党参——党参多糖
3. 黄芪——黄芪多糖及黄芪皂苷甲
4. 当归——当归多糖及阿魏酸
5. 枸杞子——枸杞多糖
6. 麦冬——麦冬多糖及麦冬皂苷
7. 冬虫夏草——虫草多糖及虫草素
8. 甘草——甘草甜素及甘草次酸
9. 淫羊藿——淫羊藿苷

【经典试题——真题再现】

最佳选择题

1. 具有抗毒素作用的清热药，不包括（2015年A型28题）
A. 黄芩　　B. 黄连　　C. 金银花
D. 石膏　　E. 蒲公英
答案：D

2. 具有兴奋子宫平滑肌作用的理气药,不包括(2015 年 A 型 29 题)
A. 枳实　　B. 枳壳　　C. 陈皮
D. 香附　　E. 木香
答案：D

3. 清热药的药理作用不包括(2016 年 A 型 29 题)
A. 解热　　B. 抗炎　　C. 延缓衰老
D. 抗肿瘤　E. 调节免疫
答案：C

4. 附子中去甲乌头碱强心作用的机制是(2016 年 A 型 30 题)
A. 兴奋 α 受体　　B. 促进 Ca^{2+} 内流
C. 阻断 M 受体　　D. 抑制 Na^+、K^+-ATP 酶
E. 兴奋 β 受体
答案：E

配伍选择题
A. 抗病原体　　B. 抑制免疫功能
C. 调节胃肠功能　D. 调节神经功能
E. 改善血液流变学特性
5. 祛风湿药雷公藤的主要药理作用的是(2016 年 B 型 60 题)
6. 理气药枳壳的主要药理作用是(2016 年 B 型 61 题)
7. 活血化瘀化瘀药丹参的主要药理作用是(2016 年 B 型 62 题)
答案：5. B　6. C　7. E

A. 抗炎　　B. 镇静　　C. 利尿
D. 解热　　E. 利胆
8. 理气药的主要药理作用是(2015 年 B 型 61 题)
9. 祛风湿药的主要药理作用是(2015 年 B 型 62 题)
答案：8. E　9. A

综合分析题
患者,男,50 岁,患消渴病 5 年,症见腰膝酸软、头晕耳鸣、骨蒸潮热、盗汗遗精、消渴,中医辨为肾阴虚证,处以六味地黄汤,药用：熟地黄 24g,酒萸肉 12g,山药 12g,泽泻 9g,牡丹皮 9g,茯苓 9g,7 剂,每日一剂,水煎服。
10. 针对其病证,该方的主要药理作用是(2015 年 C 型 107 题)
A. 解热　　B. 抗血栓　　C. 祛痰
D. 降血压　E. 降血糖
答案：E

某男,50 岁,感冒数日,症见寒热往来、胸胁苦满、饮食不振、心烦喜呕、口苦咽干,中医诊为外感病邪犯少阳证,治当解表散热、疏肝和胃,处以小柴胡汤,其药物组成为柴胡、黄芩、党参、大枣、生姜、姜半夏、甘草。
11. 处方中,属于辛凉解表药,具有明显解热作用的中药是(2016 年 C 型 106 题)
A. 党参　　B. 柴胡　　C. 黄芩
D. 生姜　　E. 甘草
答案：B

【强化练习】
最佳选择题
1. 与清热药"清泄里热"功效相关的代表药理作用是
A. 调节胃肠运动　B. 抗溃疡　　C. 强心
D. 利尿　　　　　E. 抗病原体

2. 青蒿素抗疟原虫作用发生在
A. 红细胞内期　　B. 红细胞外期
C. 红细胞前期　　D. 疟原虫配子体
E. 以上均非

3. 泻下作用为刺激性泻下的药物是
A. 芒硝　　B. 大黄　　C. 桃仁
D. 生当归　E. 火麻仁

4. 祛风湿药的代表药理作用是
A. 降压　　B. 发汗　　C. 抗炎镇痛
D. 调节胃肠运动　　E. 利尿

5. 能通过拮抗醛固酮受体发挥利尿作用的利水渗湿药是
A. 泽泻　　B. 茯苓　　C. 猪苓
D. 茵陈　　E. 苦参

6. 具有利胆,保肝作用的利水渗湿药,不包括
A. 半边莲　B. 茵陈　　C. 茯苓
D. 金钱草　E. 虎杖

7. 温里药能"助阳""散寒",治疗四肢厥冷,主要与哪项药理作用有关
A. 促进消化　B. 改善血液循环　C. 抗溃疡
D. 抗炎　　E. 抗心律失常

8. 理气药治疗气滞,气逆证的代表药理作用基

础是

A. 降压　　B. 利胆　　C. 抗溃疡

D. 调节胃肠运动　　　E. 利尿

9. 桔梗中皂苷类成分发挥祛痰作用的主要作用机制是

A. 使痰液中黏多糖纤维断裂

B. 兴奋呼吸中枢　　C. 抑制呼吸道分泌

D. 抑制纤毛运动

E. 刺激咽喉黏膜反射性引起呼吸道分泌增加，稀释痰液

10. 不属于补虚药的主要药理作用的是

A. 增强学习记忆功能　B. 增强机体免疫功能

C. 抗炎镇痛　D. 调节血脂代谢　E. 延缓衰老

配伍选择题

A. 番泻叶　B. 火麻仁　C. 芒硝

D. 巴豆　　E. 芦荟

11. 属于容积性泻下药物的是

12. 属于润滑性泻下药物的是

参考答案

最佳选择题：1. E　2. A　3. B　4. C　5. B　6. C

7. B　8. D　9. E　10. C

配伍选择题：11. C　12. B

第二节　毒　理

考点4　中药的不良反应

1. **副作用**　是指在治疗剂量下所出现的与治疗目的无关的作用。

麻黄治疗哮喘时—失眠

大黄—妇女月经过多

2. **毒性反应**　是指用药剂量过大或用药时间过长而产生的对机体组织器官的损害性反应。生半夏—口舌麻木；雷公藤和人参、甘遂、芫花、莪术、天花粉、狼毒、巴豆、雷公藤、石菖蒲。

3. **变态反应**　最常见的是过敏反应，与用药剂量无关。

过敏反应—药热、皮疹、荨麻疹、哮喘

4. **后遗效应**　是指停药后血药浓度已降至最低有效浓度以下时残存的药物效应。

如洋金花等可致次日口干、视物模糊。

5. **特异质反应**　多与遗传因素异常相关，

如蚕豆引起溶血性黄疸。

6. **依赖性**　反复或长期应用某些中药，患者产生心理或生理依赖，一旦停药，就出现戒断症状（兴奋，失眠，出汗，呕吐，震颤，甚至虚脱，意识丧失），若此时给予适量该药物，症状立即消失。如牛黄解毒片、应用风油精的精神依赖；罂粟壳、麻黄的生理依赖。

【经典试题】

最佳选择题

1. 在治疗剂量下发生的与治疗目的无关的不良反应是

A. 副作用　B. 特殊毒性反应　C. 后遗效应

D. 急性毒性反应　　E. 变态反应

答案：A

【强化练习】

1. 毒性表现以损害机体肝肾功能及内分泌系统功能为常见的不良反应是

A. 副作用　　　　B. 急性毒性反应

C. 特殊毒性反应　D. 长期毒性反应

E. 变态反应

2. 与遗传因素异常相关的不良反应是

A. 副作用　　　B. 特异质反应

C. 变态反应　　D. 急性毒性反应

E. 变态反应遗效应

3. 长期服用某种药物，机体所产生的从躯体或精神上渴求用药的表现是

A. 后遗效应　B. 副作用　　C. 依赖性

D. 急性毒性反应　　E. 变态反应

配伍选择题：

4. 停药后，血药浓度已在阈浓度以下，但药理效应还持续表现，称为

A. 后遗效应　B. 副作用　　C. 依赖性

D. 急性毒性反应　　E. 变态反应

配伍选择题

A. 特异质反应　B. 后遗效应　C. 副作用

D. 变态反应　　E. 毒性反应

5. 麻黄治疗哮喘时，会出现失眠现象，被认为

6. 服用洋金花可致次日口干，视物模糊等表现，被认为

7. 患者由于红细胞膜内葡萄糖-6-磷酸脱氢酶不足或缺失，服用蚕豆会引起溶血性黄疸，被

认为

参考答案

最佳选择题：1. D　2. B　3. C　4. B

配伍选择题：5. C　6. B　7. A

考点5　中药成分的毒性

1. 含生物碱类中药的毒性

（1）乌头碱

中药：川乌、草乌、附子、天雄、雪上一枝蒿

中毒表现：

①对神经系统、心血管系统和消化系统均有明显的毒性。

②内服乌头碱 0.2mg 时即可引起中毒，致死量为 2～5mg。

③乌头碱对心脏的毒性主要表现为严重复杂多变的心律失常等（与心有关）。

（2）雷公藤碱

中药：雷公藤、昆明山海棠

中毒表现：可引起视丘、中脑、延脑、脊髓的病理改变。

（3）番木鳖碱

中药：马钱子

中毒表现：可选择性地兴奋脊髓，对中枢神经有极强的兴奋作用，中毒量则抑制呼吸中枢。

（4）莨菪碱、东莨菪碱

中药：洋金花

中毒表现：累及传出神经系统，其机制与阻断 M-胆碱受体而抑制心脏有关。

2. 含有机酸类中药的毒性

马兜铃酸

中药：马兜铃，关木通、细辛、天仙藤、广防己、青木香

中毒表现：具有肾毒性和致癌性的物质。

3. 含苷类中药的毒性

（1）强心苷

中药：洋地黄、万年青、八角枫、蟾酥、夹竹桃

中毒表现：小剂量有强心作用；较大剂量或长时间应用可致心脏中毒。

（2）氰苷类

中药：杏仁、桃仁等

中毒表现：产生氰氢酸，阻止细胞的氧化反应，表现为组织缺氧，如头昏、头痛、紫绀、呼吸困难等，严重者可因窒息及呼吸衰竭而死亡。

（3）皂苷类

中药：商陆、黄药子

中毒表现：可引起胃肠刺激症状，产生腹痛、腹泻，大剂量可引起中枢神经系统麻痹及运动障碍，长期服用尚可损害肾脏、肝脏等。

（4）黄酮苷类

中药：芫花、广豆根

中毒表现：刺激胃肠道引起恶心呕吐，也能导致肝脏损害，出现黄疸等症状。

4. 含毒蛋白类中药的毒性

中药：巴豆、苍耳子、蓖麻子

中毒表现：存在于植物的种子中，对胃肠黏膜有强烈的刺激和腐蚀作用，能引起广泛性内脏出血。

5. 含萜类及内酯类中药的毒性

中药：大戟、芫花、黄药子、艾叶

中毒表现：局部的强烈刺激作用，内服可引起肝细胞损害，抑制中枢神经系统等毒性反应。

如：（1）艾叶油对皮肤有刺激，内服刺激胃肠道及引起肝细胞损害。

（2）马桑：马桑内酯和吐丁内酯（倍半萜）等。γ-氨基丁酸受体拮抗剂，能兴奋中枢神经系统。

6. 含重金属类中药的毒性

（1）含砷类

中药：砒霜，雄黄——遇热易分解变成有剧毒的三氧化二砷

中毒表现：具有原浆毒作用，引起心，肝，肾和肠充血，造成肝小叶中心坏死，上皮细胞坏死，毛细血管扩张等中毒现象。

（2）含汞类

中药：水银，朱砂，轻粉，红粉

中毒表现：汞离子与酶蛋白的巯基结合，使酶失活，阻碍细胞呼吸与正常代谢。

（3）含铅类

中药：黄丹，密陀僧，樟丹，黑锡丹

中毒表现：直接破坏红细胞和抑制骨髓造血功能，可引起胃肠炎性改变，并通过神经反

射引起平滑肌和血管痉挛而致肠绞痛。

【经典试题】

最佳选择题

1. 附子中的乌头碱的主要毒性是
A. 心脏毒性   B. 肝肾毒性   C. 黏膜刺激性
D. 兴奋脊髓，抑制呼吸中枢   E. 胃肠道反应
2. 毒蛋白类成分主要存在于哪类药材中
A. 果实类   B. 花蕾类   C. 茎叶类
D. 根类   E. 种子类
3. 毒蛋白类成分的毒性主要表现是
A. 心脏毒性
B. 黏膜刺激，腐蚀，引起内脏出血
C. 兴奋脊髓，抑制呼吸中枢
D. 肝肾毒性   E. 中枢兴奋
4. 可引起组织缺氧，出现呼吸困难，头昏、头痛，发绀等表现的成分是
A. 强心苷   B. 黄酮苷   C. 氰苷
D. 皂苷   E. 生物碱
5. 主要为心脏毒性，可引起各种心律失常表现的成分是
A. 强心苷   B. 黄酮苷   C. 氰苷
D. 皂苷   E. 生物碱
6. 服用马桑所表现出的消化道与中枢神经系统毒性，主要毒性物质的基础是
A. 黄酮苷   B. 强心苷   C. 氰苷
D. 生物碱   E. 马桑内脂
7. 长期摄入，能表现出原浆毒作用，干扰组织代谢及引起皮肤损害的重金属是
A. 铁   B. 汞   C. 砷   D. 铜   E. 铅
8. 长期摄入，可引起卟啉代谢紊乱，阻碍血红蛋白合成，并直接破坏红细胞的重金属是
A. 铁   B. 汞   C. 砷   D. 铜   E. 铅

配伍选择题

A. 附子   B. 槟榔   C. 独活
D. 苦杏仁   E. 关木通
9. 主要对心血管系统有毒性的药物是
10. 主要对肾脏有毒性的药物是
11. 可引起组织缺氧，致使呼吸困难，甚至因窒息及呼吸衰竭而死亡的中药是
A. 乌头碱   B. 砷化合物   C. 强心苷
D. 麻黄碱   E. 氰苷，氢氰酸
12. 杏仁，桃仁的主要毒性成分是
13. 蟾酥，夹竹桃的主要毒性成分是
14. 砒霜、雄黄的主要毒性成分是

参考答案

最佳选择题：1. A   2. E   3. B   4. C   5. A
6. E   7. C   8. E
配伍选择题：9. A   10. E   11. D   12. E   13. C
14. B

单元测试

一、最佳选择题（A型题）

每题1分。题干在前，选项在后。每道题的备选选项中，只有一个最佳答案，多选、错选或不选均不得分。

1. 配长期给药可使中枢NA和DA含量增加的中药是（考点1）
A. 石膏，知母   B. 黄连、黄柏
C. 附子，干姜   D. 茯苓，白术
E. 以上均非
2. 解表药的代表药理作用是（考点3）
A. 发汗   B. 降压   C. 抗血栓
D. 利尿   E. 调节胃肠运动
3. 温里药治"亡阳证"的主要药理学基础是（考点3）
A. 镇痛   B. 抗炎   C. 降压
D. 强心，扩张血管   E. 增强免疫功能
4. 活血化瘀药的主要药理作用不正确的是（考点3）
A. 抗惊厥   B. 抗血栓   C. 改善血液流变学
D. 改善微血流   E. 改善血流动力学
5. 与剂量无关的不良反应是（考点4）
A. 副作用   B. 特殊毒性反应
C. 急性毒性反应   D. 后遗效应
E. 变态反应
6. 马钱子中的生物碱番木鳖碱的主要毒性是（考点5）
A. 肝肾毒性   B. 心脏毒性   C. 黏膜刺激性
D. 兴奋脊髓，抑制呼吸中枢   E. 胃肠道反应
7. 马兜铃酸的主要毒性是（考点5）
A. 肝毒性   B. 心脏毒性   C. 神经毒性
D. 肾毒性   E. 黏膜毒性

二、配伍选择题（B型题）

每题1分。备选答案在前，试题在后。每组若干小题。备选项可重复选用，也可不选用。每组题均对应同一组备选答案，每题只有一个正确答案。

A. 葛根　　B. 桂枝　　C. 麻黄
D. 防风　　E. 柴胡

8. 解表药中发汗作用最为显著的药物是（考点3）
9. 解表药中解热作用最为显著的药物是（考点3）

A. 发汗，解热，调整肠道运动
B. 收敛，止血，止泻
C. 抗病原体，抗炎，致泻
D. 增强或调节机体免疫功能
E. 以上均非

10. 辛味药的主要药理作用（考点2）
11. 苦味药的主要药理作用（考点2）
12. 甘味药的主要药理作用（考点2）

A. 长期毒性反应　　B. 特异质反应
C. 副作用　　D. 急性毒性反应　　E. 变态反应

13. 服用当归，丹参，穿心莲后，个别患者出现荨麻疹表现，被认为是（考点4）
14. 生半夏服少量即出现口舌麻木，甚至灼痛肿胀，不能发音，流涎，呕吐，全身麻木，呼吸迟缓，痉挛，重者呼吸中枢麻痹而死亡，被认为是（考点4）

A. 毒蛋白　　B. 内酯　　C. 皂苷
D. 汞　　E. 强心苷

15. 商陆，黄药子等的主要毒性成分是（考点5）
16. 朱砂，轻粉，红粉等的主要毒性成分是（考点5）
17. 巴豆，苍耳子，蓖麻子的主要毒性成分是（考点5）

参考答案

最佳选择题：1. C　2. A　3. D　4. A　5. E　6. D　7. D
配伍选择题：8. C　9. E　10. A　11. C　12. D　13. E　14. D　15. C　16. D　17. A

第八章 常用中药的鉴别

章节概述

中药与方剂共计包含5个小节的内容，历年考试分值在26分左右，是本科目中十分中药的章节，依据药味数以及分值占比来看，应重点复习根及根茎类中药，皮类中药，动物类中药及矿物类中药。又依据考试出题频率，由高至低划分一级考点，二级考点，三级考点，四级考点。复习中应重点复习一级考点和二级考点。在复习中可结合中药化学，中药炮制学，药二的单味中药一同来进行复习。

章节	内容	分值
第一节	根及根茎类中药	14～17分
	茎木类中药	0～2分
	皮类中药	4～5分
	叶类中药	0～1分
	花类中药	1～2分
	果实及种子类中药	4～5分
	全草类中药	0～1分
	藻、菌、地衣类中药	0～1分
	树脂类中药	0～1分
	其他类中药	0～1分
第二节	常用动物类中药的鉴别	2～3分
第三节	常用矿物类中药的鉴别	3～4分
合计		27～43分

第一节 常用植物类中药的鉴别

（一）根及根茎类中药

➢ **一级考点**

1. 狗脊

【来源】 蚌壳蕨科——金毛狗脊——干燥根茎

【产地】 福建，四川

【采收加工】

（1）生狗脊片——去硬根，叶柄及金黄色绒毛，切厚片，干燥。

（2）熟狗脊片——蒸后晒至六七成干，切厚片，干燥。

【特点】

（1）药材（图8-1）

①深棕色，表面残留金黄色绒毛

②质坚硬，不易折断

（2）生狗脊片

①切面（浅棕色），近边缘1～4mm处有1条棕黄色隆起的木质部环纹或条纹，边缘不整齐，偶有金黄色绒毛残留。

②质脆，易折断，有粉性。

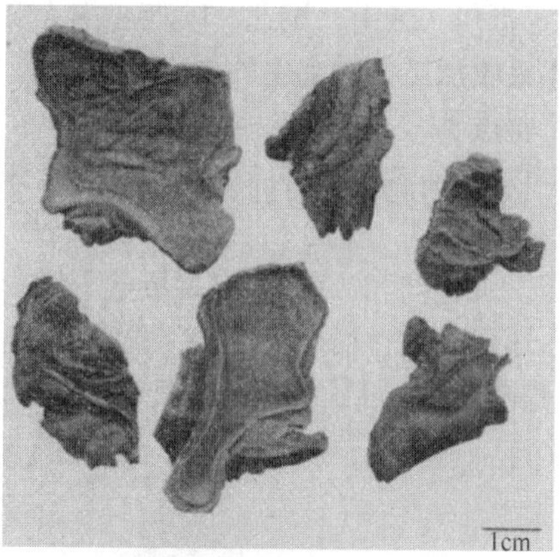

图8-1 狗脊

【经典试题——真题再现】

最佳选择题

1. 试卷附图中，下图所示的饮片是（2016年A型33题）

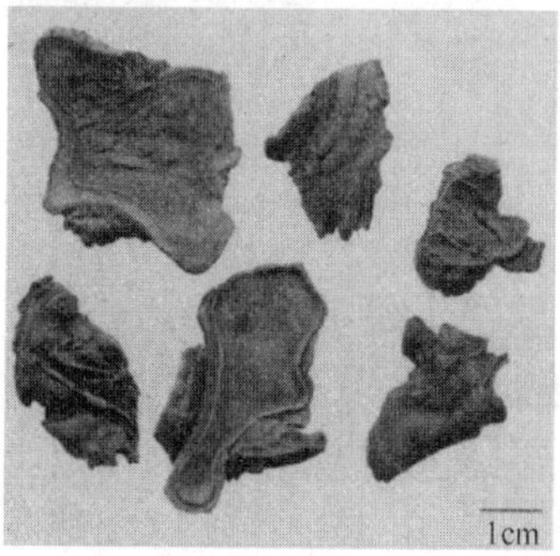

A. 地榆　　B. 川牛膝　　C. 狗脊
D. 何首乌　　E. 商陆
答案：C

2. 狗脊表面
A. 被粗刺　　B. 被金黄色绒毛
C. 被棱线　　D. 被硬毛
E. 密被排列整齐的叶柄残基及鳞片
答案：B

3. 狗脊的入药部位是
A. 块根　B. 根茎　C. 干燥根茎和叶柄残疾
D. 块茎　E. 磷茎
答案：B

2. 大黄

【来源】　蓼科植物——掌叶大黄、唐古特大黄、药用大黄——干燥根及根茎

【产地】　甘肃，青海，西藏，四川（北大黄）贵州，云南，湖北，陕西（南大黄）

【采收加工】　刮去外皮（忌用铁器）

【特点】
（1）气清香，味苦而微涩，嚼之粘牙，有沙粒感。
（2）根茎髓部宽广，有"星点（异形维管束）"环列或散在根木部发达，具发射状纹理，形成层环明显，无"星点"（图8-2）。

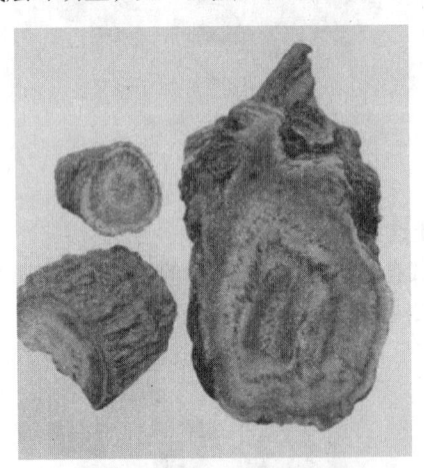

图8-2　大黄

【经典试题】

最佳选择题

1. 大黄刮去外皮时忌用
A. 铁器　　B. 玻璃器皿　C. 瓷器
D. 竹器　　E. 木器
答案：A

2. 大黄的气味是
A. 气微，味微苦，涩
B. 气清香，味苦微涩，嚼之粘牙，有沙粒感
C. 气香，味微甘而苦涩
D. 气特殊，味初微涩，渐苦而辛
E. 气微，味微甜而稍苦涩
答案：B

3. 大黄药材横切面
A. 根部"星点"环列　B. 根茎有星点
C. 根和根茎均无星点　D. 根和根茎都有星点
E. 类白色
答案：B

多项选择题

4. 大黄的来源有
A. 掌叶大黄　B. 药用大黄　C. 唐古特大黄
D. 藏边大黄　E. 河套大黄
答案：ABC

3. 何首乌

【来源】　蓼科植物——何首乌——干燥块根

【产地】　主产于河南，湖北，广西，广东，贵州，四川，江苏

【特点】
（1）形状——呈团块或不规则纺锤形（图8-3）。
（2）颜色——表面红棕色或红褐色，皱缩不平，有浅沟；切面浅黄棕色或浅红棕色。
（3）性质——体重，质坚实，不易折断。
（4）其他——气微，味微苦而甘涩。
（5）特点——显粉性，皮部有4~11个类圆形异型维管束环列，形成云锦花纹（图8-4）。

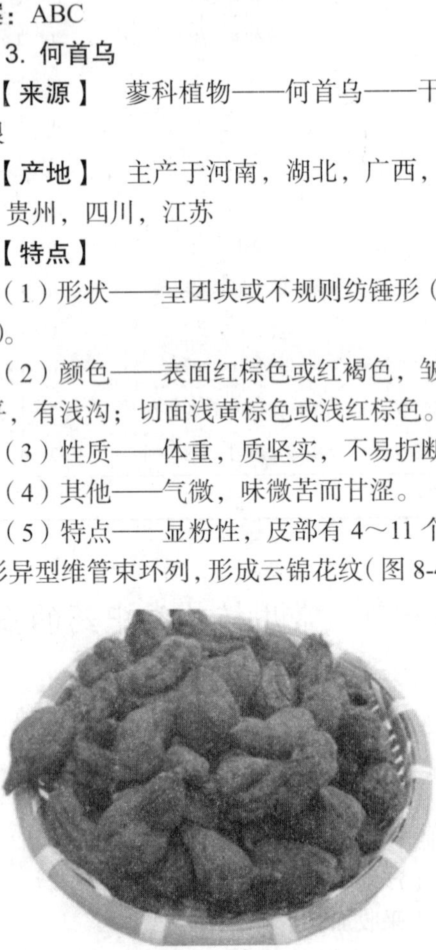

图8-3　何首乌

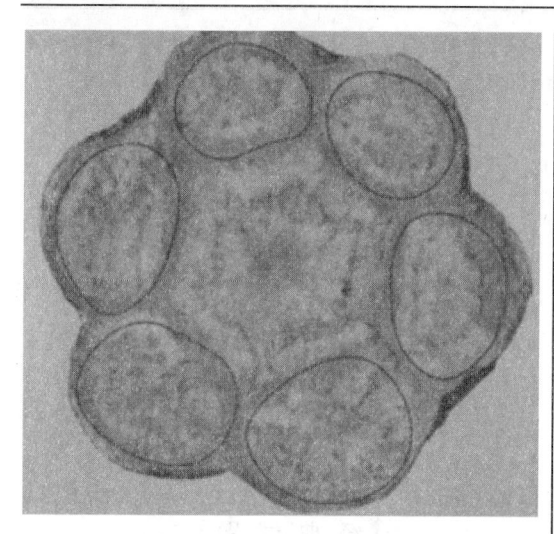

图 8-4　何首乌的云锦花纹

4. 商陆
【来源】　商陆科植物——商陆或垂序商陆——干燥根

【产地】　主要产自湖南，湖北，安徽，陕西

【特点】
（1）形状——横切或纵切的不规则块片，厚薄不等。
（2）颜色——外皮灰黄色或灰棕色，切面浅黄棕色或黄白色。
（3）性质——质硬。
（4）气味——气微，味稍甜，久嚼麻舌。
（5）特点——木部隆起，形成数个突起的同心性环轮，俗称"罗盘纹"。
纵切片木部呈平行条状突起。见图8-5。

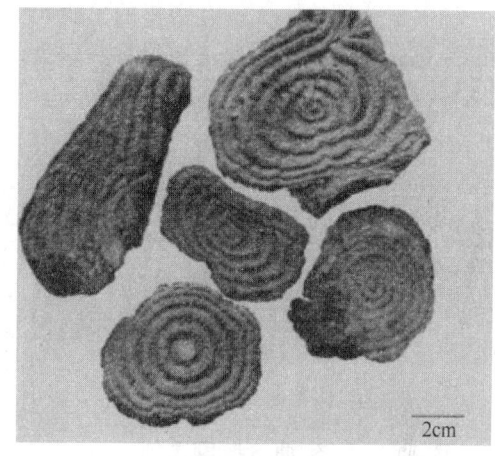

图 8-5　商陆

【经典试题——真题再现】

配伍选择题

A. 车轮纹　　B. 罗盘纹　　C. 菊花心
D. 星点　　　E. 云锦状花纹

1. 试卷附图中，图的横切面特性习称（2015年B型83题）

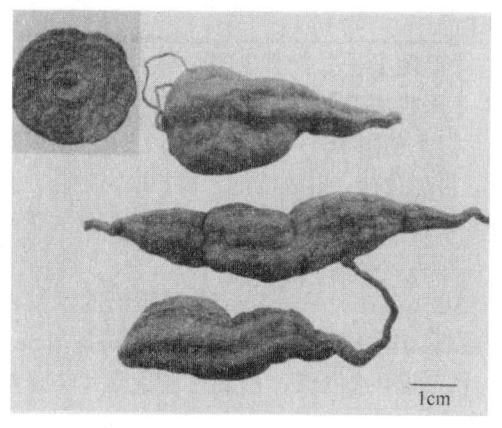

答案：E

最佳选择题

2. 何首乌异型维管束的存在部位是
A. 木栓层　　B. 皮部　　C. 木质部
D. 木栓层内侧　E. 木栓层内侧和韧皮部外侧
答案：B

3. 何首乌的科属及入药部位
A. 百合科，鳞茎　　B. 兰科，块茎
C. 天南星科，块茎　D. 茜草科，根及根茎
E. 蓼科，块根
答案：E

【经典试题】

配伍选择题

A. 车轮纹　　B. 罗盘纹　　C. 菊花心
D. 星点　　　E. 云锦状花纹

1. 试卷附图中，下图中的横切面特征习称（2015年B型82题）

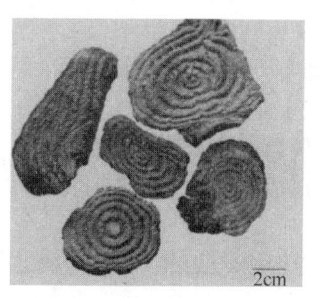

答案：B

最佳选择题

2. 某药材气微，味稍甜，久嚼麻舌，药用部位是根，此药材是

A. 大黄　　B. 牛膝　　C. 何首乌
D. 威灵仙　　E. 商陆

答案：E

5. 银柴胡

【来源】 石竹科植物——银柴胡——干燥根

【产地】 主产于宁夏，陕西，甘肃及内蒙古等地

【特点】

（1）有扭曲的纵皱纹及支根痕，多具孔穴状或盘状凹陷，习称"砂眼"。

（2）根头部略膨大，有密集的呈疣状突起的芽苞，茎或根茎的残基，习称珍珠盘，见图8-6。

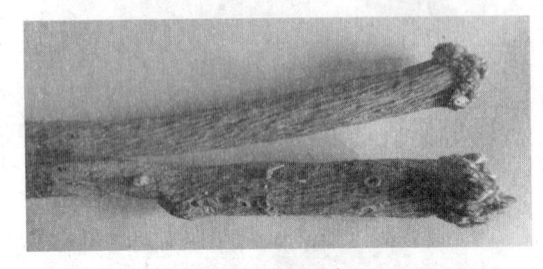

图8-6　银柴胡

【经典试题】

最佳选择题

1. 具有"砂眼"和"珍珠盘"的中药材是

A. 藁本　　B. 银柴胡　　C. 三棱
D. 白薇　　E. 白及

答案：B

6. 川乌

【来源】 毛茛科植物——乌头——干燥母根

【产地】 主产于四川

【特点】

（1）气微，味辛辣，麻舌。

（2）形成层环纹呈多角形，见图8-7。

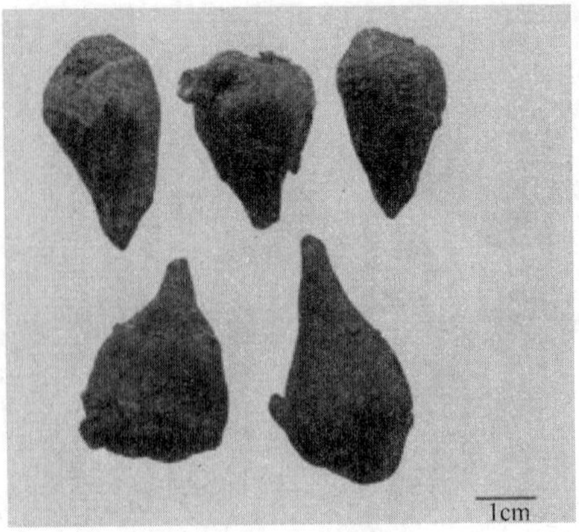

图8-7　川乌

【经典试题】

最佳选择题

1. 川乌断面可见多角形环纹，它是

A. 石细胞环带　　B. 内皮层　　C. 纤维层
D. 形成层　　E. 外皮层

答案：D

7. 附子

【来源】 毛茛科植物——乌头——子根的加工品

【产地】 主产于 四川、陕西

【采收加工】

（1）盐附子——浸入食用胆巴的水溶液过夜，再加食盐，继续浸泡，每日取出晒晾，并逐渐延长晒晾时间，直至附子表面出现大量结晶盐粒（盐霜），体质变硬为止。

（2）黑顺片——浸入食用胆巴的水溶液中数日，连同浸液煮至透心，纵切成厚0.5cm的片，再用水浸漂，用调色液使附片染成浓茶色。

（3）白附片——浸入食用胆巴的水溶液中数日，连同津液煮至透心，捞出，剥去外皮，纵切成0.3cm的片。

【特点】

（1）盐附子（图8-8）

①表面灰黑色，被盐霜，顶端有凹陷的芽痕，周边有瘤状突起的支根或支根痕。

②体重，横切面灰褐色，可见充满盐霜的

小空隙及多角形形成层环纹。

③气微，味咸而麻，刺舌。

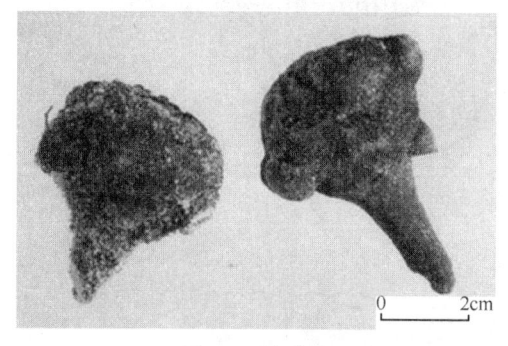

图 8-8 盐附子

(2) 黑顺片（图 8-9）

①外皮黑褐色，切面暗黄色，油润光泽

②断面角质样

③气微，味淡

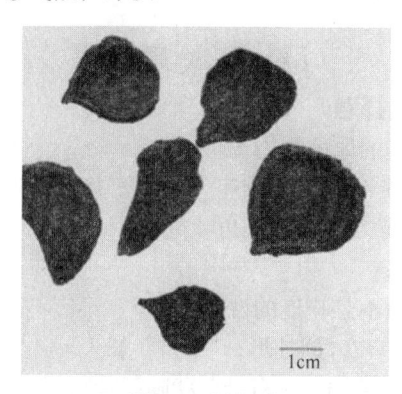

图 8-9 黑顺片

(3) 白附片（图 8-10）

①无外皮

②黄白色

③半透明

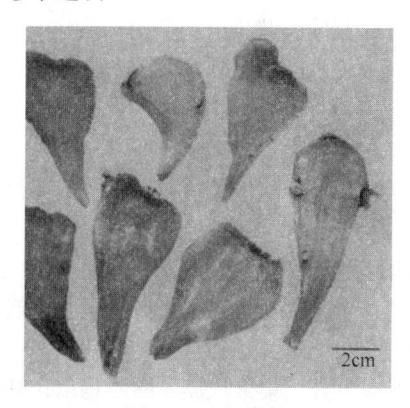

图 8-10 白附件

【经 典 试 题】

最佳选择题

1. 附子的来源为
A. 北乌头的主根　B. 草乌的块根
C. 乌头的主根　　D. 乌头子根的加工品
E. 北乌头子根的加工品

答案：D

2. 附子常见的商品规格有
A. 泥附子、盐附子、白附子
B. 盐附子、黑顺片、白附片
C. 黑顺片、白顺片、黄顺片
D. 泥附子、黑顺片、白附片
E. 盐附子、黄附子、黑顺片

答案：B

3. 盐附子的形状和表面特征是
A. 类圆形，表面灰棕色，有盐霜，较光滑
B. 圆锥形，表面黄褐色，有盐霜，较光滑
C. 长圆形，表面淡棕色，皱缩，有盐霜
D. 圆锥形，表面灰黑色，有盐霜，顶端有凹陷的芽痕
E. 不规则圆锥形，表面灰褐色，皱缩

答案：D

配伍选择题

A. 需在沸水中略烫
B. 需放入胆巴水中夜泡日晒，反复多次直至表面出现大量结晶盐粒
C. 需胆巴水泡后煮透心，纵切片
D. 需胆巴水浸后，煮透心，去外皮后纵切片
E. 直接晒干

4. 黑顺片加工时
5. 盐附子加工时
6. 白附片加工时

答案：4. C　5. B　6. D

8. 黄连

【来源】　毛茛科科植物——黄连（味连）、三角叶黄连（雅连）、云连（云连）——干燥根茎

【产地】　味连主产于重庆、四川，雅连主产于四川，云连主产于云南。

【特点】

(1) 味连（图 8-11）

①多分枝，常弯曲，集聚成簇，形如鸡爪。

②质硬，断面不整齐，木部鲜黄色或橙黄色，呈放射状排列，髓部有的中空。
③气微，味极苦。
④有的结节表面光滑如茎秆，习称"过桥"。

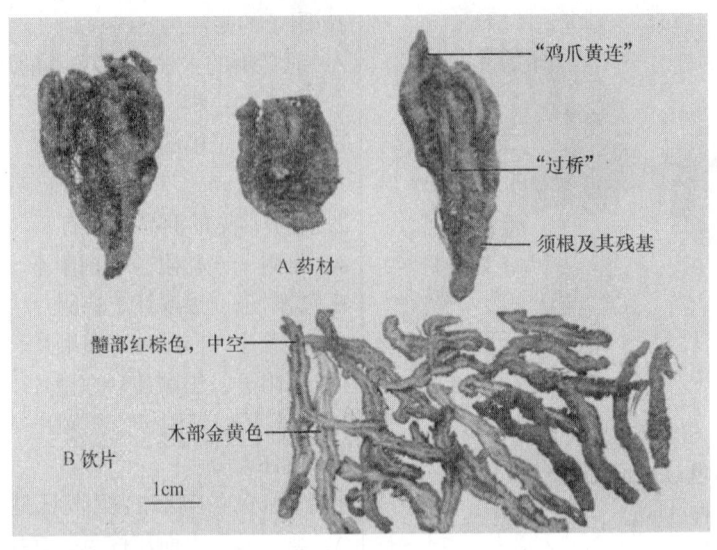

图 8-11 味连

（2）雅连——多为单枝，"过桥"较长，见图 8-12。

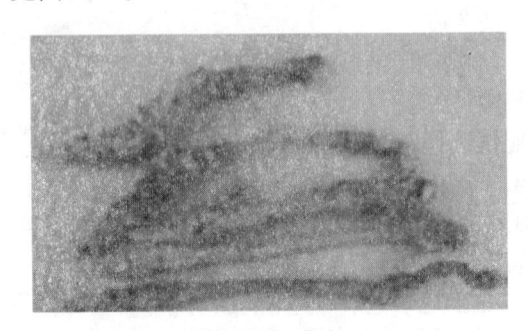

图 8-12 雅连

（3）云连——弯曲呈钩状，多为单枝，图 8-13。

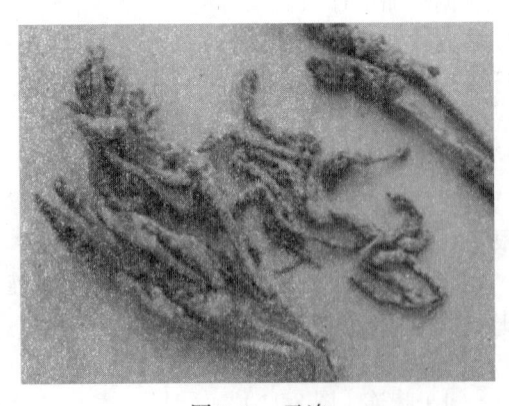

图 8-13 云连

【经典试题】

最佳选择题

1. 味连的原植物为
A. 黄连　　B. 雅连　　C. 峨眉野连
D. 云南黄连　E. 三角叶黄连
答案：A

2. 哪项不是味连的性状特征
A. 多单枝，圆柱形，"过桥"长
B. 表面黄褐色，有结节状隆起及须根痕
C. 断面不整齐，木部鲜黄色或橙黄色
D. 气微，味极苦
E. 有放射状纹理，中央有髓
答案：A

3. 味连主产于
A. 吉林，辽宁，黑龙江　B. 云南
C. 河南　　D. 甘肃　　E. 重庆，四川
答案：E

4. 黄连的味
A. 极苦　B. 苦　C. 甜　D. 涩　E. 微甜
答案：A

配伍选择题

A. 云连　　B. 雅连　　C. 短萼黄连
D. 味连　　E. 峨眉野连

5. 根茎多分枝，集聚成簇，形似鸡爪；单枝呈

不规则结节状隆起,有"过桥"和磷叶,断面木部鲜黄色或橙黄色,呈放射状
6. 多单枝,长而较直,"过桥"长的是
7. 多单枝,细小弯曲如钩,"过桥"较短的是
答案:5. D 6. B 7. A

9. 防己

【来源】 防己科植物——粉防己——干燥根

【产地】 主要产自浙江,安徽,湖北,湖南,江西

【特点】

(1)呈不规则圆柱形,弯曲处常有深陷横沟而成结节状的瘤块样,图8-14。

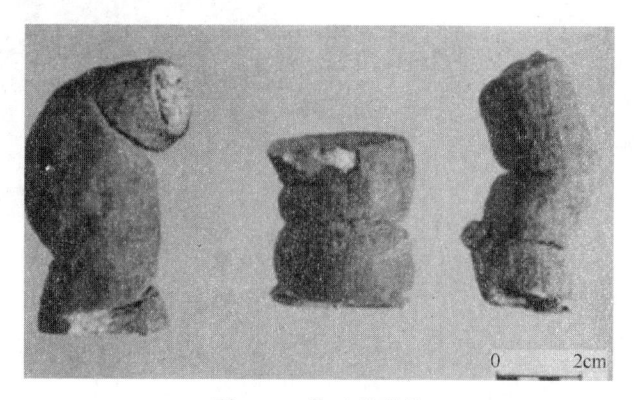

图8-14 防己的形状

(2)质坚实,短面平坦,富粉性;气微,味苦。

(3)断面有排列较稀疏的放射状纹理(车轮纹),图8-15。

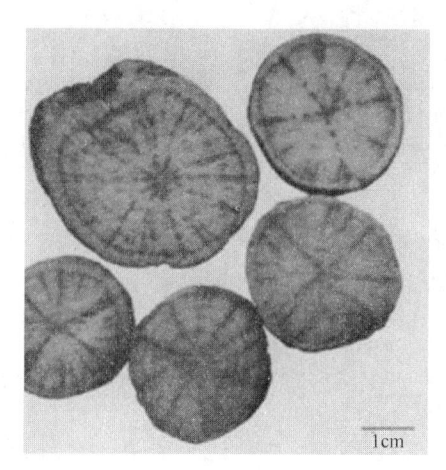

图8-15 防己断面

【经 典 试 题】

最佳选择题

1. 防己原植物的科名是

A. 马兜铃科　　　B. 毛茛科
C. 大戟科　　　　D. 防己科
E. 石竹科

答案:D

2. 防己断面可见

A. 车轮纹　　　　B. 星点
C. 云锦花纹　　　D. 罗盘纹
E. 朱砂点

答案:A

10. 甘草

【来源】 豆科植物——甘草,胀果甘草或光果甘草——干燥根及根茎

【产地】 主要产自内蒙古,甘肃,新疆(胀果甘草主产于新疆,甘肃,内蒙。光果甘草主产于新疆)。

【特点】

(1)气微,味甜而特殊

(2)切面黄白色至黄色,形成层明显,射线放射状,有裂隙,显"菊花心",图8-16。

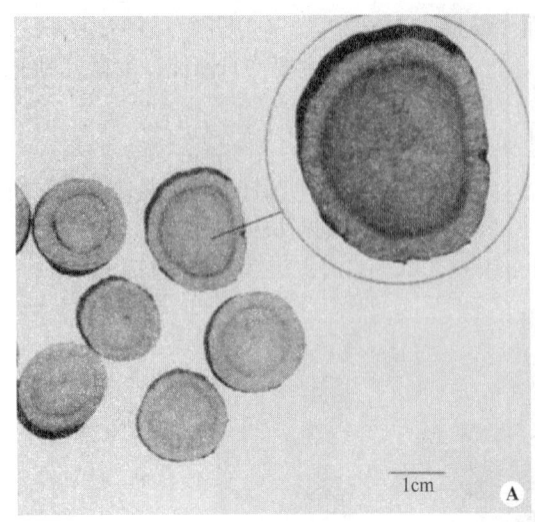

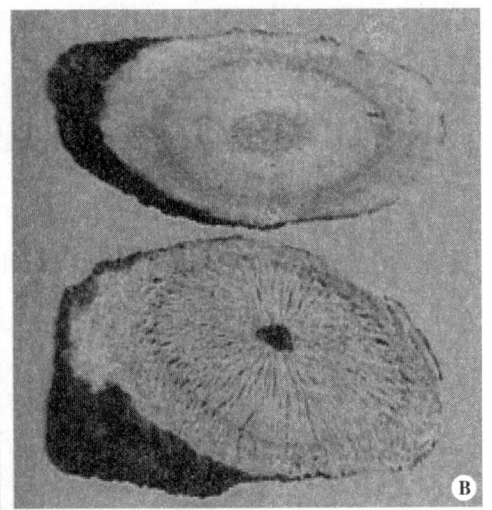

图 8-16 甘草

【经典试题】

最佳选择题

1. 光果甘草，胀果甘草为甘草的
A. 正品　　B. 代用品　　C. 伪品
D. 混淆品　　E. 加工品

答案：A

2. 甘草的主产地是
A. 山西，河北　　　B. 福建，山东
C. 内蒙古，甘肃，新疆
D. 辽宁，吉林，黑龙江　　E. 浙江，安徽

答案：C

3. 甘草的气味是
A. 气微，味甜而特殊
B. 气微，味微甜，嚼之微有豆腥气
C. 气微，味微苦而酸
D. 气辛香，味辛辣，麻舌
E. 香气浓郁，味苦，辛，稍麻舌，微回甜

答案：A

多项选择题

4. 甘草的法定来源是
A. 甘草　　B. 胀果甘草　C. 光果甘草
D. 苦甘草　　E. 刺果甘草

答案：ABC

11. 黄芪

【来源】　豆科植物——蒙古黄芪或膜夹黄芪——干燥根

【产地】　主要产自山西，内蒙古

【特点】

（1）质硬而韧，不易折断，断面纤维性强，并显粉。

（2）气微，味微甜。嚼之微有豆腥味。

（3）切面皮部黄白色，木部淡黄色，有放射状纹理及裂痕，显"菊花心"，有的中心偶有枯朽状，黑褐色或呈空洞，图 8-17。

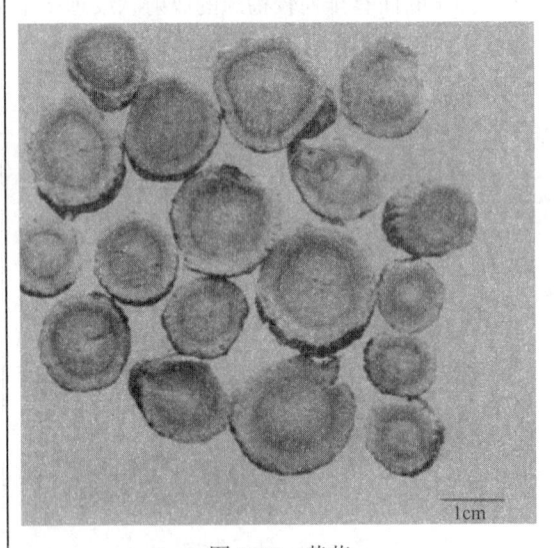

图 8-17　黄芪

【经典试题】

最佳选择题

1. 黄芪的气味是
A. 气微，味甜而特殊
B. 气微，味微甜，嚼之微有豆腥气

C. 气微，味微苦而酸
D. 气辛香，味微辣，麻舌
E. 香气浓郁，味苦，辛，稍麻舌，微回甜

答案：B

2. 圆柱形，质硬而韧，不易折断，断面纤维性强，并显粉性的中药材是

A. 白芷　　B. 人参　　C. 白芍
D. 甘草　　E. 黄芪

答案：E

3. 饮片切面显菊花心的药材为

A. 黄芪　　B. 防己　　C. 莪术
D. 泽泻　　E. 麦冬

答案：A

12. 人参

【来源】 五加科植物——人参——干燥根和根茎（栽培者为"园参"，播种在山林野生状态下自然生长的称"林下山参"习称"籽海"）。

【产地】 主产于吉林，辽宁，黑龙江

【采收加工】 园参除去支根，晒干或烘干，称"生晒参"，如不除去支根晒干或烘干，则称"全须生晒参"。

【特点】

（1）主根呈纺锤形或圆柱形，上部或全体有疏浅断续的粗横纹及明显的纵皱纹，下部有支根（根茎——芦头；不定根——艼；茎痕——芦碗），图 8-18。

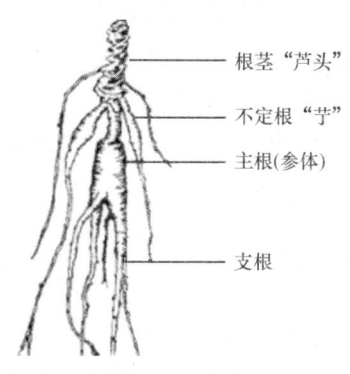

图 8-18　人参

（2）质较硬，断面淡黄色，显粉性。
（3）香气特异，味微苦，甘。
（4）皮部有黄棕色的点状树脂道及放射状裂隙，图 8-19。

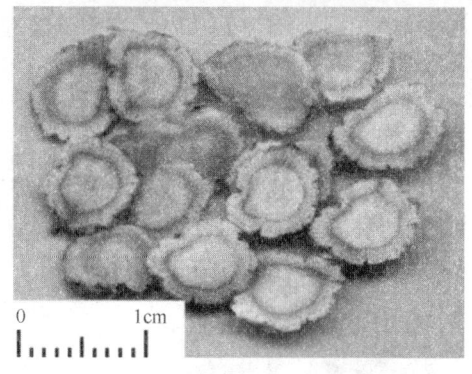

图 8-19　人参切片

【经 典 试 题】

最佳选择题

1. 人参组织中树脂道存在的位置是

A. 栓内层　　B. 木质部　　C. 皮部
D. 韧皮部与木质部　　E. 栓内层与韧皮部

答案：C

2. 播种在山林野生状态下自然生长的人参是

A. 园参　　B. 籽海　　C. 种参
D. 野参　　E. 山参

答案：B

配伍选择题

A. 芦头　　B. 芦碗　　C. 艼
D. 铁线纹　　E. 珍珠疙瘩

3. 人参的根茎习称
4. 人参根茎上的不定根习称
5. 人参根茎上的凹陷状茎痕习称

答案：3. A　4. C　5. B

多项选择题

6. 人参主产地是

A. 辽宁　　B. 吉林　　C. 黑龙江
D. 云南　　E. 广西

答案：ABC

13. 三七

【来源】 五加科植物——三七——干燥根和根茎

【产地】 主产于云南，广西

【采收加工】 分开主根，支根及根茎。主根习称"三七"，支根习称"筋条"，根茎习称"剪口"，须根习称"绒根"。

【特点】

（1）类圆锥形或圆柱形，有断续的纵皱

纹和支根痕,顶端有茎痕,周围有瘤状突起,图 8-20。

（2）体重,质坚实。

（3）气微,味苦回甜。

（4）木部微呈放射状排列,皮部有细小棕色树脂道。

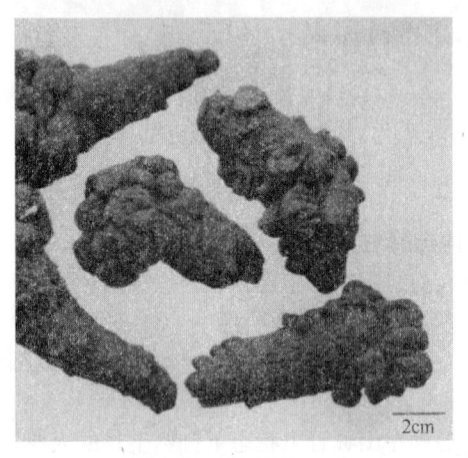

图 8-20 三七

【经典试题】

最佳选择题

1. 三七加工时剪下的芦头,支根,须根晒干后,其商品规格分别是
   A. 剪口,筋条,绒根　B. 芦头,筋条,绒根
   C. 筋条,剪口,绒根　D. 芦头,腿,须
   E. 根头,支根,须
   答案：A

2. 三七的气味为
   A. 气微,味苦　　　B. 气香,味辛
   C. 气微,味辛,辣　D. 气香,味苦,辛
   E. 气微,味苦而回甜
   答案：E

3. 药材三七的主产地是
   A. 黑龙江,吉林,辽宁　B. 四川
   C. 甘肃,山东　　D. 云南,广西　E. 浙江
   答案：D

配伍选择题

A. 芦头　　B. 剪口　　C. 筋条
D. 三七　　E. 绒根

4. 三七的根茎习称
5. 三七的支根习称
6. 三七的须根习称
答案：4. B　5. C　6. E

14. 地黄

【来源】　玄参科植物——地黄——新鲜或干燥块根

【产地】　主产于河南省

【采收加工】　秋季采挖,除去芦头,须根及泥沙,洗净,鲜用者习称"鲜地黄"。或将鲜生地缓缓烘焙,至内部变黑,约八成干,捏成团块,习称"生地黄"。

【特点】

（1）表面棕黑色或棕灰色。断面棕黑色或乌黑色,有光泽,具黏性,图 8-21。

（2）质较软而韧,不易折断。

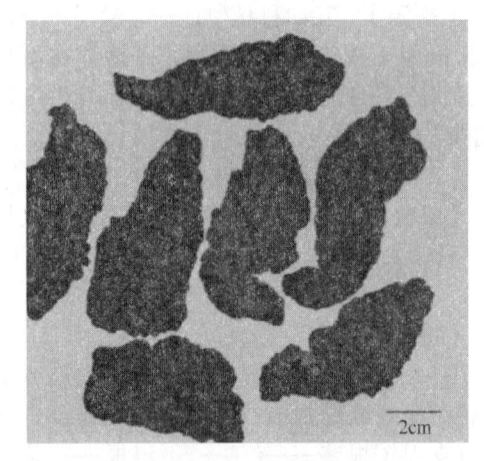

图 8-21 地黄

【经典试题】

最佳选择题

1. 以下可用鲜品入药的是
   A. 地黄　　B. 何首乌　　C. 黄连
   D. 大黄　　E. 人参
   答案：A

2. 生地黄的加工方法是
   A. 晒至半干,反复搓揉 3~4 次,晒至七八成干时,捆成小把,晒干
   B. 待水分稍蒸发后,捆成小把,上棚,用烟火慢慢熏干
   C. 置清水中,浸至无干心,闷透,切齐两端,用木板搓成圆柱状,晒干,打光
   D. 缓缓烘焙至内部变黑,约八成干,捏成团块

E. 置沸水中烫或煮至透心，刮去外皮，晒干

答案：D

15. 党参

【来源】 桔梗科植物——党参、素花当参或川党参——干燥根

【产地】 主产于山西，陕西，甘肃，四川等省及东北各地

【采收加工】 晒至半干，反复搓揉 3~4 次，晒至七八成干时，捆成小把，晒干。

【特点】

（1）呈长圆柱形，稍弯曲。根头部有多数疣状突起的茎痕及芽，每个茎痕的顶端呈凹下的圆点状（"狮子盘头"），见图 8-22。

（2）有特殊香气，味微甜

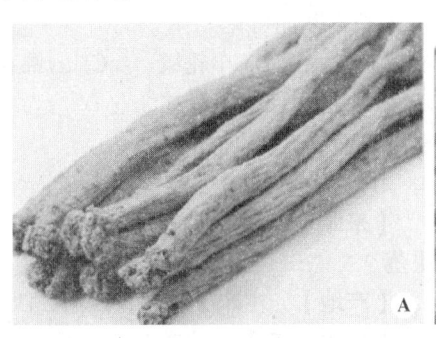

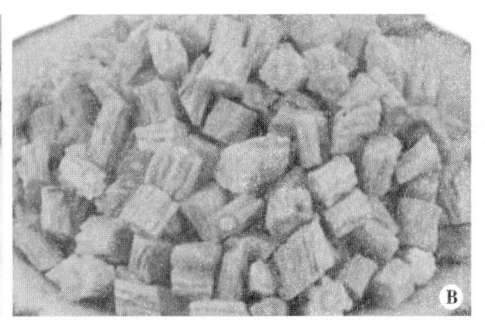

图 8-22 党参

【经典试题——真题再现】

最佳选择题

1. 根顶端具有多数有瘤状茎残基，习称"狮子头"的药材是（2016年 A 型 18 题）

A. 人参　　B. 丹参　　C. 党参
D. 桔梗　　E. 白术

答案：C

2. 党参的气味为

A. 气微，味苦，麻舌
B. 气微，味甘，辛，微苦
C. 有浓郁的香气，味苦
D. 有特异浓郁的香气，味甘，辛，咸
E. 有特殊的香气，味微甜

答案：E

3. 党参根顶端具有的瘤状茎残基习称

A. 蚯蚓头　　B. 芦头　　C. 狮子头
D. 金包头　　E. 芦碗

答案：C

多项选择题

4. 党参的来源有

A. 素华党参　B. 党参　　C. 川党参
D. 黄花党参　E. 红花当参

答案：ABC

16. 白术

【来源】 菊科植物——白术——干燥根茎

【产地】 主产于浙江"浙八味"

【特点】

（1）气清香，味甘，微辛，嚼之略带黏性

（2）断面，有棕黄色的点状油室散在

（3）切面黄白色或淡黄棕色，散生棕黄色的点状油室，木部具有放射状纹理，见图 8-23。

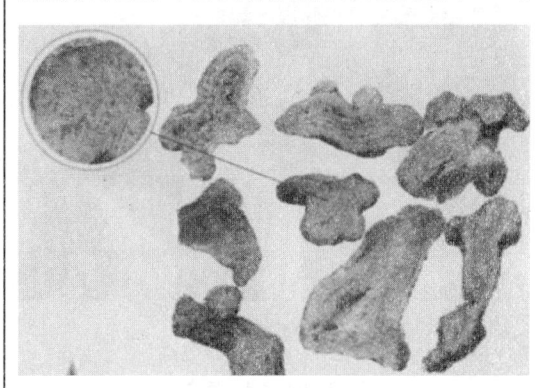

图 8-23 白术

【经典试题】

最佳选择题

1. 白术木部具放射状纹理，断面可见散生的棕黄色点状

A. 油细胞　　B. 树脂道　　C. 油管
D. 乳管　　　E. 油室

答案：E

2. 白术的主产地是

A. 云南　　B. 河北　　C. 福建
D. 甘肃　　E. 浙江
答案：E

3. 白术的分泌组织是
A. 树脂道　B. 油管　　C. 油室
D. 乳汁管　E. 油细胞
答案：C

17. 苍术

【来源】 菊科植物——茅苍术或北苍术——干燥根茎

【产地】 茅苍术主产于江苏，湖北，河南。北苍术主产于华北及西北地区。

【特点】

◆ 茅苍术

（1）气香特异。味微甘，辛，苦。

（2）断面，有棕黄色的点状油室散在，见图8-24。

（3）呈不规则类圆形或条形厚片。切面黄白色或灰白色，散有多数橙黄色或棕红色的油室（朱砂点），有的可析出白色细针状结晶，习称"起霜"。

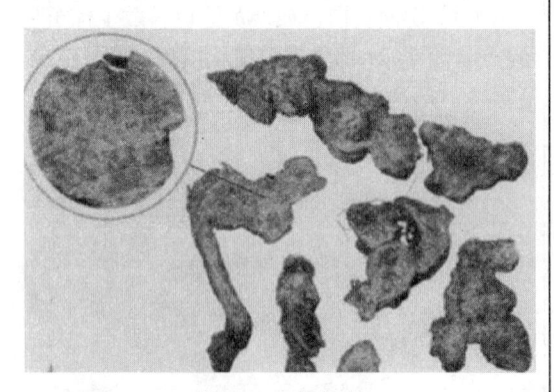

图 8-24　茅苍术

【经典试题】

最佳选择题

1. 白术与苍术的相同点有
A. 来源于菊科植物　　B. 药用部位为根
C. 断面散有棕黄色油点
D. 表面黄白色或黄褐色　E. 具败油气
答案：A

2. 断面散有"朱砂点"，暴露稍久可析出白色细针状结晶，习称"起霜"的药材为

A. 北苍术　B. 白术　　C. 茅苍术
D. 川木香　E. 羌活
答案：C

3. 下列药材中有油室的是
A. 丹参　　B. 玄参　　C. 茅苍术
D. 郁金　　E. 石菖蒲
答案：C

4. 茅苍术断面可见
A. 星点　　B. 车轮纹　C. 云锦花纹
D. 朱砂点　E. 罗盘纹
答案：D

18. 泽泻

【来源】 泽泻科植物——泽泻——干燥块茎

【产地】 主产于福建，四川，江西等省。

【采收加工】 除去茎叶，须根，洗净，干燥，装入竹筐中撞去须根及粗皮。

【特点】

（1）呈类球形，椭圆形或卵圆形，表面有不规则的横向环状浅沟纹和多数细小突起的须根痕，底部有的有瘤状芽痕，图8-25。

（2）质坚实，断面黄白色，粉性，有多数细孔。

（3）气微，味微苦。

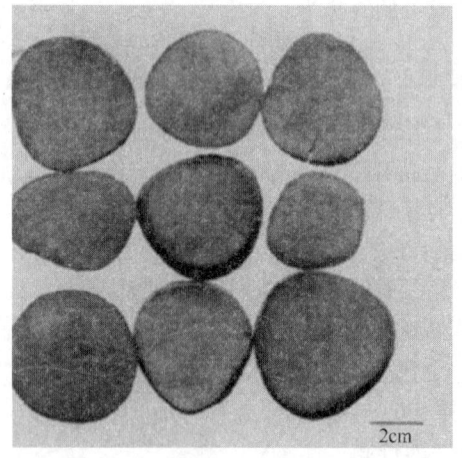

图 8-25　泽泻

【经典试题】

最佳选择题

1. 泽泻的主产地是
A. 浙江　　B. 福建　　C. 吉林

D. 河南　　　E. 江苏
答案：B
2. 采收加工时需撞去须根及粗皮的药材是
A. 玄参　　B. 丹参　　C. 泽泻
D. 川芎　　E. 郁金
答案：C
3. 饮片切面有多数细孔的药材为
A. 黄芪　　B. 防己　　C. 麦冬
D. 莪术　　E. 泽泻
答案：E

19. 川贝母
【来源】 百合科植物——川贝母（松贝），暗紫贝母（青贝），甘肃贝母（炉贝）梭砂贝母，太白贝母，瓦布贝母——干燥鳞茎
【产地】 川贝母主产于四川，西藏，云南；暗紫贝母主产于四川，青海等地；甘肃贝母主产于甘肃，青海，四川。
【特点】
（1）松贝
①呈类圆锥形或近球形。
②外层鳞叶2瓣，大小悬殊，大瓣紧抱小瓣，未抱部分呈新月形，习称"怀中抱月"顶部闭合，底部平，微凹入，图8-26。

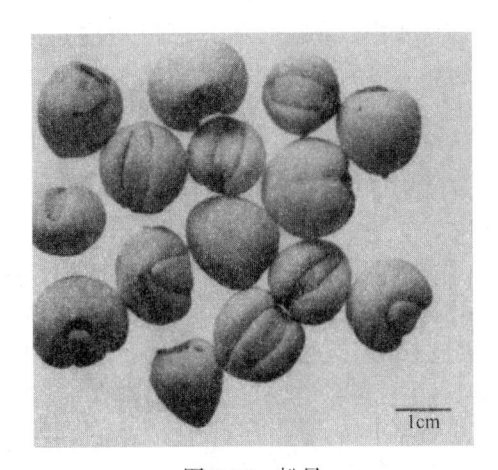

图8-26　松贝

（2）青贝
①呈类扁球形
②外层鳞叶2瓣，大小相近，相对抱合，习称"观音合掌"，顶端开裂，内有心芽和小鳞叶2~3枚及细圆柱形的残茎，图8-27。

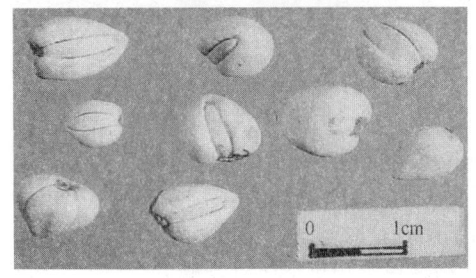

图8-27　青贝

（3）炉贝
①呈长圆锥形，外层鳞叶2瓣，大小相近，顶部多开裂而较平，习称"马牙嘴"，图8-28。
②表面类白色或浅棕黄色，有的具有棕色斑点，习称"虎皮斑"。

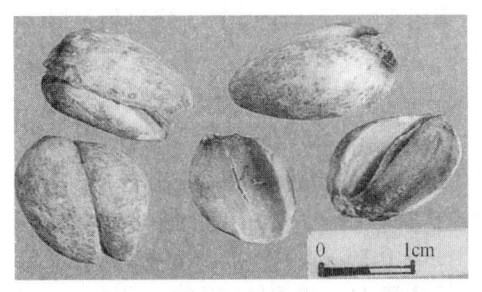

图8-28　炉贝

【经典试题——真题再现】
配伍选择题
A. 松贝　B. 青贝　C. 炉贝　D. 大贝　E. 珠贝
1. 直径0.5~2.5cm，表面类白色或浅棕黄色，相对抱合，顶端开裂而略尖，基部稍尖或较钝的是（2016年B型84题）
2. 直径0.3~0.9cm，表面类白色，外层鳞叶2瓣，大小悬殊，习称"怀中抱月"的是（2016年B型85题）
答案：1. C　2. A
最佳选择题
3. 川贝母的科属及入药部位为
A. 兰科，块茎　　　B. 百合科，鳞茎
C. 天南星科，块茎　D. 茜草科，根及根茎
E. 蓼科，块根
答案：B
4. 下列选项中不是《中国药典》规定川贝母的法定来源的是
A. 太白贝母　B. 湖北贝母　C. 暗紫贝母

D. 瓦布贝母 E. 梭砂贝母
答案：B
5. 下列对松贝的性状特征描述，正确的是
A. 鳞茎呈类圆锥形或近球形，外层鳞叶2瓣，大小悬殊，大瓣紧抱小瓣，未抱部分呈新月形，顶端闭合，底部平，微凹入
B. 鳞茎呈类扁球形，外层鳞叶2瓣，大小相近，相对抱合，顶端多开裂
C. 鳞茎呈长圆锥形，表面类白色或浅棕黄色，有的具棕色斑点，外层鳞叶大小相近，顶端裂开而略尖
D. 鳞茎扁球形，外层鳞叶2瓣，较大而肥厚，略呈肾形，相互抱合
E. 鳞茎外层单瓣肥厚鳞叶，略呈新月形
答案：A
6. 表面具有棕色斑点的中药材是
A. 松贝　　B. 青贝　　C. 炉贝
D. 大贝　　E. 珠贝
答案：C

20. 山药

【来源】　薯蓣科植物——薯蓣——干燥根茎

【产地】　主产于河南省的温县，武陟，博爱，沁阳等地

【采收加工】　冬季茎叶枯萎后采挖，切去根头，洗净，除去外皮及须根，干燥，即为"毛山药"；或除去外皮，趁鲜切厚片，干燥，称为"山药片"；或选择肥大顺直的毛山药，置清水中，浸至无干心，闷透，切齐两端，用木板搓成圆柱状，晒干，打光，习称"光山药"。

【特点】

（1）体重，质坚实，不易折断，断面白色，粉性，图8-29。

（2）味微，味淡，微酸。

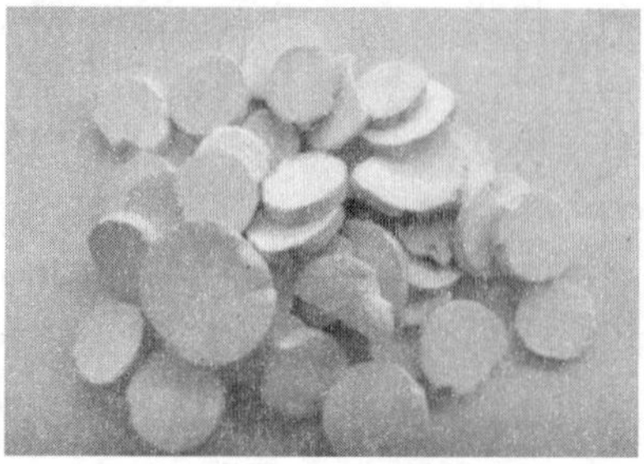

图8-29　山药断面

【经典试题】

最佳选择题
1. 山药的最佳采收期为
A. 春，秋二季　　　　B. 清明至谷雨
C. 秋末茎叶枯萎时　　D. 冬季茎叶枯萎后
E. 夏，秋二季
答案：D
2. 山药的主产地是
A. 河南　　B. 山东　　C. 四川
D. 广西　　E. 贵州
答案：A
3. 药材山药来源于
A. 薯蓣科植物薯蓣　　B. 豆科植物甘葛藤
C. 十字花科植物菘蓝　D. 豆科植物野葛薯
E. 蓣科植物山薯
答案：A
4. 光山药的加工方法是
A. 待水分稍蒸发后，捆成小把，上棚，用烟火慢慢熏干
B. 晒至半干，反复搓揉3-4次，晒至七八成干时，捆成小把，晒干
C. 置清水中，浸至无干心，闷透，切齐两端，用木板搓成圆柱状，晒干，打光
D. 置沸水中烫或煮至透心，刮去外皮，晒干
E. 缓缓烘焙至内部变黑，约八成干，捏成团块
答案：C

21. 天麻

【来源】　兰科植物——天麻——干燥块茎

【产地】　主产于四川，云南，贵州等省

【采收加工】　立冬后至次年清明前采挖，除去地上苗茎，立即洗净，蒸透心，敞开低温干燥。

【特点】

（1）质坚硬，不易折断，断面较平坦，黄白色至淡棕色，角质样，半透明（饮片），图8-30。

（2）气微，味甘。

（3）顶端有红棕色至深棕色的芽（习称：鹦哥嘴、红小辫，冬麻）或残留茎基（春麻），另一端有圆脐形疤痕（肚脐眼），图8-31。

A. 角质样，半透明，气微，味甘
B. 质坚实，断面较平整，略呈角质样，气微，味微苦涩
C. 质坚实，不易折断，断面黑色，微有光泽，气特异似焦糖，味甘，微苦
D. 体重，质坚实，断面灰绿色，黄绿或灰白色，气微，味苦回甜
E. 质坚实，断面白色或灰白色，显粉性。气芳香，味辛，微苦

答案：A

> 二级考点

22. 绵马贯众

【来源】 鳞毛蕨科植物——粗茎鳞毛蕨——干燥根茎和叶柄残基

【产地】 主产于黑龙江，吉林，辽宁

【特点】

（1）呈长倒卵形，略弯曲，上钝圆，下端尖，图8-32。

（2）表面黄棕色至黑褐色，密被排列整齐的叶柄残基及鳞片。

（3）断面有黄白色维管束5～13个，环列，每个叶柄残基的外侧常有3条须根，图8-33。

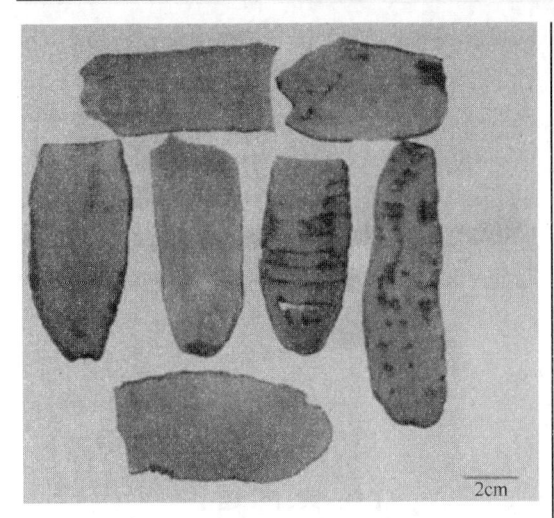

图 8-30 天麻断面

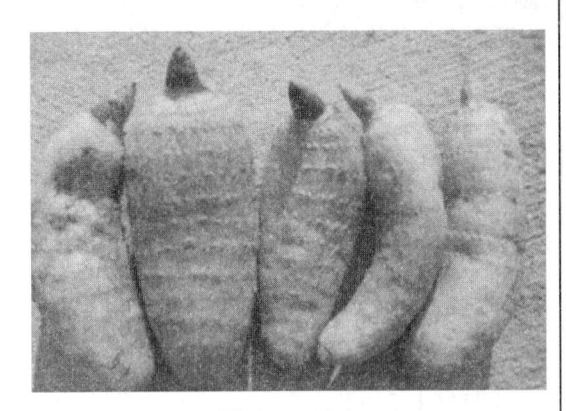

图 8-31 天麻

【经 典 试 题】

最佳选择题

1. 天麻的科属及入药部位为
A. 兰科，块茎　　B. 百合科，鳞茎
C. 茜草科，根及根茎　D. 天南星科，块茎
E. 蓼科，块根

答案：A

2. 天麻的主产地是
A. 黑龙江，吉林，辽宁　B. 山西，陕西
C. 山东，甘肃　　D. 四川，云南，贵州
E. 广东，福建

答案：D

3. 切面黄白色，角质样的是
A. 石菖蒲　B. 姜黄　　C. 狗脊
D. 浙贝　　E. 天麻

答案：E

4. 天麻的形状特征是

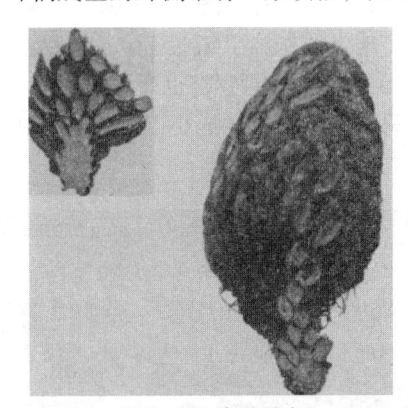

图 8-32 绵马贯众

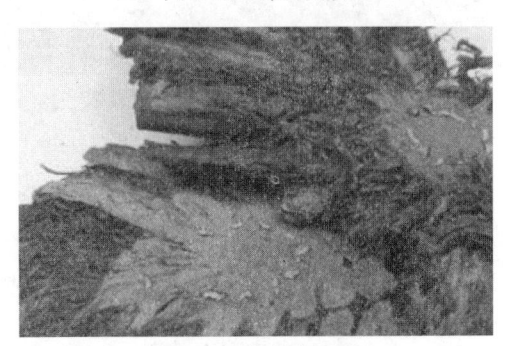

图 8-33 绵马贯众断面

【经典试题——真题再现】

最佳选择题

1. 表面黄棕色至黑褐色,密被排列整齐的叶柄残基及鳞片,叶柄残基断面有黄白色椎管束5~13个环列的药材是(2015年A型30题)
A. 绵马贯众　B. 南沙参　C. 胡黄连
D. 北沙参　　E. 川牛膝

答案:A

2. 药用部位为干燥根茎和叶茎残基的药材是(2016年A型31题)
A. 白及　　B. 虎杖　　C. 威灵仙
D. 石菖蒲　E. 绵马贯众

答案:E

3. 绵马贯众的气味是
A. 气微,味微苦,涩
B. 气清香,味苦微涩,嚼之粘牙,有沙粒感
C. 气微,味微甜而稍苦涩
D. 气特殊,味初微涩,渐苦而辛
E. 气香,味微甘而苦涩

答案:D

23. 牛膝

【来源】　苋科植物——牛膝——干燥根

【产地】　主要产自河南省,"四大怀药"之一,河北、山东、辽宁也产。

【采收加工】　捆成小把,将顶端切齐,见图8-34。

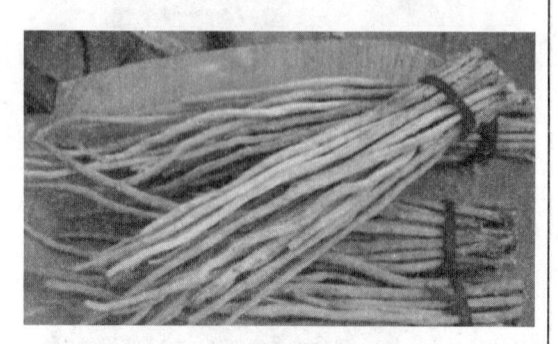

图8-34　牛膝

【特点】
(1)质硬脆,易折断,受潮后变软
(2)气微,味微甜而稍苦涩
(3)多数黄白色点状维管束,断续排列成2~4轮,见图8-35。

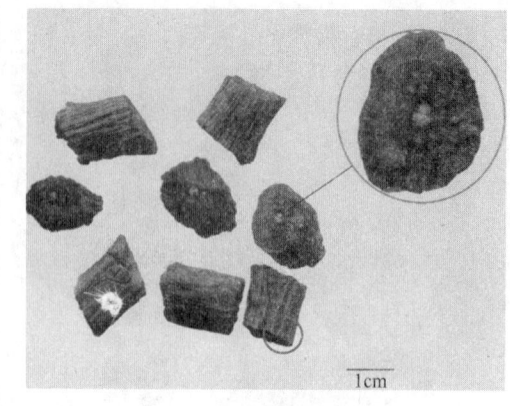

图8-35　牛膝饮片

【经典试题】

最佳选择题

1. 断面有点状维管束排列成2~4轮同心环的饮片是
A. 柴胡　　B. 防己　　C. 龙胆
D. 牛膝　　E. 知母

答案:D

24. 川牛膝

【来源】　苋科植物——川牛膝——干燥根

【产地】　主要产自四川,以四川天全县、宝兴县所产质量最佳。

【特点】
(1)质韧,不易折断。
(2)气微,味甜。
(3)可见多数黄色点状维管束排成数轮同心环,见图8-36。

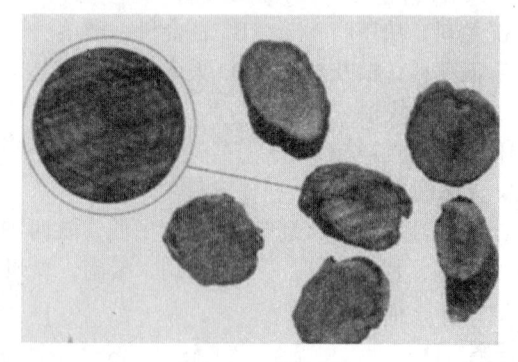

图8-36　川牛膝

【经典试题】

最佳选择题

1. 川牛膝的药用部位是

A. 根 　　B. 根茎 　　C. 鳞茎
D. 块根 　　E. 根及根茎
答案：A

25. 威灵仙

【来源】 毛茛科植物——威灵仙、绵团铁线莲或东北铁线莲—干燥根和根茎。

【产地】 威灵仙主产于江苏，浙江，江西，湖南；绵团铁线莲主产于东北及山东省；东北铁线莲主产于东北地区。

【特点】
（1）质硬脆，易折断，断面皮部较广，木部淡黄色，皮部与木部常有裂痕，见图8-37。
（2）威灵仙——气微，味淡；绵团铁线莲——味咸；东北铁线莲——味辣。

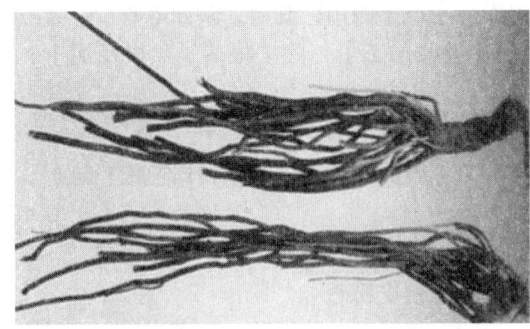

图8-37　威灵仙

【经典试题】

最佳选择题

1. 药材威灵仙的基原中味辛辣的是
A. 铁线莲 　　B. 威灵仙 　　C. 东北铁线莲
D. 绵团铁线莲 　　E. 以上均不是
答案：C

2. 不同来源的威灵仙中味淡的是
A. 威灵仙 　　B. 东北铁线莲 　　C. 绵团铁线莲
D. 铁线莲 　　E. 以上均不是
答案：A

3. 绵团铁线莲的气味是
A. 气微，味苦 　　B. 气微，味淡
C. 气微，味咸 　　D. 气微，味辛辣
E. 气微香，味涩
答案：C

多项选择题

4. 药材威灵仙的原植物有
A. 铁线莲 　　B. 威灵仙 　　C. 绵团铁线莲
D. 柱果铁线莲 　　E. 东北铁线莲
答案：BCE

26. 草乌

【来源】 毛茛科植物——北乌头——干燥块根

【产地】 主产于东北，华北，为野生品

【特点】
（1）不规则长圆锥形，略弯曲，形如乌鸦头，见图8-38。
（2）质硬，断面灰白色，有裂隙，形成层环纹多角或类圆形，髓部较大或中空。
（3）气微，味辛辣，麻舌。
（4）顶端常有残茎和少数不定根残基，有的顶端一侧有一枯萎的芽，一侧有一圆形或扁圆形不定根残基（习称"钉角"），见图8-38。

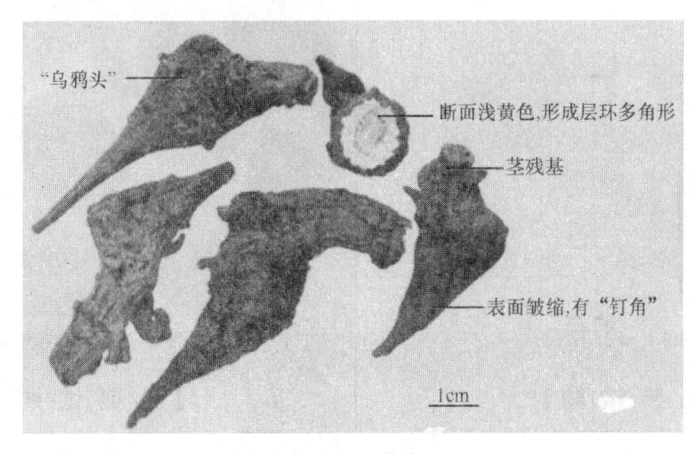

图8-38　草乌

【经典试题】

最佳选择题

1. 来源于毛茛科北乌头的药材是
A. 乌头　　B. 附子　　C. 草乌
D. 威灵仙　E. 盐附子
答案：C

27. 白芍

【来源】 毛茛科植物——芍药——干燥根

【产地】 主产于浙江，安徽，四川，贵州，山东。

【采收加工】 除去头尾及细根，置沸水中煮后除去外片或去皮后再煮，晒干。

【特点】
（1）表面类白色或淡红棕色，图8-39。
（2）断面形成层明显，可见稍微隆起的筋脉呈放射状排列，图8-40。

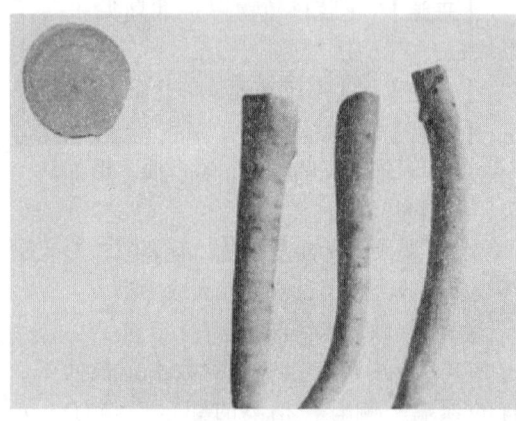

图8-39　白芍

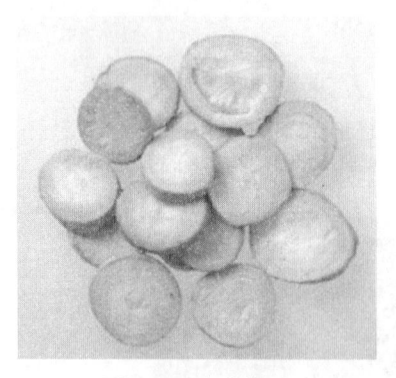

图8-40　白芍断面

【经典试题】

最佳选择题

1. 白芍为毛茛科植物芍药根的

A. 晒干品　B. 蒸制品　C. 烘干品
D. 阴干品　E. 沸水去皮后煮的加工品
答案：E

2. 白芍的形状和表面颜色是
A. 圆锥形，表面类白色
B. 圆柱形，表面浅红棕色或类白色
C. 纺锤形，表面类白色
D. 圆柱形，表面类白色
E. 圆锥形，表面黄白色
答案：B

28. 赤芍

【来源】 毛茛科植物——芍药及川赤芍——干燥根

【产地】 芍药主产于内蒙古和东北等地；川赤芍主产于四川，甘肃，陕西等省。

【采收加工】 除去根茎，须根及泥土，晒干。

【特点】
（1）表面棕褐色，断面粉白色或粉红色，图8-41。
（2）质硬而脆，易折断。表面粗糙，外皮易脱落（糟皮粉碴）。
（3）气微香，味微苦，酸涩。
（4）皮部窄，木部放射状纹理明显，有的有裂隙。

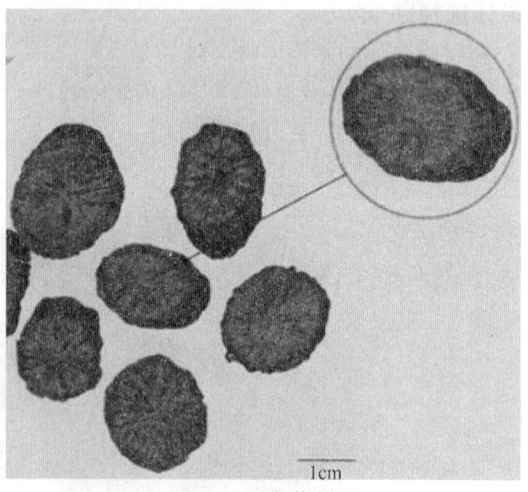

图8-41　赤芍断面

【经典试题】

配伍选择题

A. 赤芍　　B. 山豆根　　C. 白芷

D. 板蓝根　　E. 细辛

1. 切面粉白色或粉红色，皮部窄，本部放射状纹理明显，有气微香，味微苦，酸涩饮片是（2015年B型90题）

答案：A

29. 延胡索（元胡）

【来源】　罂粟科植物——延胡索——干燥块茎

【产地】　主产于浙江

【采收加工】　夏初茎叶枯萎时采挖，除去须根，洗净，置沸水中煮至恰无白心时，取出，晒干

【特点】

（1）呈不规则扁球形，见图8-42。

（2）表面黄色或黄褐色。

（3）质硬而脆，断面黄色，角质样，有蜡样光泽。

（4）气微，味苦。

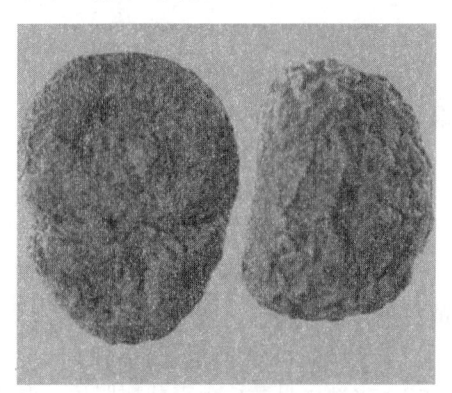

图8-42　延胡素

【经典试题——真题再现】

最佳选择题

1. 试卷附图中，延胡索是（2015年A.型31题）

A. 图1

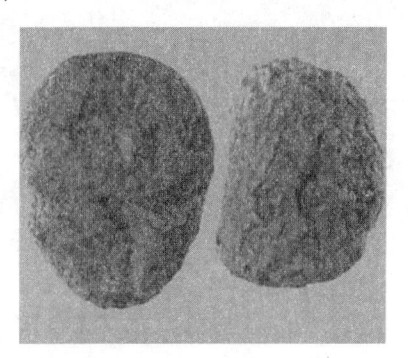

B. 图2

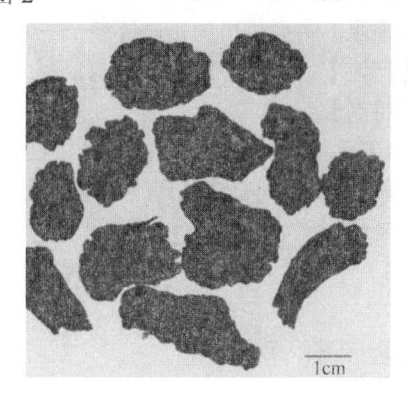

C. 图3

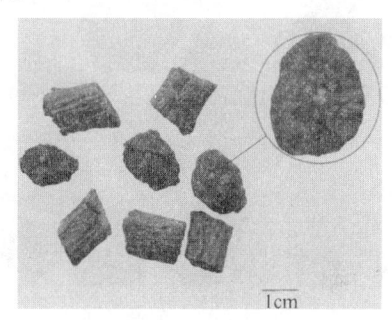

D. 图4

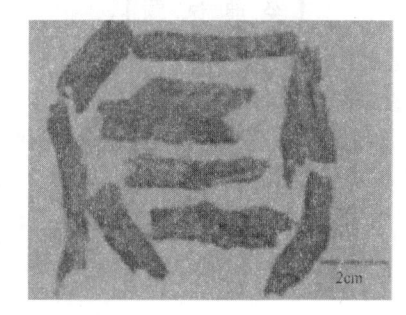

E. 图5

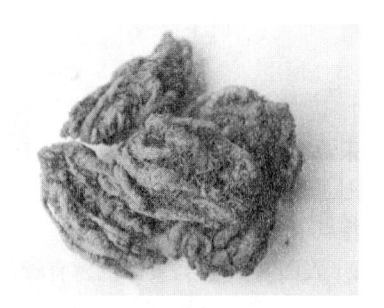

答案：A

2. 延胡索的产地是

A. 吉林　　B. 广西　　C. 河南
D. 陕西　　E. 浙江

答案：E

30. 苦参

【来源】 豆科植物——苦参——干燥根

【产地】 主产于山西，河南，河北

【特点】

（1）质硬不易折断，断面有纤维性，有的具异型维管束呈同心性环列或不规则散在，见图8-43。

（2）外皮薄，多破裂反卷，易剥落，断面纤维性。

（3）气微，味极苦。

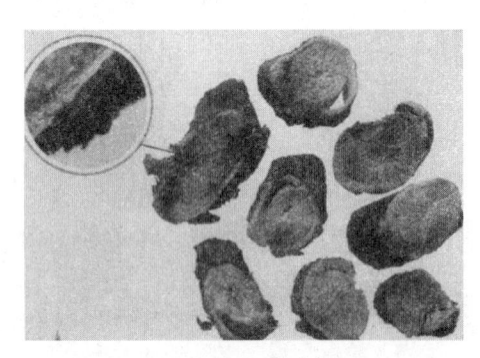

图8-43 苦参

【经典试题】

最佳选择题

1. 苦参来源于

A. 五加科　　B. 豆科　　C. 伞形科
D. 兰科　　　E. 百合科

答案：B

2. 外皮薄，多破裂反卷，易剥落，气微，味极苦的药材是

A. 玄参　　B. 苦参　　C. 丹参
D. 当归　　E. 射干

答案：B

31. 远志

【来源】 远志科植物——远志或卵叶远志——干燥根

【特点】

（1）表面灰黄色至灰棕色，有较密并深陷的横皱纹、纵皱纹及裂纹，老根略呈结节状，图8-44。

（2）质硬而脆，易折断，断面皮部棕黄色，木部黄白色，皮部易与木部剥离。

（3）气微，味苦，微辛，嚼之有刺喉感。

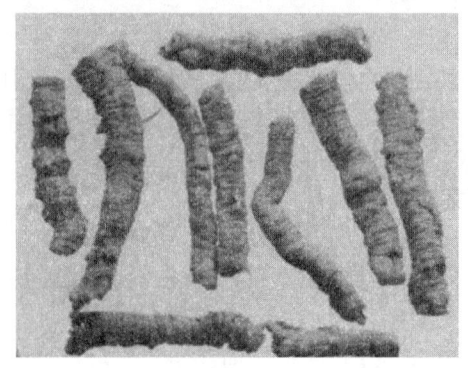

图8-44 远志

【经典试题】

最佳选择题

1. 远志的气味特征为

A. 气香，味苦，微辛　　B. 气香，味淡
C. 气微，味苦，微辛，嚼之有刺喉感
D. 气微，味酸，微辛，嚼之有刺喉感
E. 气微，味稍甜，久嚼麻舌

答案：C

32. 西洋参

【来源】 五加科植物——西洋参——干燥根

【产地】 主产于加拿大和美国。

【采收加工】 去芦头，侧根及须根。

【特点】

（1）体重，质坚实，不易折断，断面平坦，淡黄白色，略显粉性，图8-45、8-46。

（2）气微而特异，味微苦，甘。

（3）皮部可见黄棕色点状树脂道，形成层环纹棕黄色。

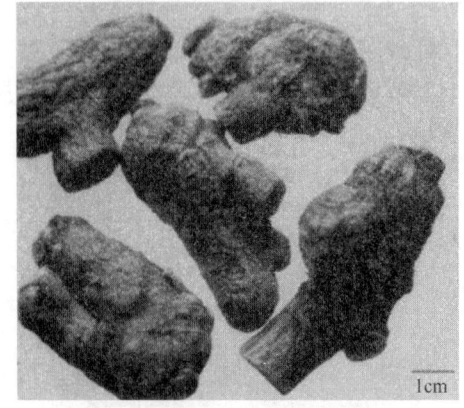

图8-45 西洋参

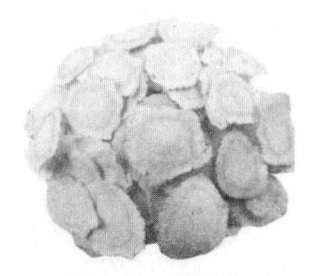

图 8-46 西洋参切片

【经典试题】

最佳选择题

1. 西洋参的原产地为
A. 韩国　　　B. 中国　　　C. 西班牙
D. 美国和韩国　　　E. 美国和加拿大
答案：E

2. 西洋参的分泌组织是
A. 树脂道　　B. 油管　　C. 油室
D. 乳汁管　　E. 油细胞
答案：A

33. 白芷

【来源】 伞形科植物——白芷或杭白芷——干燥根

【产地】 白芷产于河南长葛，禹县者习称"禹白芷"；产于河北安国者习称"祁白芷"。杭白芷产于浙江，福建，四川等省。习称"杭白芷"和"川白芷"。

【特点】
（1）质坚实，断面白色或灰白色，显粉性，图 8-47。
（2）表面有多数纵皱纹，支根痕及皮孔样横向突起，习称"疙瘩丁"或排列成四纵行，图 8-48。
（3）形成层环棕色，近方形或近圆形。
（4）味辛，微苦。

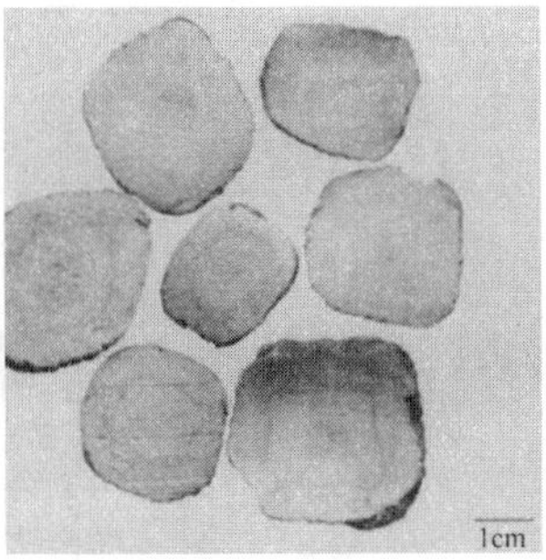

图 8-47 白芷断面

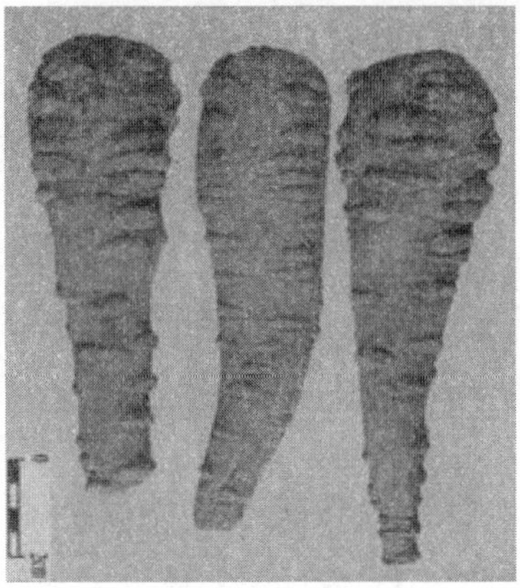

图 8-48 白芷

【经典试题——真题再现】

配伍选择题

A. 赤芍　　　B. 山豆根　　C. 白芷
D. 板蓝根　　E. 细辛

1. 切面白色或灰白色，具粉性，皮肤散有多数棕色油点；气芳香，味辛、微苦的饮片是（2015年B型89题）
答案：C

最佳选择题

2. 以下对白芷形状特征描述正确的是
A. 表面淡黄色至黄棕色　　B. 圆柱形
C. 质坚韧
D. 皮孔样横向突起，排列成近四纵行
E. 气芳香，味苦
答案：D

34. 当归

【来源】 伞形科植物——当归——干燥根

【产地】 主要产自甘肃岷县，武都，漳县，成县，文县等地；湖北，云南，四川也产。

【采收加工】 待水分稍蒸发后根变软时，捆成小把，上棚，以烟火慢慢熏干。

【特点】
（1）下部有支根3~5条或更多。
（2）饮片黄白色或淡棕黄色，散有棕色油点，图 8-49。
（3）有浓郁的香气，味甘、辛、微苦。
（4）根头（归头）具环纹，上端圆钝，主根（归身）表面凹凸不平，支根（归身）上粗下细，多扭曲，图 8-50。
（5）柴性大、干枯无油或断面呈绿褐色者

不可供药用。

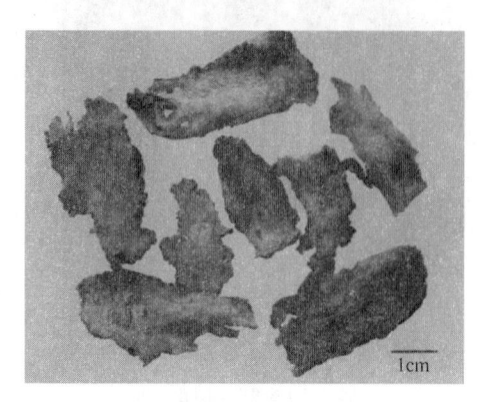

图 8-49 当归饮片

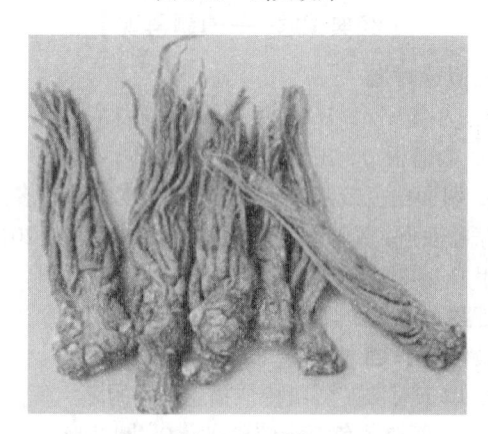

图 8-50 当归

【经典试题】

配伍选择题

A. 黄芩　　B. 当归　　C. 续断
D. 香附　　E. 射干

1. 产地加工时，待水分稍蒸发后根变软时（2016年B型83题）

答案：B

最佳选择题

2. 当归的加工方法是
A. 待水分稍蒸发后，捆成小把，上棚，用烟火慢慢熏干
B. 晒至半干，反复搓揉3~4次，晒至七八成干时，捆成小把，晒干
C. 置清水中，浸至无干心，闷透，切齐两端，用木板搓成圆柱状，晒干，打光
D. 缓缓烘焙至内部变黑，约八成干，捏成团块
E. 置沸水中烫或煮至透心，刮去外皮，晒干

答案：A

3. 当归的主产地是
A. 东北三省　　B. 陕西　　C. 山东
D. 甘肃　　　　E. 四川

答案：D

4. 当归的气味为
A. 有浓郁的香气，味甘，辛，微苦
B. 有浓郁的香气，味苦，麻舌
C. 气微，味甘，辛，微苦
D. 有浓郁的香气，味苦
E. 气微，味苦，麻舌

答案：A

35. 羌活

【来源】　为伞形科植物羌活或宽叶羌活的干燥根茎及根。

【产地】　四川，云南，青海，甘肃。

【特点】

（1）表面棕褐色至黑褐色，外皮脱落处呈黄色。皮部黄棕色至暗棕色，油润，有棕色油点，木部黄白色，射线明显，髓部黄色至黄棕色，见图8-51。

（2）气香，味微苦而辛。

（3）节间缩短，呈紧密隆起的环状，形似蚕，习称"蚕羌"。

（4）节间延长，形如竹节状，习称"竹节羌"。节上有多数点状或瘤状突起的根痕及棕色破碎鳞片，图8-52。

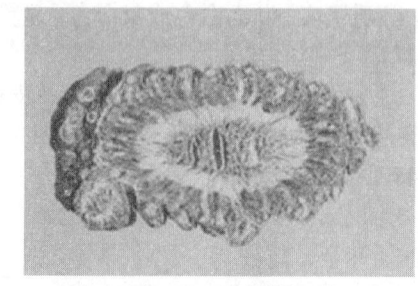

图 8-51 羌活断面

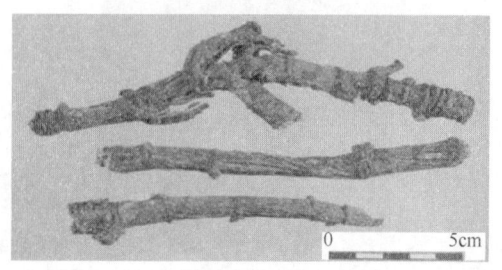

图 8-52 羌活

【经典试题】

最佳选择题

1. 节间缩短，呈紧密隆起的环状，形似蚕，习蚕
A. 蚕羌　　B. 竹叶羌　　C. 鸡头羌
D. 大头羌　　E. 条羌

答案：A

36. 川芎

【来源】 伞形科植物——川芎——干燥根茎

【产地】 主产于四川

【采收加工】 夏季当茎上的节盘显著突出，并略带紫色时采挖。

【特点】

（1）呈不规则结节状拳形团块，图8-53。

（2）质坚实，不易折断。

（3）气浓香，味苦，辛，稍有麻舌感，后微甜。

（4）断面可见波状环（形成层）及错综纹理，散有黄棕色小油点（油室），图8-54。

（5）纵切片边缘不整齐，呈蝴蝶状，习称——"蝴蝶片"。

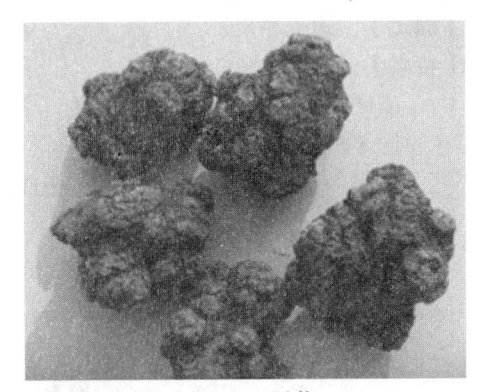

图8-53　川芎

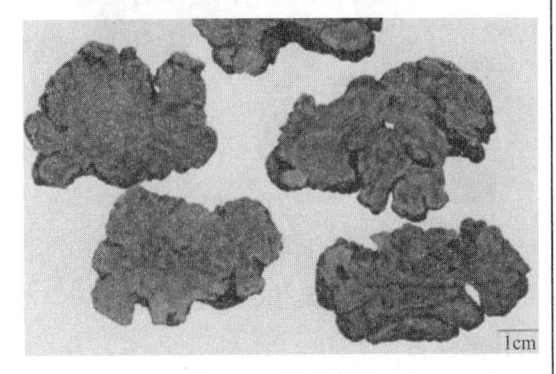

图8-54　川芎断面

【经典试题】

最佳选择题

1. 以下关于川芎性状特征描述正确的是
A. 根茎呈纺锤形，稍扭曲
B. 表面深褐色，粗糙皱缩
C. 体轻，质硬而脆，易折断
D. 断面散有黄棕色小油点，可见波状形成层环纹
E. 有浓郁香气，味甘，辛，微苦

答案：D

2. 川芎的气味为
A. 气浓香，味苦，辛，稍有麻舌感，微回甜
B. 有特异浓郁的香气，味甘，辛，咸
C. 有浓郁的香气，味苦
D. 气微，味甘，辛，微苦
E. 气微，味苦，麻舌

答案：A

37. 防风

【来源】 伞形科植物——防风——干燥根

【产地】 主产于东北及内蒙古东部，药材习称"关防风"

【特点】

（1）体轻，质松，易折断，断面不平坦，图8-55。

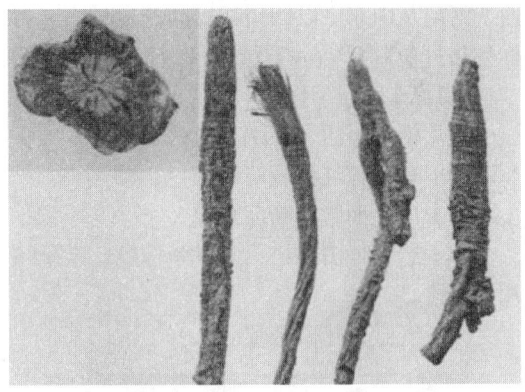

图8-55　防风

（2）根头部有明显密集的环纹，习称"蚯蚓头"。

（3）皮部有裂隙，称"菊花心"，散生黄棕色油点，木质部浅黄色，图8-56。

（4）气特异，味微甘。

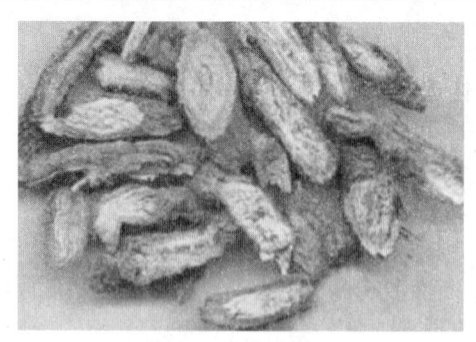

图 8-56 防风断面

【经典试题】

最佳选择题

1. 防风的主产地是
A. 四川　　B. 青海　　C. 新疆
D. 陕西　　E. 东北及内蒙古东部
答案：E

2. 具有"蚯蚓头"，横切面呈"菊花心"的中药材是
A. 人参　　B. 川芎　　C. 升麻
D. 防风　　E. 三棱
答案：D

38. 丹参

【来源】 唇形科植物——丹参——干燥根及根茎

【产地】 主产于四川，安徽，江苏，陕西，河南及山东。以四川栽培品产量最大，习称"川丹参"

【特点】

（1）根茎短粗，顶端有时残留茎基。

（2）表面棕红色或暗棕红色，图 8-57。

（3）质硬而脆，断面疏松。

（4）老根外皮疏松，多显紫棕色，常呈鳞片状剥落。

（5）气微，味微苦涩。

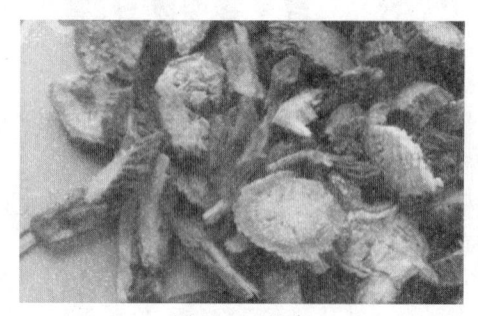

图 8-57 丹参

【经典试题】

最佳选择题

1. 丹参的药用部位是
A. 根　　　B. 根茎　　C. 块茎
D. 根及根茎　　E. 鳞茎
答案：D

2. 老根外皮疏松，多显紫棕色，常呈鳞片状脱落的是
A. 玄参　　B. 当归　　C. 苦参
D. 丹参　　E. 射干
答案：D

3. 丹参表面颜色为
A. 橙红色　　　　B. 棕红色或暗棕红色
C. 黄褐色，灰棕色　D. 浅黄白色
E. 黄棕色
答案：B

39. 黄芩

【来源】 唇形科植物——黄芩——干燥根

【产地】 主产于河北，山西，内蒙古，辽宁。

【加工】 撞去粗皮。

【特点】

（1）质硬而脆，易折断，断面黄色，中心红棕色，图 8-58。

（2）老根中心呈枯朽或中空，暗棕色或棕黑色。

（3）气微，味苦。

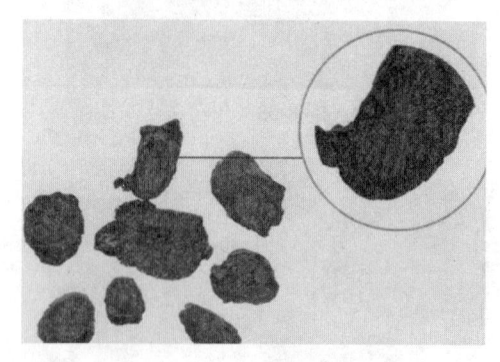

图 8-58 黄参

【经典试题】

最佳选择题

1. 黄芩的药用部位为

A. 根及根茎　　B. 根　　C. 根茎
D. 块茎　　E. 块根
答案：B
2. 黄芩的主产地是
A. 河南　　B. 西藏　　C. 云南
D. 河北　　E. 浙江
答案：D
3. 断面黄色，老根中心枯朽或中空，味苦的药材是
A. 何首乌　　B. 大黄　　C. 黄连
D. 黄芩　　E. 黄芪
答案：D

40. 玄参

【来源】　玄参科植物——玄参——干燥根

【产地】　主产于浙江。

【采收加工】　除去根茎，幼芽，须根及泥沙，晒或烘至半干，堆放3～6天"发汗"，反复数次至干燥。

【特点】

（1）类圆柱形（羊角状），图8-59。

（2）表面灰黄色或灰褐色，有不规则的纵沟，横长皮孔样突起及稀疏的横裂纹和须根痕。

（3）质坚实，不易折断，断面黑色，微有光泽。

（4）气特异似焦糖，味甘，微苦。

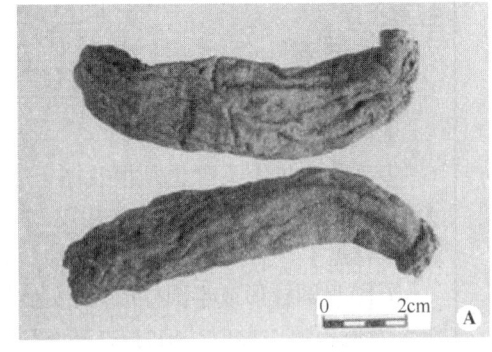

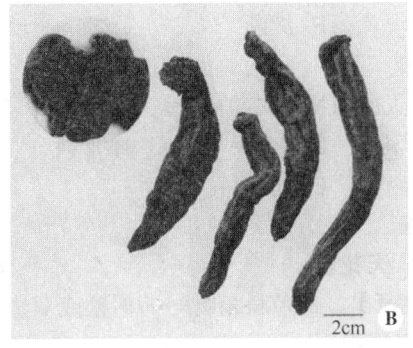

图8-59　玄参

【经典试题】

最佳选择题

1. 玄参的主产地是
A. 西藏　　B. 河南　　C. 云南
D. 河北　　E. 浙江
答案：E

2. 玄参的气味是
A. 气微，味微甜
B. 气特异似焦糖，味甘，微苦
C. 气微，味微苦
D. 气微，味甜而特殊
E. 气芳香，味微甜后苦涩
答案：B

3. 玄参药材的断面颜色为
A. 棕色　　B. 黑色　　C. 白色
D. 红色　　E. 黄色
答案：B

4. 块根呈类圆柱形，断面乌黑色，微有光泽，具焦糖气，味甘，微苦的是
A. 玄参　　B. 苦参　　C. 当归
D. 射干　　E. 丹参
答案：A

41. 巴戟天

【来源】　茜草科植物——巴戟天——干燥根

【产地】　主产于广东，广西，福建。

【采收加工】　捶扁晒干。

【特点】

（1）表面灰黄色或暗灰色，具有纵纹及横裂纹。有的皮部横向断离露出木部，图8-60。

（2）质韧，断面或淡紫色，易与木部剥离。

（3）气微，味甘而微涩。

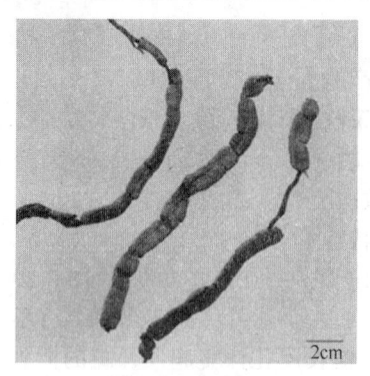

图 8-60　巴戟天

【经典试题】

最佳选择题

1. 皮部横向断离露出木部,形似连珠的中药材为
A. 胡黄连　　B. 巴戟天　　C. 茜草
D. 紫苑　　　E. 续断
答案:B

2. 巴戟天原植物所属的科是
A. 唇形科　　B. 玄参科　　C. 伞形科
D. 天南星科　E. 茜草科
答案:E

42. 天花粉

【来源】　葫芦科植物——栝楼或双边栝楼——干燥根。

【产地】　主产于河南、山东、江苏、安徽、河北。双边栝楼根主产于四川。

【特点】

（1）表面黄白色或淡棕黄色,有纵皱纹、细根痕及略凹陷的横长的皮孔,图 8-61。

（2）质坚实,断面白色或淡黄色,富粉性。

（3）气微,味微苦。

（4）横切面可见黄色木质部,略呈放射状排列,纵切面可见黄色条纹状木质部。

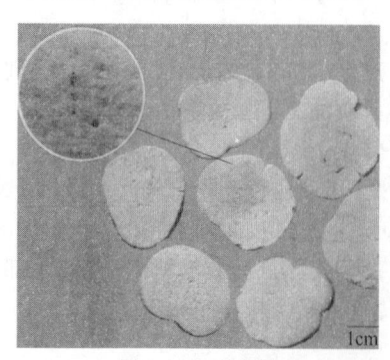

图 8-61　天花粉

【经典试题】

最佳选择题

1. 天花粉的来源于
A. 葫芦科植物栝楼或双边栝楼的干燥根
B. 葫芦科植物栝楼或双边栝楼的干燥根茎
C. 葫芦科植物栝楼或双边栝楼的干燥花粉
D. 葫芦科植物栝楼或双边栝楼的干燥根及根茎
E. 葫芦科植物栝楼或双边栝楼的干燥花及花粉
答案:A

2. 质坚实,断面白色或淡黄色,富粉性,横切面可见略呈放射状排列的黄色木质部小孔的是
A. 野葛　　B. 密花豆　　C. 甘葛藤
D. 天花粉　E. 山豆根
答案:D

43. 木香

【来源】　菊科植物——木香——干燥根

【产地】　主产于云南。

【采收加工】　除去须根及泥土,切煅,大的再纵剖为瓣,干燥后撞去粗皮。

【特点】

（1）呈圆柱形或半圆柱形,有明显的皱纹、纵沟及侧根痕,形似"枯骨",图 8-62。

（2）表面黄棕色至灰褐色,形成层环棕色。

（3）质坚,不易折断。形成层环棕色,褐色油点（油室）散在。

（4）气香特异,味微苦。

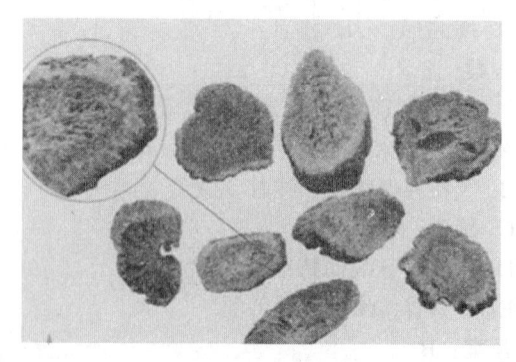

图 8-62　木香

【经典试题】

最佳选择题

1. 木香的主产地是

A. 云南　　B. 浙江　　C. 江西
D. 四川　　E. 广西
答案：A
2. 质坚体重，断面可见棕色环和油点，气香特异的是
A. 木香　　B. 川木香　　C. 远志
D. 防己　　E. 川贝母
答案：A
3. 木香的形成层呈
A. 环状　　B. 多角形　　C. 类方形
D. 波状环纹　E. 不规则状
答案：A

44. 半夏

【来源】　天南星科植物——半夏——干燥块茎

【产地】　主产于四川，湖北，河南，江苏，桂枝

【采收加工】　除去外皮及须根，晒干。

【特点】

（1）清半夏
①呈类球形，有的稍偏斜，顶端有凹陷的痉痕，周围密布麻点状根痕，见图8-63。
②下面钝圆，较光滑。
③质坚实，断面洁白，富粉性。
④气微，味辛辣，麻舌而刺喉。

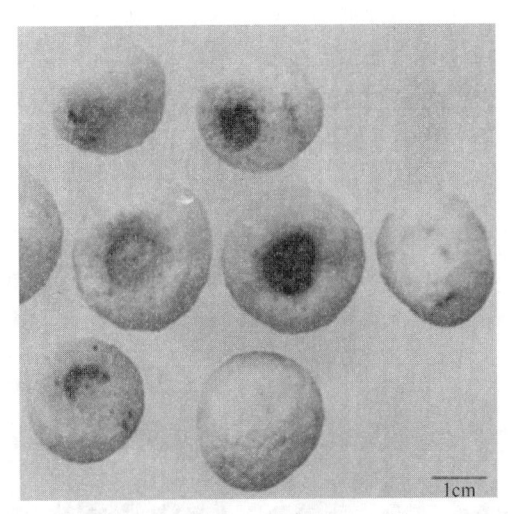

图8-63　清半夏

（2）姜半夏
①呈片状，不规则颗粒状或类球形，见图8-64。
②表面棕色至棕褐色。
③质硬脆，断面淡黄棕色，常具角质光泽。
④无臭，味辛辣，麻舌而刺喉。

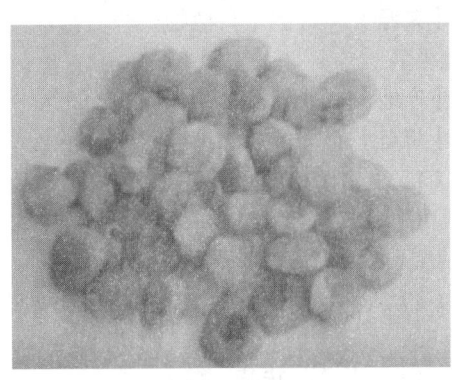

图8-64　姜半夏

（3）法半夏
①类球形或破碎成不规则颗粒状。
②淡黄白色，黄色或棕黄色。
③气微，味淡略甘、微有麻舌感。

【经典试题】

最佳选择题

1. 半夏的科属及入药部位为
A. 兰科，块茎　　B. 百合科，鳞茎
C. 天南星科，块茎　D. 茜草科，根及根茎
E. 蓼科，块根
答案：C

2. 以下不是《中国药典》收录的半夏药材及其饮片
A. 半夏　　B. 清半夏　　C. 姜半夏
D. 京半夏　E. 法半夏
答案：D

3. 茎痕周围密布麻点状根痕的中药材是
A. 川贝母　　B. 天麻　　C. 半夏
D. 三七　　E. 郁金
答案：C

4. 半夏的形状为
A. 类球形　　B. 扁球形　　C. 椭圆形
D. 圆锥形　　E. 半圆形
答案：A

5. 质硬脆，断面淡黄棕色，常具角质样光泽，嚼之略粘牙的是

A. 制天南星 B. 水半夏 C. 胆南星
D. 清半夏 E. 姜半夏
答案：E

45. 石菖蒲

【来源】 天南星科植物——石菖蒲——干燥根茎

【产地】 主产于四川，浙江，江苏。

【特点】

（1）呈扁圆柱形，多弯曲，常有分枝，一面残留须根或圆点状根痕，图8-65。

（2）表面棕褐色或灰棕色。

（3）质硬，断面纤维性。内皮层环明显，图8-66。

（4）气芳香，味苦，微辛。

（5）叶痕呈三角形，左右交互排列，有的其上有鳞毛状的叶基残余。

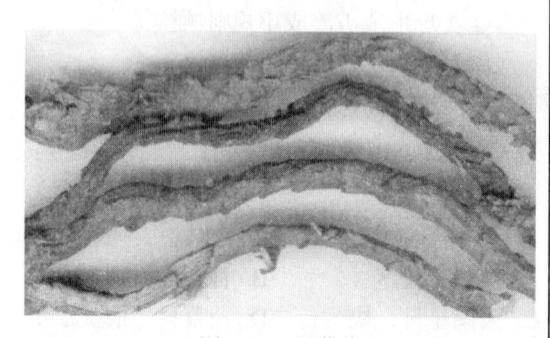

图8-65 石菖蒲

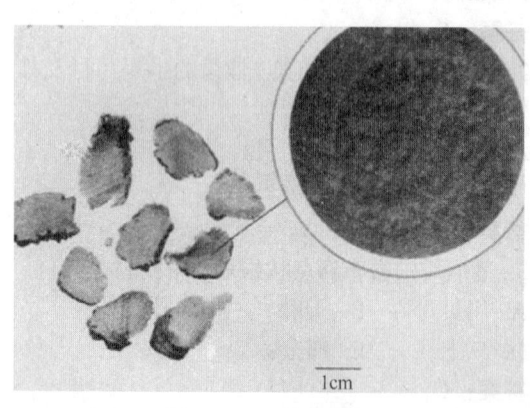

图8-66 石菖蒲断面

【经典试题】

最佳选择题

1. 切面微红，有明显环纹的是
A. 狗脊 B. 姜黄 C. 石菖蒲
D. 天麻 E. 浙贝

答案：C

2. 具有"叶痕呈三角形，左右交互排列，有的其上有鳞毛状的叶基残余"性状特征的中药材是
A. 羌活 B. 延胡索 C. 石菖蒲
D. 续断 E. 黄精
答案：C

46. 浙贝母

【来源】 百合科植物——浙贝母——干燥鳞茎

【产地】 主产于浙江宁波地区。

【采收加工】 直径在3.5cm以上者整取，加工成"大贝"；直径在3.5cm以下者整取，加工成"珠贝"；分别撞擦，除去外皮，拌以煅过的贝壳粉吸去擦出的浆汁，干燥；或取鳞茎，大小分开，除去心芽，趁鲜切成厚片，洗净，干燥，习称"浙贝片"。

【特点】

（1）大贝

①呈新月形。

②外表面类白色至淡黄色，内表面白色或淡棕色，被有白色粉末。

③质硬而脆，易折断，断面白色至黄白色，富粉性。

④气微，味微苦。

（2）珠贝

①呈扁球形。

②外表面类白色。

③外层鳞叶2瓣，肥厚，略呈肾形，互相抱合，内有小鳞叶2～3枚及干缩的残茎，见图8-67、图8-68。

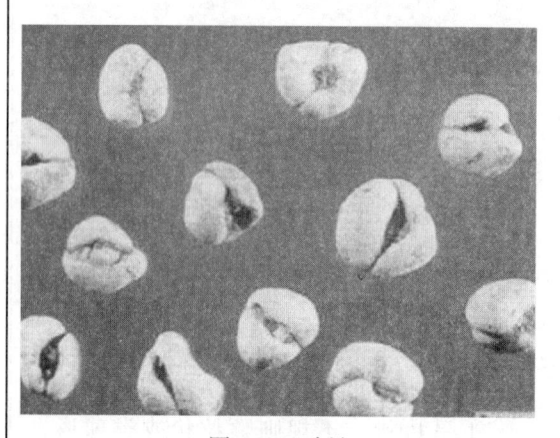

图8-67 珠贝

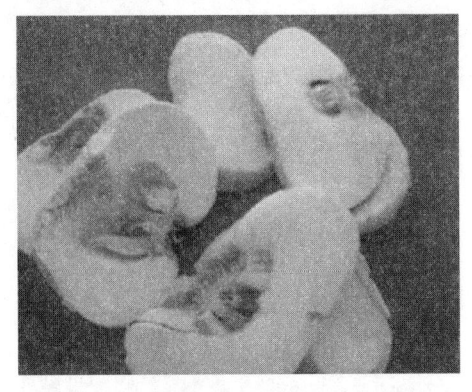

图 8-68　珠贝断面

【经 典 试 题】

最佳选择题

1. 珠贝的原植物为
A. 川贝母　　B. 梭砂贝母　C. 暗紫贝母
D. 浙贝母　　E. 湖北贝母

答案：D

2. 切面白色，质脆，有粉性的是
A. 姜黄　　　B. 狗脊　　　C. 石菖蒲
D. 浙贝　　　E. 天麻

答案：D

3. 浙贝母的加工方法是
A. 堆放 3~6 天"发汗"，反复数次至内部变黑色，再晒干或烘干
B. 刮去粗皮，加工成卵圆形或圆柱形，或切成厚片干燥
C. 用矾水擦去外皮，晒干或低温干燥
D. 撞去表皮，加煅过的贝壳粉，吸去浆汁，干燥
E. 暴晒至半干，反复搓揉，边晒边搓，至全干，撞至表面光滑

答案：D

4.《中国药典》规定浙贝母的入药部位是
A. 根及根茎　B. 根茎　　　C. 鳞茎
D. 块根　　　E. 块茎

答案：C

配伍选择题

A. 丽江山慈姑　B. 土贝母　　C. 浙贝片
D. 大贝　　　　E. 珠贝

5. 直径在 3.5cm 以下者不摘除心芽的是
6. 取鳞茎，大小分开，洗净，除去心芽，趁鲜切成厚片，干燥的是

答案：5. E　6. C

47. 知母

【来源】　百合科植物——知母——干燥根茎

【产地】　主产于河北省

【采收加工】　除去残基及须根，去掉泥土，晒干，习称"毛知母"；或鲜时除去外皮，晒干，习称"知母肉"（"光知母"）。

【特点】

（1）呈长条状，微弯曲，略扁，偶有分支，一端有浅黄色的茎叶残基（金包头）紧密排列的环状节，节上密生黄棕色的残存叶基，见图 8-69。

（2）质硬，易折断，断面黄白色，见图 8-70。

（3）气微，味微甜，略苦，嚼之带黏性。

（4）饮片——知母，盐知母。

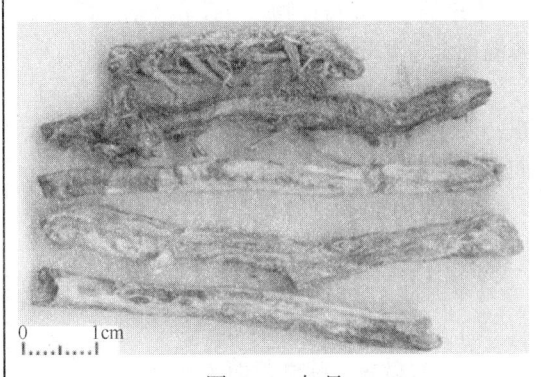

图 8-69　知母

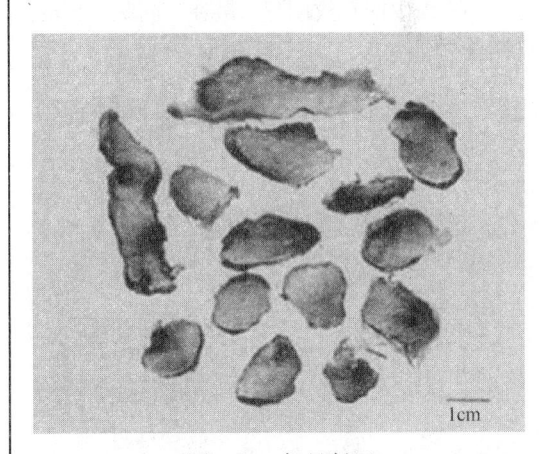

图 8-70　知母断面

【经 典 试 题】

最佳选择题

1. 以下不是《中国药典》收录的知母药材及其

饮片的是
A. 知母　　B. 知母肉　　C. 酒知母
D. 毛知母　　E. 盐知母
答案：C

2.《中国药典》规定知母来源于
A. 百合科植物知母的干燥根
B. 百合科植物知母的干燥根茎
C. 毛茛科植物知母的干燥根
D. 伞形科植物知母的干燥根及根茎
E. 桔梗科植物知母的干燥根茎
答案：B

3. 知母产地加工时趁鲜剥去外皮，晒干，习称
A. 知母肉　　B. 毛知母　　C. 鲜知母
D. 盐知母　　E. 知母
答案：A

48. 莪术

【来源】姜科植物——蓬莪术，广西莪术或温郁金（温莪术）——干燥根茎

【产地】蓬莪术主产于四川，福建，广东；广西莪术主产于广西；温莪术主产于浙江，四川，台湾，江西。

【采收加工】蒸或煮至透心，晒干或低温干燥后除去须根和杂质。

【特点】
（1）质坚实，见图8-71。
（2）气微香，味微苦而辛。
（3）内皮层环纹明显，散在"筋脉"小点，见图8-72。

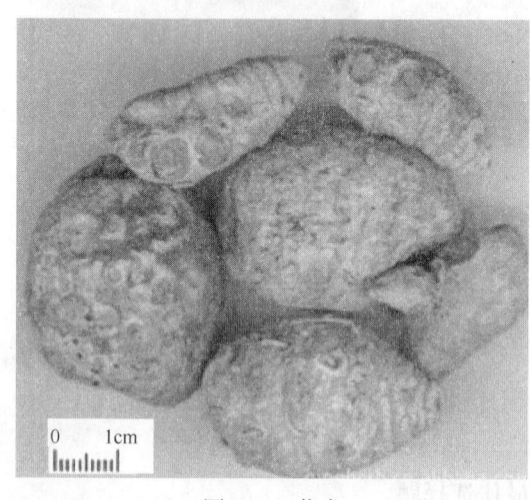

图8-71 莪术

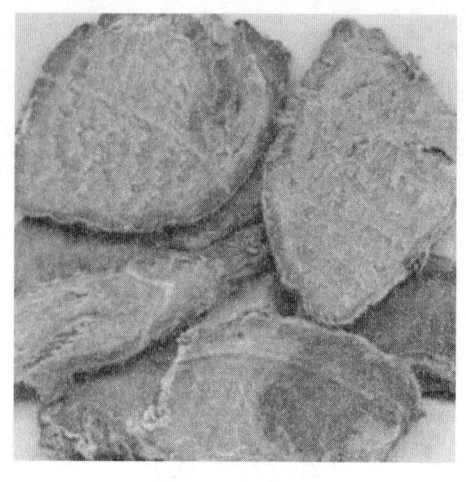

图8-72 莪术断面

【经典试题】

最佳选择题

1. 蓬莪术主产于
A. 四川　　B. 广西　　C. 江苏
D. 浙江　　E. 台湾
答案：A

2. 饮片切面具散在的筋脉点的药材为
A. 黄芪　　B. 防己　　C. 莪术
D. 麦冬　　E. 泽泻
答案：C

3. 莪术的产地加工是
A. 略蒸后晒干　　B. 采后直接晒干
C. 蒸或煮至透心，晒干　　D. 阴干
E. 堆至"发汗"后晒干
答案：C

49. 郁金

【来源】姜科植物——温郁金（温郁金），姜黄（黄丝郁金）或广西莪术（桂郁金），蓬莪术（绿丝郁金）——干燥块根（表8-1）

表8-1 莪术、姜黄、郁金对比

药材	科	种	部位
莪术	姜科	蓬莪术 广西莪术 温郁金"温莪术"	根茎
姜黄	姜科	姜黄	干燥根茎
郁金	姜科	温郁金 姜黄 广西莪术 蓬莪术	干燥块根

【产地】 温郁金主产于浙江，福建，四川等省；黄丝郁金主产于四川，福建，广东，江西等省；桂郁金主产于广西，云南等省区；绿丝郁金主产于四川，浙江，福建，广西等省区。

【采收加工】 蒸或煮至透心，干燥；浙江地区用郁金的叶烧灰后，与块根拌和，既能使根颜色变黑，又容易晒干。

【特点】

（1）温郁金

①长圆形、具不规则纵皱纹，纵纹隆起处色较浅。

②断面角质样，内皮层环纹明显，见图8-73。

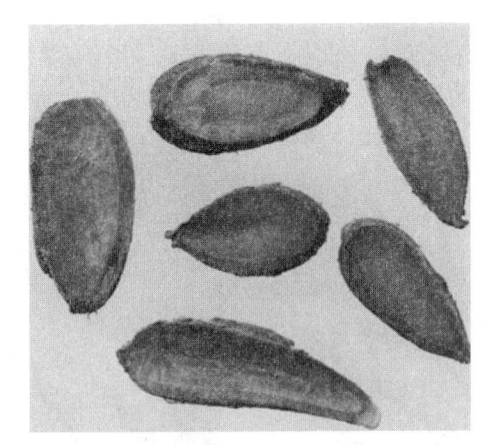

图8-73 温郁金

（2）黄丝郁金——呈纺锤形，断面橙黄色，见图8-74。

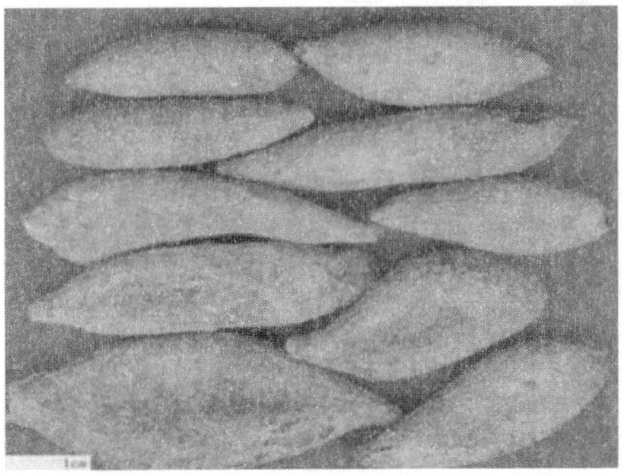

图8-74 金丝郁金

【经典试题】

最佳选择题

1. 黄丝郁金的来源是

A. 温郁金　　B. 姜黄　　C. 蓬莪术
D. 广西莪术　E. 桂郁金

答案：B

2. 郁金的产地加工是

A. 略蒸后晒干　　B. 采后直接晒干
C. 蒸或煮至透心，晒干　D. 阴干
E. 堆至"发汗"后晒干

答案：C

▶ 三级考点

50. 细辛

【来源】 马兜铃科植物——北细辛、汉城细辛、华细辛——干燥根和根茎

【产地】 北细辛，汉城细辛主产于吉林，辽宁，黑龙江。一般以东北所产"辽细辛"为道地药材。

【采收加工】 夏季果熟期，阴干。

【特点】

（1）常卷曲成团。根茎横生呈不规则圆柱形，图8-75。

（2）质脆，易折断，断面平坦，黄白色或白色。

（3）气辛香，味辛辣，麻舌。

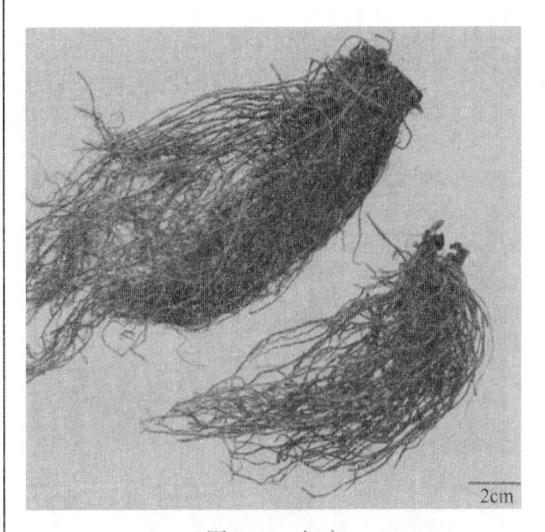

图8-75 细辛

【经典试题】

配伍选择题

A. 赤芍　　B. 山豆根　　C. 白芷
D. 板蓝根　E. 细辛

1. 切面黄白色或白色，质脆，气辛香，味辛辣，

麻舌的饮片是（2015年B型91题）

答案：E

最佳选择题

2.《中国药典》规定细辛的入药部位是

A. 全草　　B. 根　　C. 根茎

D. 根及根茎　E. 地上部分

答案：D

3. 下列哪项不是细辛的性状鉴别特征

A. 常卷缩成团　B. 根茎横生呈不规则圆柱状

C. 质脆，易折断，断面平坦

D. 气辛香，味辛辣，麻舌

E. 嚼之黏牙，有沙粒感

答案：E

多项选择题

4.《中国药典》规定细辛的原植物来源是

A. 北细辛　　B. 汉城细辛　　C. 华细辛

D. 花脸细辛　E. 南坪细辛

答案：ABC

51. 虎杖

【来源】 蓼科植物——虎杖——干燥根茎及根

【特点】

（1）外皮棕褐色，皮部较薄，易与木部分离。

（2）质硬。

（3）根茎髓中有隔或呈空洞状，图8-76。

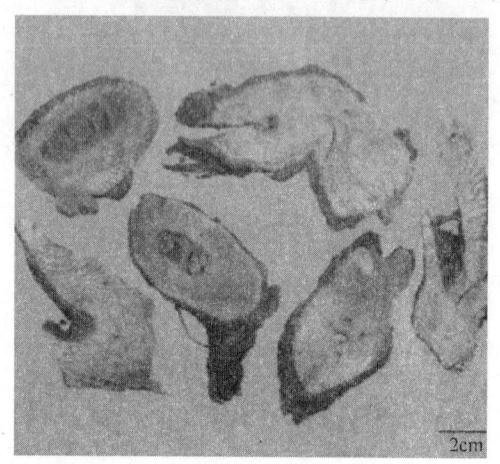

图8-76　虎杖

【经典试题】

最佳选择题

1. 药用部位为根及根茎的药材是

A. 黄芪　　B. 虎杖　　C. 板蓝根

D. 牛膝　　E. 党参

答案：B

2. 髓部呈空洞状或分隔的药材是

A. 何首乌　B. 大黄　　C. 虎杖

D. 牛膝　　E. 商陆

答案：C

52. 太子参

【来源】 石竹科植物——孩儿参——干燥块根

【采收加工】 除去须根，置沸水中略烫后晒干或直接干燥。

【特点】

（1）呈细长纺锤形或细长条形，稍弯曲，微有纵皱纹，凹陷处有须根痕，顶端有茎痕，见图8-77。

（2）气微，味微甘。

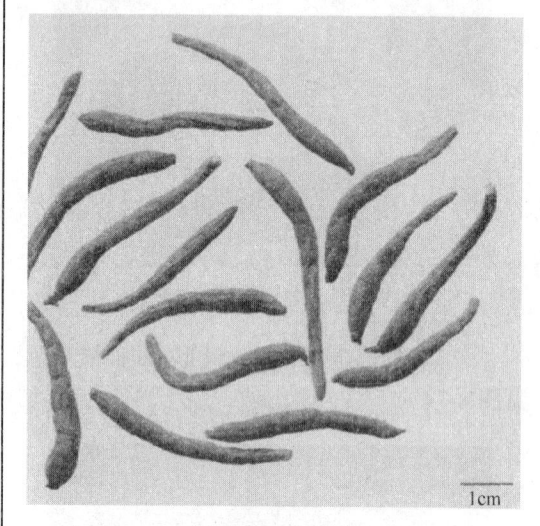

图8-77　太子参

【经典试题】

最佳选择题

1. 太子参原植物所属的科是

A. 蓼科　　B. 毛茛科　　C. 豆科

D. 石竹科　E. 五加科

答案：D

2. 太子参加工时

A. 需放入胆巴水中夜泡日晒，反复多次直接表面出现大量结晶盐粒

B. 直接晒干

C. 需胆巴水泡后煮透心，纵切片
D. 需胆巴水浸后，煮透心，去外皮后纵切片
E. 需在沸水中略烫
答案：E

53. 板蓝根

【来源】 十字花科植物——菘蓝——干燥根

【产地】 主产于河北，江苏，河南，安徽。

【特点】

（1）表面淡灰黄色或淡棕黄色，有纵皱纹，横长皮孔样突起及支根痕，见图8-78。

（2）体实，质略软，断面皮部黄白色，木部黄色（金井玉栏）。

（3）气微，味微甜后苦涩。

（4）根头略膨大，可见暗绿色或暗棕色轮状排列的叶柄残基和密集的疣状突起。

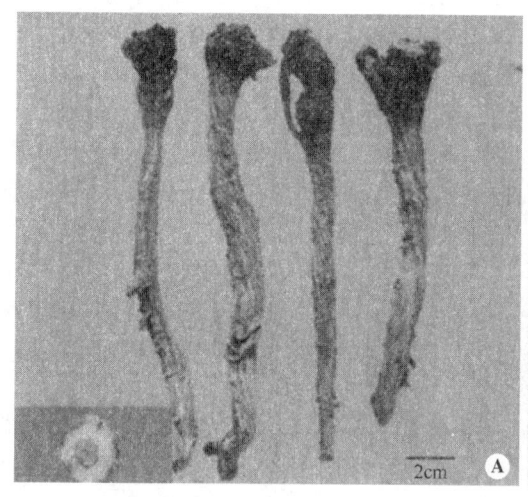

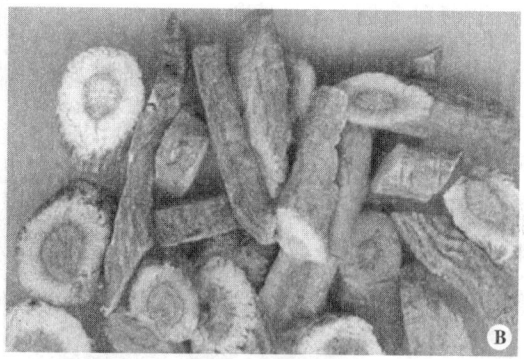

图8-78 板蓝根

【经典试题】

最佳选择题

1. 呈圆柱形，根头略膨大，可见暗绿色或暗棕色轮状排列的叶柄残基和密集的疣状突起的药材是
A. 乌头　　B. 地榆　　C. 延胡索
D. 山豆根　E. 板蓝根
答案：E

54. 葛根

【来源】 豆科植物——野葛—干燥根

【产地】 主产于湖南，河南，广东，浙江。

【特点】

（1）外皮浅棕色至棕色，有纵皱纹，切面黄白色至淡黄棕色，图8-79。

（2）气微，味微甜。

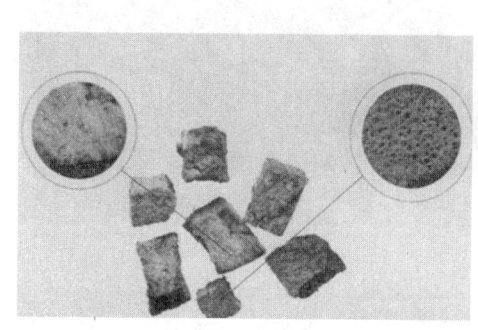

图8-79 葛根

【经典试题】

最佳选择题

1. 葛根来源于
A. 豆科　　B. 百合科　　C. 桔梗科
D. 五加科　E. 毛茛科
答案：A

55. 柴胡

【来源】 伞形科植物——柴胡或狭叶柴胡——干燥根。分别习称"北柴胡"及"南柴胡"。

【产地】 北柴胡主产于河北，河南，东北，陕西等地。南柴胡主产于江苏，安徽，东北等地。

【特点】

（1）北柴胡

①呈圆柱形或长圆锥形，下部多分枝。

②表面黑褐色或浅棕色，断面呈片状纤维性。

③质硬而韧，不易折断。

④气微香，味微苦。

（2）南柴胡

①呈圆锥形，根较细，下部不分枝，图8-80。

②表面红棕色或黑棕色。

③质稍软，易折断，断面略平坦，不显纤维性，图8-81。

④具败油气。

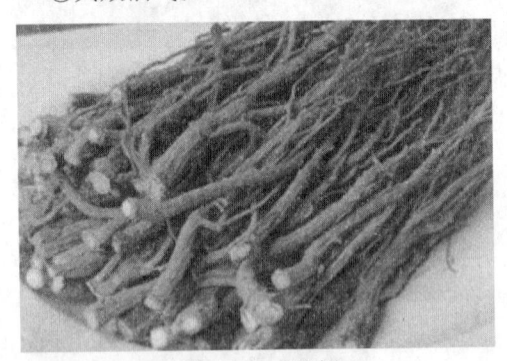

图8-80 南柴胡

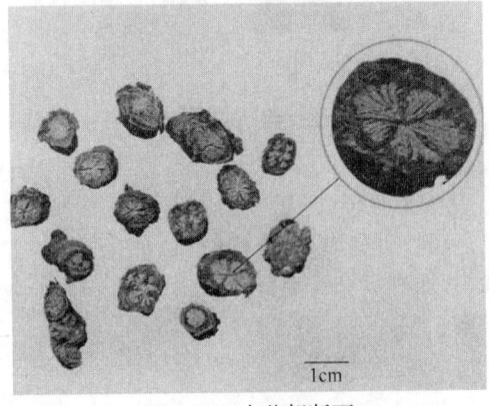

图8-81 南柴胡断面

【经 典 试 题】

最佳选择题

1. 具有败油气的柴胡是
A. 南柴胡　　B. 银州柴胡　　C. 兴安柴胡
D. 竹叶柴胡　　E. 大叶柴胡

答案：A

2. 表面浅棕色或黑褐色，断面呈片状纤维性，气微香的药材是
A. 葛根　　B. 柴胡　　C. 赤芍
D. 北沙参　　E. 南沙参

答案：B

56. 龙胆

【来源】 龙胆科植物——条叶龙胆、龙胆，三花龙胆或坚龙胆——干燥根及根茎；前三种习称"龙胆"，后一种习称"坚龙胆"。

【产地】 条叶龙胆主产于东北地区，江苏，浙江，安徽；龙胆，三花龙胆主产于黑龙江，辽宁，吉林及内蒙古等省。坚龙胆主产于云南，四川，贵州。

【特点】

（1）呈不规则块状，上端有茎痕或残留茎基，周围和下端着生多数细长的根，图8-82。

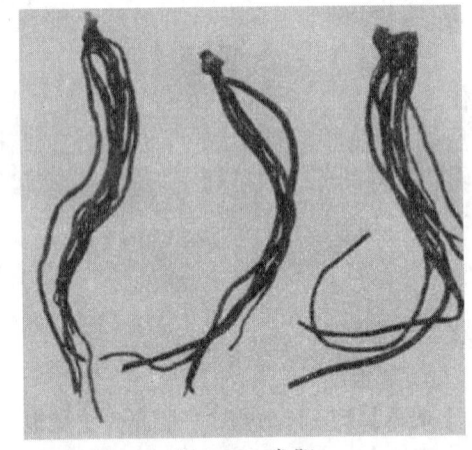

图8-82 龙胆

（2）表面暗灰棕色或深棕色，皮部黄白色或淡黄棕色，木部色较浅，呈点状环列。

（3）质脆，易折断。

（4）气微，味甚苦。

◇ 坚龙胆——表面无横皱纹，外皮膜质，易脱落，木部黄白色，易与皮部分离，见图8-83。

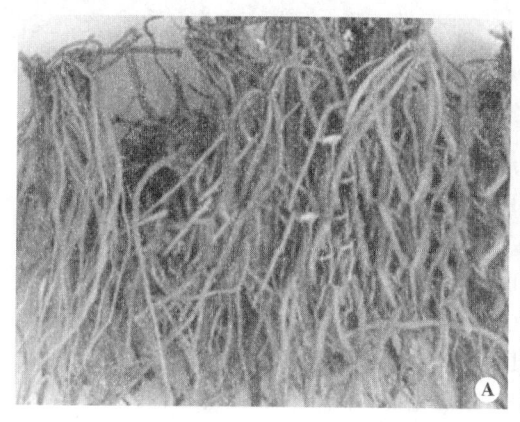

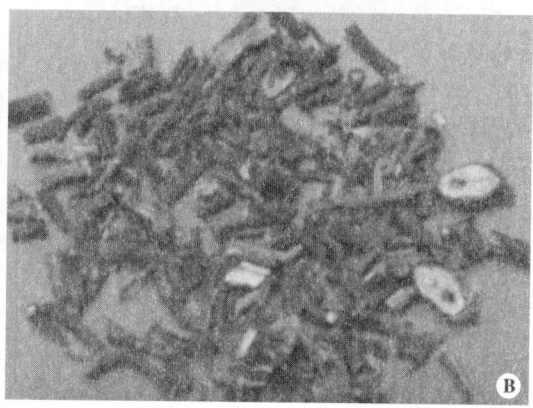

图 8-83　坚龙胆

【经典试题】

最佳选择题

1. 坚龙胆的主产地为
A. 东北及内蒙古　　B. 东北
C. 东北，河南，江苏　D. 云南，四川，贵州
E. 新疆，西藏
答案：D

2. 龙胆的原植物属于
A. 龙胆科　　B. 葡萄科　　C. 萧蔷科
D. 五加科　　E. 豆科
答案：A

配伍选择题

A. 龙胆　　B. 坚龙胆　　C. 苏龙胆
D. 严龙胆　　E. 苦龙胆

3. 根表皮膜质，木质部黄白色，易与皮部分离的是
4. 原植物为龙胆，三花龙胆和条叶龙胆的是
5. 主产于云南和四川的是
答案：3. B　4. A　5. B

57. 秦艽

【来源】　龙胆科植物——秦艽（秦艽），麻花秦艽（麻花艽），粗茎秦艽或小秦艽（小秦艽）——干燥根

【产地】　秦艽主产于甘肃。

【采收加工】　堆置"发汗"至表面呈红黄色或灰黄色时，摊开晒干，或不经"发汗"直接晒干；小秦艽趁鲜时搓去黑皮，晒干。

【特点】

（1）麻花艽——多由数个小根纠聚而膨大，图 8-84。

（2）小秦艽——主根通常一个，残存茎基有纤维状叶鞘，下部多分枝，图 8-85。

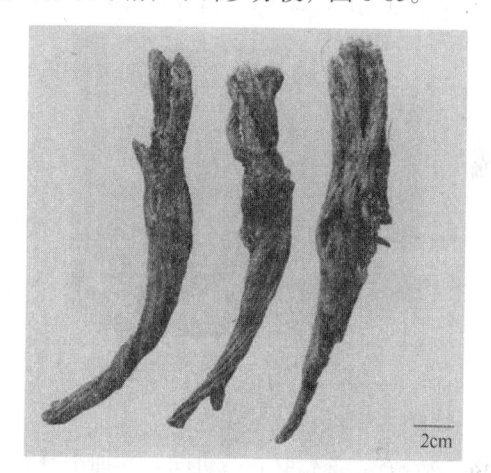

图 8-84　麻花艽

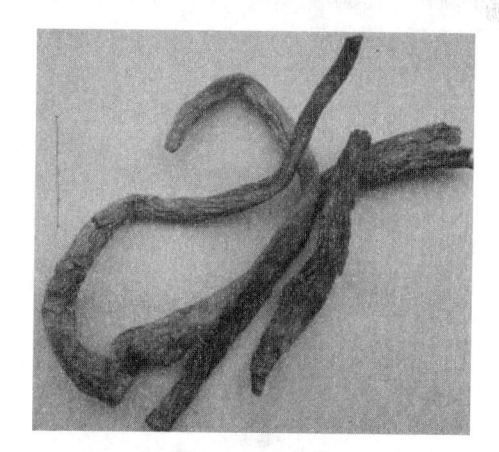

图 8-85　小秦艽

【经典试题】

最佳选择题

1. 秦艽来源于

A. 毛茛科　　B. 龙胆科　　C. 萝藦科
D. 莎草科　　E. 禾本科
答案：B

58. 紫草

【来源】 紫草科植物——新疆紫草（"软紫草"）或内蒙紫草（"内蒙紫草"）——干燥根。

【产地】 新疆紫草主产于新疆。内蒙紫草主产于内蒙古，甘肃等省区。

【采收加工】 除去须根，洗净，稍晾，置沸水中烫后，除去外皮。

【特点】
（1）新疆紫草（软紫草）
①呈不规则的长圆柱形皮部疏松呈条形片状，常10余层重叠，易剥落，图8-86。

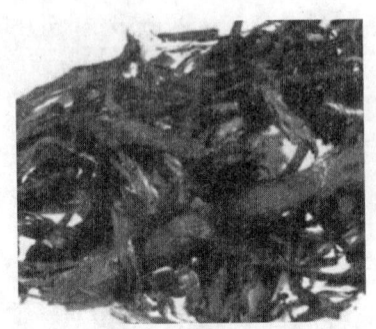

图8-86 新疆紫草

②表面紫红色或紫褐色。
③体轻，质松软，易折断，断面不整齐，皮部疏松，易剥落。

（2）内蒙紫草
①呈圆锥形或圆柱形。
②表面紫红色或暗紫色，图8-87。

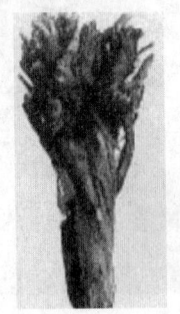

图8-87 内蒙紫草

③质硬而脆，易折断，断面较整齐，皮部疏松，略薄，易剥离。

【经典试题】

最佳选择题

1. 下列选项中属于内蒙紫草特征的是
A. 根呈不规则团块状
B. 表面紫红色或暗紫色，皮部紧凑，不宜剥落
C. 表面紫红色或暗紫色，皮部疏松，易剥落
D. 质坚实，不易折断
E. 断面粗糙，颗粒性，木部黄白色
答案：C

2. 下列不属于新疆紫草特征的是
A. 体轻，质松软，易折断
B. 表面紫红色或紫褐色，皮部疏松，易剥落
C. 根呈不规则长圆柱形
D. 断面呈同心环，中心木质部较大
E. 气特异，味微苦，涩
答案：D

3. 软紫草主产于
A. 新疆　　B. 内蒙古　　C. 四川
D. 安徽　　E. 江苏
答案：A

59. 桔梗

【来源】 桔梗科植物——桔梗——干燥根。

【产地】 全国大部分地区均产，以东北，华北产量较大，称"北桔梗"；华东地区质量较好，称"南桔梗"。

【采收加工】 除去须根，趁鲜刮去外皮或不去外皮，干燥。

【特点】
（1）有的顶端有较短的根茎或不明显，其上有数个半月形根茎，图8-88。
（2）皮部类白色，形成层环棕色，木部淡黄白色。

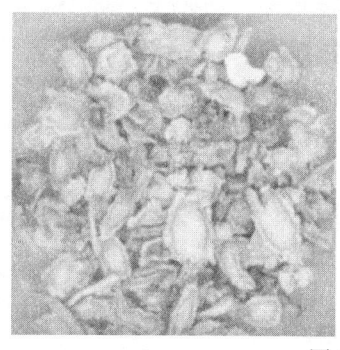

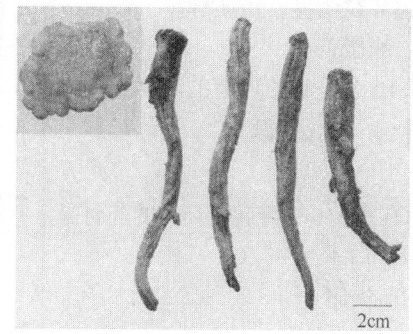

图 8-88 桔梗

(3) 横切面可见放射状纹理。
(4) 气微,味微甜后苦。

【经典试题】

最佳选择题

1. 桔梗的气味是
A. 气微,味苦,辛
B. 气香浓郁,味甘
C. 气微,味辛
D. 气微,味微甜后苦
E. 气微,味苦涩

答案:D

60. 三棱

【来源】 黑三棱科植物——黑三棱——削去外皮的干燥块茎(荆三棱)

【产地】 主产于江苏,河南,山东,江西

【采收加工】 冬季至次年春采挖,洗净,削去外皮,晒干。

【特点】
(1) 表面有刀削痕,图 8-89。
(2) 气微,味淡,嚼之微有麻辣感。

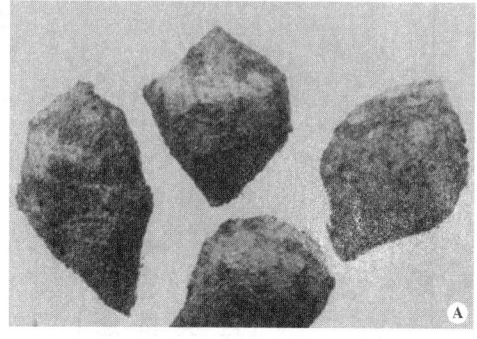

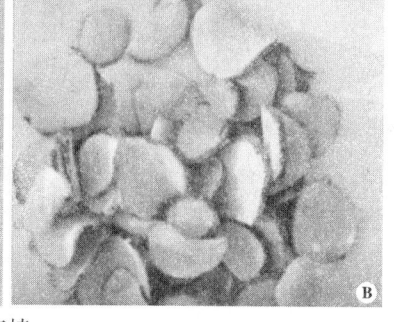

图 8-89 三棱

【经典试题】

最佳选择题

1. 三棱的药用部位为
A. 根及根茎
B. 根茎
C. 块根
D. 根
E. 块茎

答案:E

61. 香附

【来源】 莎草科植物——莎草——干燥根茎

【采收加工】 置沸水中略煮或蒸透后晒干,或燎后直接晒干。

【特点】
(1) 呈纺锤形,见图 8-90。

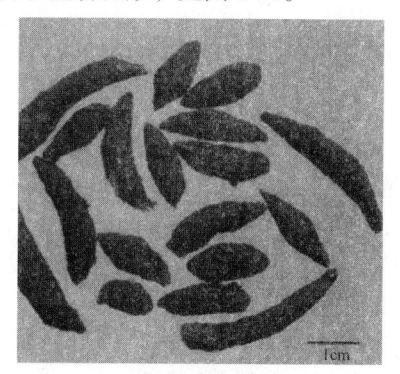

图 8-90 香附

（2）内皮层环纹明显，角质样。
（3）气香，味微苦。
（4）有6～10个隆起的环节的药材。

【经典试题】

最佳选择题

1. 纺锤形，表面有6～10个隆起的环节的药材是
A. 苍术　　B. 白术　　C. 三棱
D. 泽泻　　E. 香附
答案：E

62. 天南星

【来源】　天南星科植物——天南星、异叶天南星或东北天南星——干燥块茎

【特点】

（1）呈扁球形，顶端有凹陷的茎痕，周围有麻点状根痕，图8-91。

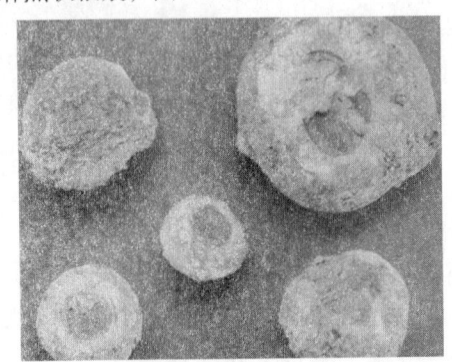

图8-91　天南星

（2）表面类白色或浅棕色。
（3）质坚硬，不易破碎，断面不平坦，色白，粉性。
（4）气微辛，味麻辣。

◇ 饮片

（1）制天南星：断面角质样，光滑。气微，味涩，微麻。
（2）胆南星：呈方块状或圆柱状。棕黄色、灰棕色或棕黑色。质硬。气微腥，味苦。

【经典试题】

最佳选择题

1. 以下对天南星的描述正确的是
A. 顶端有凹陷的茎痕，周围有麻点状根痕
B. 表面白色或浅黄
C. 呈类球形，有的稍微偏斜
D. 断面平坦，洁白，富粉性
E. 质坚实，易破碎
答案：A

2. 天南星的药用部位是
A. 鳞茎　　B. 块茎　　C. 根茎
D. 根　　　E. 根及根茎
答案：B

63. 天冬

【来源】　百合科植物——天冬——干燥块根

【采收加工】　除去茎基和须根，置沸水中煮或蒸至透心，趁热除去外皮

【特点】

（1）呈长纺锤形，图8-92。

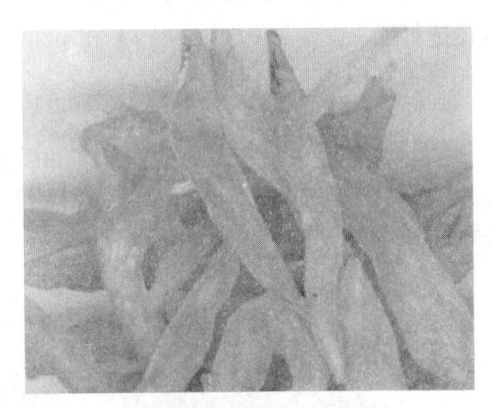

图8-92　天冬

（2）半透明。
（3）断面角质样。
（4）气微，味甜，微苦。

【经典试题】

最佳选择题

1. 表面黄白色，断面角质样，半透明，味甜的药材是
A. 山豆根　B. 北豆根　C. 远志
D. 天冬　　E. 白及
答案：D

2. 天冬的药用部位为
A. 根　　　B. 根茎　　C. 根及根茎
D. 块根　　E. 块茎
答案：D

64. 麦冬

【来源】　百合科植物——麦冬——干燥块根

【产地】 主产于浙江省慈溪，余姚，杭州"杭麦冬"；主产于四川省三台县"川麦冬"。
【采收加工】反复曝晒，堆置，至七八成干，除去须根，干燥。
【特点】
（1）呈长纺锤形，两端略尖，图8-93。
（2）表面淡黄色或灰黄色，有细纵皱纹。
（3）质柔润，断面黄白色，半透明，中柱细小。
（4）气微香，味甘，微苦。

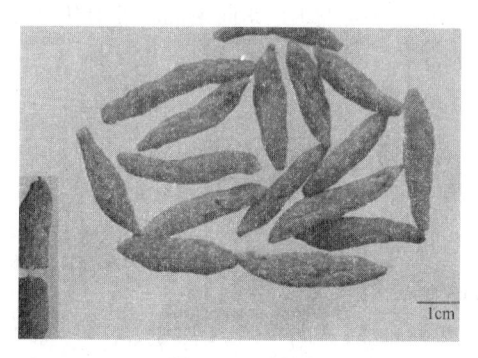

图 8-93　麦冬

【经 典 试 题】

最佳选择题

1. 麦冬在采收加工时应
A. 蒸透心，敞开，低温干燥　B. 低温干燥
C. 发汗后再晒干或烘干
D. 反复曝晒，堆放至七八成干，再干燥
E. 阴干
答案：D

2. 川麦冬主产于
A. 都江堰　　B. 双流　　　C. 彭州
D. 峨眉　　　E. 四川省三台县
答案：E

3. 呈纺锤形，两端略尖，表面黄白色或淡黄色，有细纵皱纹。质柔韧，断面黄白色，半透明，中柱细小的药材是
A. 天冬　　　B. 山麦冬　　C. 麦冬
D. 射干　　　E. 百部
答案：C

65. 白及
【来源】 兰科植物——白及——干燥块茎
【产地】 主产于贵州，四川，云南，湖北。

【采收加工】 置沸水中煮或蒸至无白心，晒至半干，除去外皮，晒干。
【特点】
（1）呈不规则扁球形，多有2～3个爪状分枝，图8-94。
（2）质坚硬，不易折断，切面类白色，角质样。
（3）气微，味苦，嚼之有黏性。

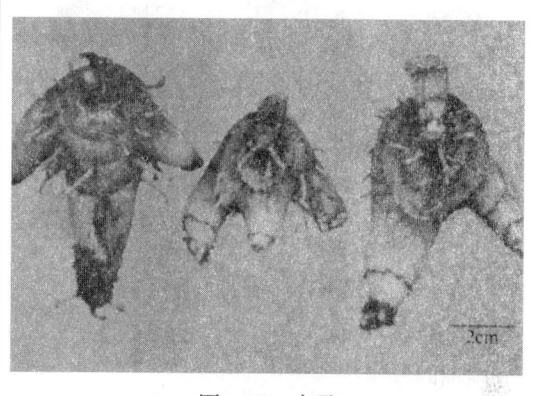

图 8-94　白及

【经 典 试 题】

最佳选择题

1. 白及来源于
A. 天南星科　B. 百合科　　C. 石蒜科
D. 五加科　　E. 兰科
答案：E

➤ 四级考点
66. 地榆
【来源】 蔷薇科植物——地榆或长叶地榆（绵地榆）——干燥根
【产地】 地榆主产于东北及内蒙古，山西，陕西等地；长叶地榆主产于安徽，浙江，江苏，江西等地。
【特点】
（1）地榆
①表面灰褐色至暗棕色。
②质硬，折断面较平坦，略显粉性，皮部淡黄色，木部粉红色或淡黄色，有放射状纹理。
（2）绵地榆
①表面红棕色或棕紫色，有细纵纹，见图8-95。
②质坚韧，不易折断，断面黄棕色或红棕

色，皮部有多数黄白色或黄棕色绵状纤维，木部淡黄色，放射状纹理不明显。

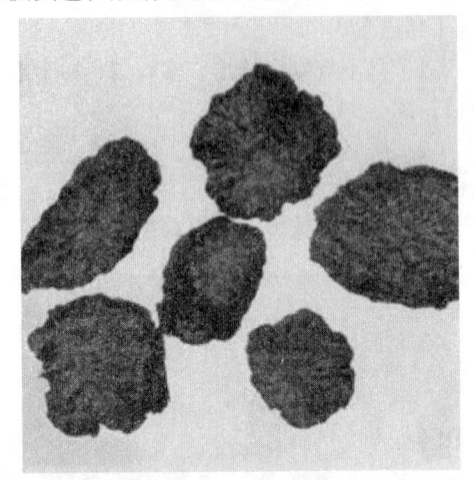

图 8-95　绵地榆

【经典试题】

最佳选择题

1. 地榆的原植物属于
A. 龙胆科　　B. 葡萄科　　C. 蔷薇科
D. 豆科　　　E. 五加科
答案：C

2. 长叶地榆主产于
A. 东北　　B. 内蒙古　　C. 山西
D. 陕西　　E. 安徽
答案：E

3. 绵地榆来源于下列哪种植物
A. 地榆　　B. 狭叶地榆　　C. 长叶地榆
D. 短叶地榆　　E. 刺地榆
答案：C

4. 绵地榆的折断面有多数绵状纤维，它存在于
A. 皮部　　B. 木质部　　C. 随处可见
D. 髓部　　E. 韧皮部
答案：A

5. 不规则类原形片，切面木部有放射状纹理或皮部有多数黄棕色棉状纤维的饮片是
A. 石菖蒲　　B. 百部　　C. 郁金
D. 地榆　　　E. 天冬
答案：D

67. 山豆根

【来源】　豆科植物——越南槐—干燥根及根茎

【产地】　主产于广西，广东，习称"广豆根"。

【特点】

（1）顶端常残存茎基，图 8-96。

（2）有豆腥气，味极苦。

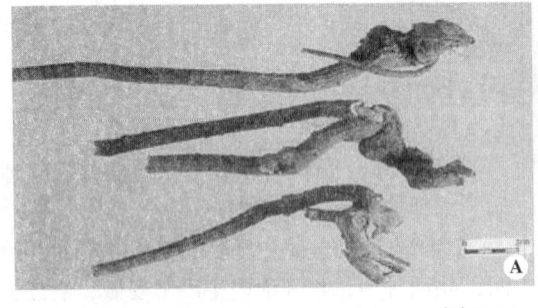

图 8-96　山豆根

【经典试题】

最佳选择题

1. 山豆根的气味是
A. 气微，味微苦而酸　B. 味极苦，有豆腥气
C. 香气浓郁，味苦，辛，稍麻舌，微回甜
D. 气微，味微甜，嚼之微有豆腥气
E. 香气浓郁，味甘，辛，微苦
答案：B

2. 北豆根来源于
A. 蓼科　　B. 豆科　　C. 毛茛科
D. 防己科　　E. 罂粟科
答案：D

68. 粉葛

【来源】　豆科植物——甘葛藤—干燥根

【产地】　主产于广东，广西。

【特点】

（1）体重质硬，富粉性。

（2）横切面，可见有纤维形成的浅棕色同

心性环纹，见图8-97。

（3）气微，味微甜。

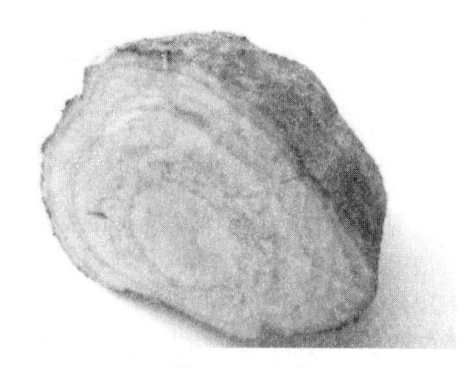

图8-97 粉葛

【强化练习】

配伍选择题

A. 薯蓣科植物薯蓣　　B. 豆科植物甘葛藤
C. 十字花科植物菘蓝　D. 薯蓣科植物山薯
E. 豆科植物野葛

1. 药材葛根来源于
2. 药材粉葛来源于

答案：1. E　2. B

69. 红参

【来源】　五加科植物——人参——栽培品经蒸制后的干燥根和根茎

【采收加工】　蒸制后，干燥。

【特点】

（1）表面半透明，红棕色，偶有不透明的暗黄褐色斑块，图8-98。

（2）质硬而脆，断面平坦，角质样，图8-99。

（3）香气特异，味微苦，甘。

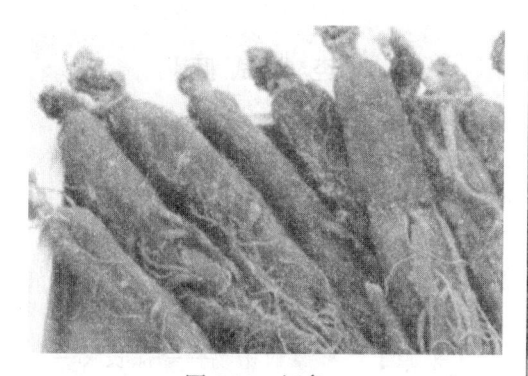

图8-98 红参

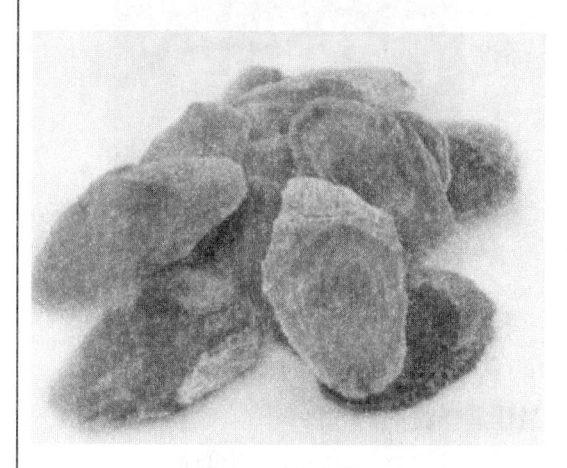

图8-99 红参断面

【强化练习】

最佳选择题

1. 红参的产地加工方法为

A. 去须根，晒干　　B. 去须根，烘干
C. 不去须根，蒸后干燥
D. 不去须根，煮后晒干
E. 不去须根，煮后晒干或烘干

答案：C

70. 前胡

【来源】　伞形科植物——白花前胡——干燥根

【特点】

（1）下部常有分枝，图8-100。

（2）根头部中央多有茎痕及纤维状叶鞘残基，上部有密集的细环纹，下部有纵沟、纵纹及横向皮孔，图8-101。

（3）气芳香，味微苦，辛。

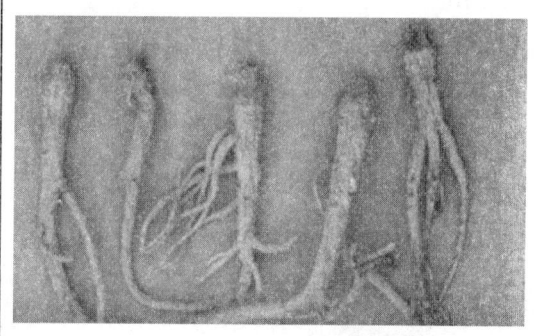

图8-100 前胡

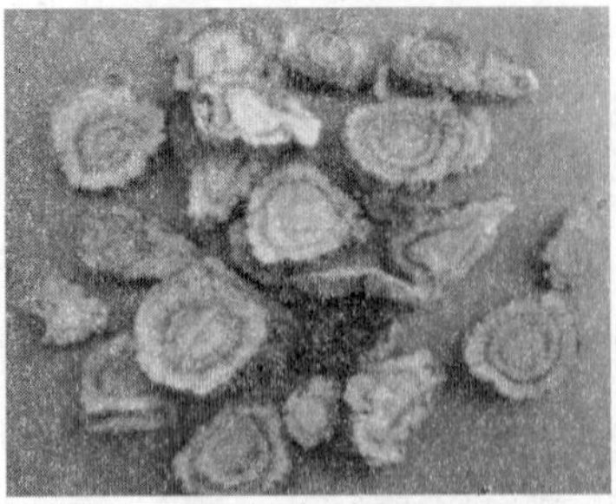

图 8-101 前胡断面

【强化练习】

最佳选择题

1. 下列哪项不是前胡的鉴别特征
A. 呈不规则的圆柱形、圆锥形或纺锤形，稍弯曲，下部常有分枝
B. 根头部多有茎痕及纤维状叶鞘残基
C. 根上端有密集的细环纹，下部有纵沟、纵皱纹及横向皮孔
D. 短面不整齐，淡黄白色，皮部散有多数棕黄色油点
E. 气微，味微甜、辛
答案：E

71. 藁本

【来源】 伞形科植物——藁本或辽藁本——干燥根茎及根

【产地】 藁本主产于陕西、甘肃、河南、四川。辽藁本主产于辽宁、吉林、河北。

【采收加工】 除去根头和须根，用微火烘至半干，堆置"发汗"至内部变绿色时，再烘干。

【特点】
（1）呈不规则结节状圆柱形，有分枝，图 8-102。
（2）气味——气浓香，味辛、苦、微麻。

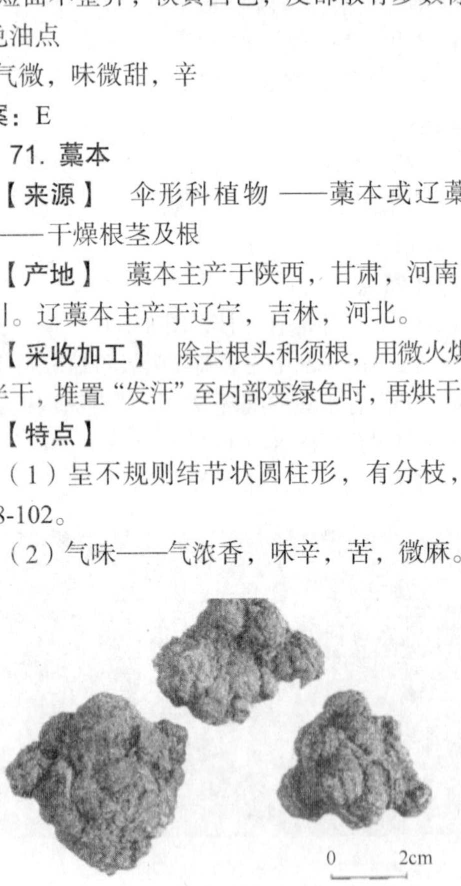

图 8-102 藁本

【经典试题】

最佳选择题

1. 藁本来源于
A. 蓼科　　B. 豆科　　C. 毛茛科
D. 防己科　E. 伞形科
答案：E

2. 藁本的气味为
A. 气特异，味微甘　B. 气芳香，味辛，微苦
C. 气浓香，味辛，苦，微麻
D. 气微香，味微苦
E. 香气浓郁，味苦，辛，稍麻舌，后微甜
答案：C

72. 北沙参

【来源】 伞形科植物——珊瑚菜——干燥根

【特点】
（1）呈细长圆柱形，偶有分枝，图 8-103。
（2）质脆，易折断。
（3）气特异，味微甘。
（4）顶端常留有黄棕色根茎残基；上端稍细，中部略粗，下部渐细。

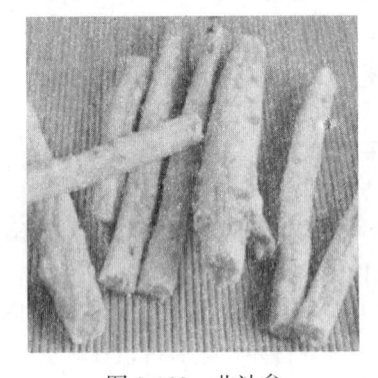

图 8-103 北沙参

【经典试题】

最佳选择题

1. 北沙参来源于
A. 伞形科　B. 桔梗科　C. 毛茛科
D. 莎草科　E. 豆科
答案：A

73. 徐长卿

【来源】 萝藦科植物——徐长卿——干燥根及根茎

【采收加工】 阴干。

【特点】

（1）呈不规则柱状，有盘节，根茎节处生多数细长的根，图8-104。

（2）气味——气香，味微辛凉。

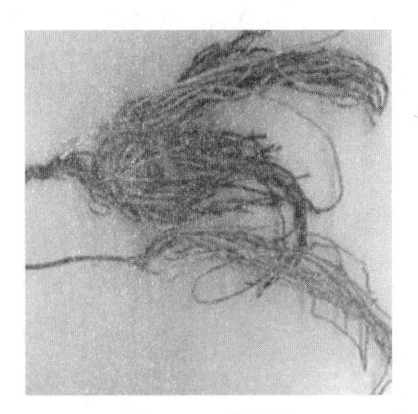

图8-104 徐长卿

【强化练习】

最佳选择题

1. 徐长卿的气味特征是
A. 气香，味微辛凉　　B. 气香，味苦
C. 气香，味微辛　　　D. 气淡，味苦
E. 气淡，味微苦辛

答案：A

74. 白前

【来源】 萝藦科植物——柳叶白前或芫花叶白前——干燥根茎和根

【特点】

◇ 柳叶白前

（1）质脆，断面中空，习称"鹅管白前"，图8-105。

（2）节处簇生纤细弯曲的根，有多次分枝呈毛须状，常盘曲成团。

（3）气微，味微甜。

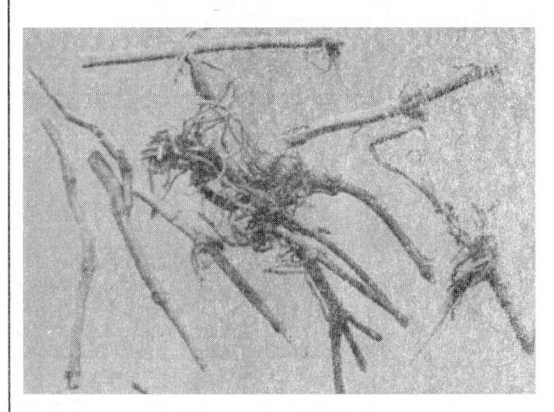

图8-105 柳叶白前

【经典试题】

最佳选择题

1. 白前来源于
A. 百合科　　B. 萝藦科　　C. 唇形科
D. 豆科　　　E. 伞形科

答案：B

75. 胡黄连

【来源】 玄参科植物——胡黄连——干燥根茎

【特点】

（1）木部有4~10个类白色点状维管束排列成环，图8-106。

（2）气微，味极苦。

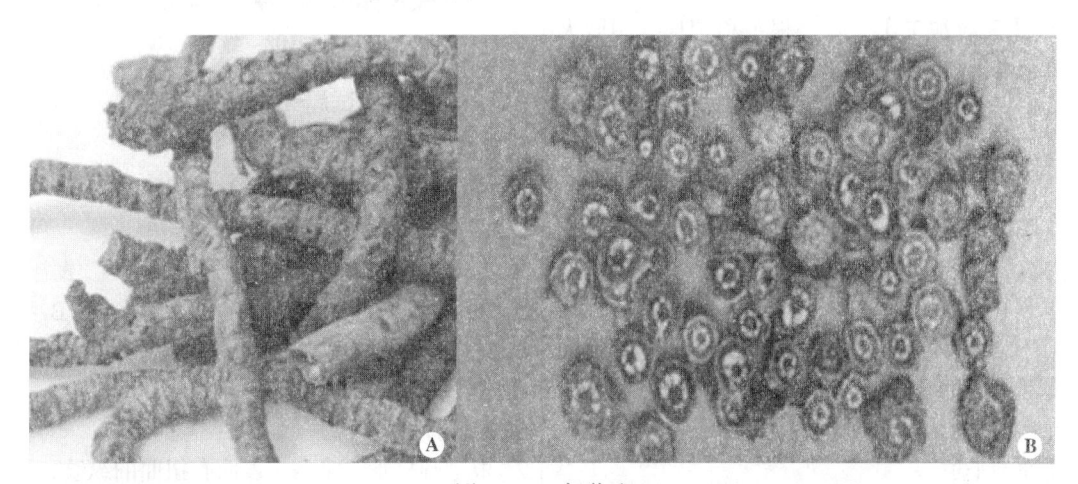

图8-106 胡黄连

【经典试题】

最佳选择题

1. 断面中间 4~10 个明显的类白色点状维管束排列成环，中央灰黑色，味极苦的饮片是
A. 地榆　　B. 苦参　　C. 羌活
D. 赤芍　　E. 胡黄连

答案：E

76. 茜草

【来源】 茜草科植物——茜草——干燥根及根茎

【特点】
（1）气微，味微苦，久嚼刺舌。
（2）皮部易剥落，露出黄红色木部，见图 8-107。

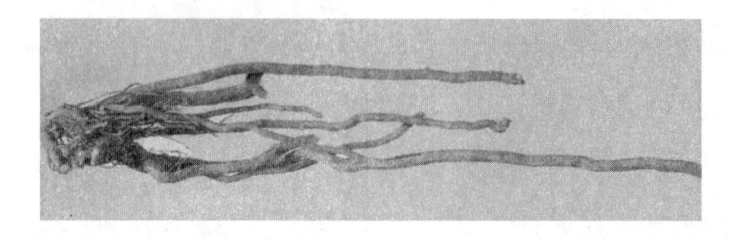

图 8-107　茜草

【经典试题】

最佳选择题

1. 茜草的入药部位是
A. 根及根茎　　B. 根　　C. 根茎
D. 块根　　E. 块茎

答案：A

2. 根茎呈结节状，皮部易剥落，露出黄红色木部，气微，味微苦，久嚼刺舌的药材是
A. 巴戟天　　B. 续断　　C. 茜草
D. 石菖蒲　　E. 射干

答案：C

77. 续断

【来源】 川续断科植物——川续断——干燥根

【采收加工】 除去根头和须根，用微火烘至半干，堆置"发汗"至内部变绿色时，再烘干。

【特点】
（1）形状——呈长圆柱形，略扁，有的微弯曲；表面有稍扭曲或明显扭曲的纵皱及沟纹，可见横裂的皮孔样斑痕及少数须根痕，图 8-108。
（2）颜色——表面灰褐色或黄褐色，断面皮部墨绿色或棕色。
（3）性质——质软，久置后变硬，易折断，断面不平坦。
（4）气味——气微香，味苦，微甜而后涩。

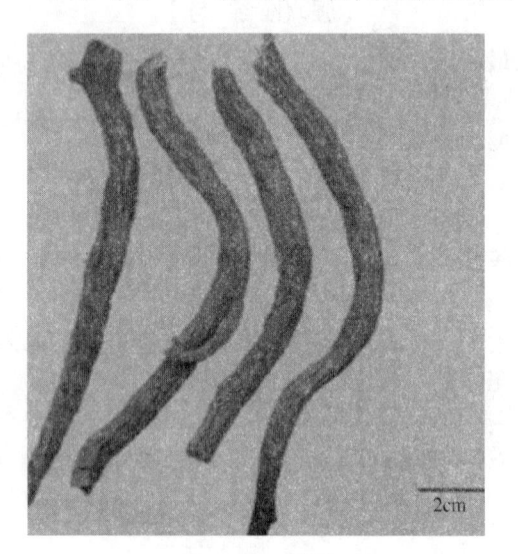

图 8-108　续断

【经典试题——真题再现】

配伍选择题

A. 黄芩　　B. 当归　　C. 续断
D. 香附　　E. 射干

1. 产地加工时，用微火烘至半干，堆置"发汗"至内部变绿色时，再烘干的是（2016 年 B 型 82 题）

答案：C

最佳选择题

2. 根呈圆柱形，略扁，表面有扭曲的纵纹，断

面皮部呈墨绿色或棕色的中药材
A. 胡黄连　　B. 巴戟天　　C. 茜草
D. 续断　　　E. 玄参
答案：D

78. 南沙参

【来源】　桔梗科植物——轮叶沙参或沙参——干燥根

【特点】
（1）体轻，质松泡，易折断，图 8-109。
（2）有多数不规则裂隙，呈花纹状，图 8-110。

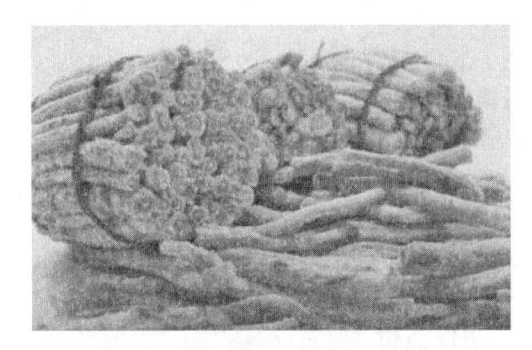

图 8-109　南沙参

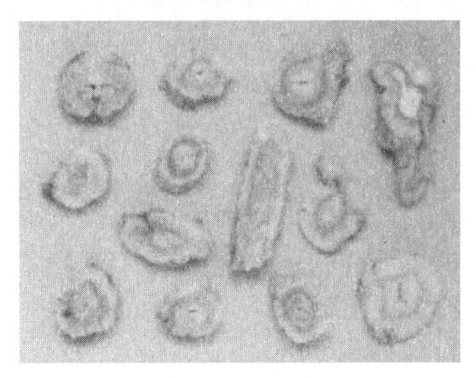

图 8-110　南沙参断面

【经典试题——真题再现】

最佳选择题

1. 表面黄白色或淡棕黄色，质松泡，气微，味微甘的药材是（2015年 A 型 17 题）
A. 玉竹　　　B. 山药　　　C. 桔梗
D. 地黄　　　E. 南沙参
答案：E

2. 表面黄白色或灰棕黄色，质松泡，气微，味微甘的药材是
A. 玉竹　　　B. 南沙参　　C. 桔梗
D. 地黄　　　E. 山药
答案：B

3. 南沙参来源于
A. 萝藦科　　B. 莎草科　　C. 桔梗科
D. 石竹科　　E. 玄参科
答案：C

79. 紫菀

【来源】　菊科植物——紫菀——干燥根及根茎

【产地】　主产于河北，安徽，河南，黑龙江。

【采收加工】　除去有节的根茎（习称"母根"）的泥沙，编成辫状晒干，或直接晒干）。

【特点】
（1）顶端有茎，叶的残基。
（2）气香，味甜，微苦。
（3）根茎簇生多数细根，多编成辫状，图 8-111。

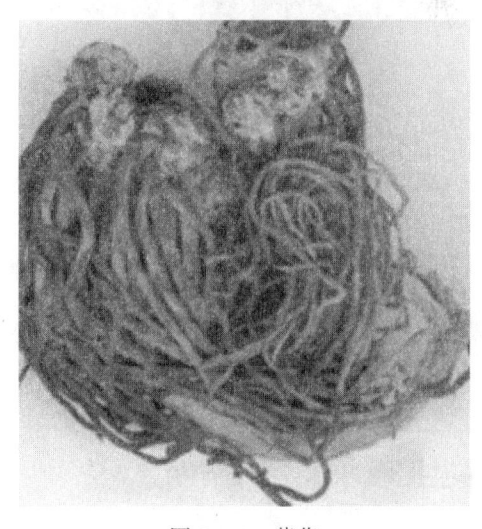

图 8-111　紫菀

【经典试题】

最佳选择题

1. 根茎簇生多数细根，多遍成辫状的中药材是
A. 徐长卿　　B. 秦艽　　　C. 紫菀
D. 百部　　　E. 白及
答案：C

2. 紫菀的药用部位为
A. 根　　　　B. 根茎　　　C. 块根
D. 根及根茎　E. 块茎

答案：D

80. 黄精

【来源】 百合科植物——滇黄精（大黄精）、黄精（鸡头黄精）、多花黄精（姜形黄精）——干燥根茎

【产地】 滇黄精主产于贵州，广西，云南；黄精主产于河北，内蒙古，陕西；多花黄精主产于贵州，湖南，云南等地。

【采收加工】 置沸水中略烫或蒸至透心，干燥。

【特点】

（1）大黄精，见图8-112。

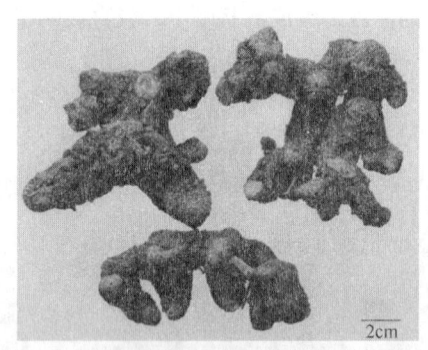

图8-112 大黄精

（2）鸡头黄精：呈结节状弯柱形，略呈圆锥形，图8-113。

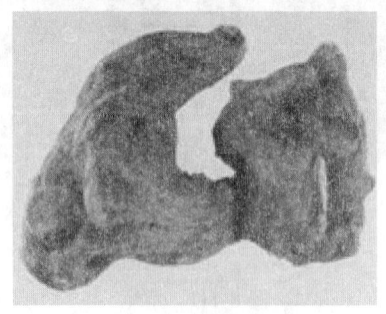

图8-113 鸡头黄精

（3）姜形黄精——呈长条结节块状，长短不等，常数个块状结节相连（图8-114）。味苦者不可药用。

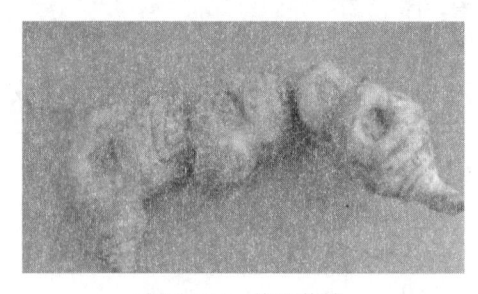

图8-114 姜形黄精

【经典试题】

最佳选择题

1. 呈长条结节状，长短不等，常数个块状结节相连，形似生姜的药材是

A. 石菖蒲　B. 姜形黄精　C. 姜黄
D. 鸡头黄精　E. 延胡索

答案：B

81. 玉竹

【来源】 百合科玉竹的干燥根茎。

【采收加工】 晒至柔软后，反复揉搓、晾晒至无硬心，晒干；或蒸透后，揉至半透明，晒干。

【特点】

（1）质硬脆易折断、断面角质样或显颗粒性，图8-115。

（2）气微，味甘、嚼之发黏。

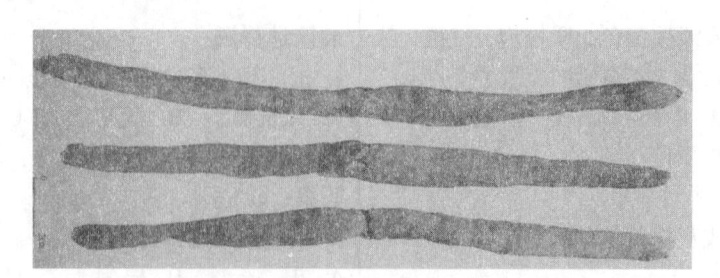

图8-115 玉竹

82. 重楼

【来源】 百合科植物——云南重楼或七叶一枝花——干燥根茎

【特点】

（1）质坚实，断面平坦，白色至浅棕色，粉性或角质样，图8-116。

（2）气微，味微苦，麻。

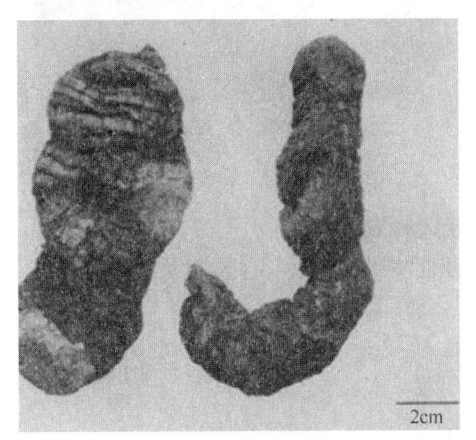

图8-116 重楼

【经典试题】

最佳选择题

1. 重楼来源于

A. 百合科　　B. 姜科　　C. 百部科

D. 兰科　　　E. 茜草科

答案：A

83. 土茯苓

【来源】 百合科植物——光叶菝葜——干燥根茎

【产地】 主产于广东，湖南，湖北，浙江。

【特点】

（1）有结节状隆起，具短分枝，图8-117。

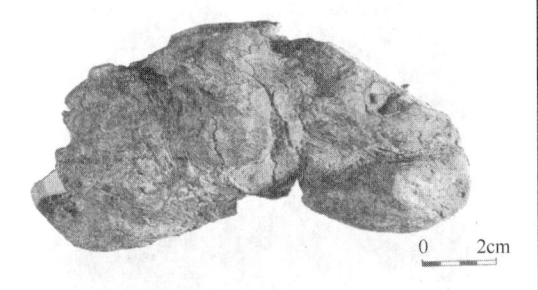

图8-117 土茯苓

（2）可见点状维管束及多数小亮点；质略韧，折断时有粉尘飞扬，以水湿润后有黏滑感。

【经典试题】

最佳选择题

1. 以下药材中，来源中百合科，略呈圆柱形，有结节状隆起的是

A. 麦冬　　B. 石菖蒲　　C. 玉竹

D. 土茯苓　E. 黄精

答案：D

84. 射干

【来源】 鸢尾科植物——射干——干燥根茎

【特点】

（1）质硬，断面黄色，颗粒性，图8-118。

（2）气微，味苦，微辛。

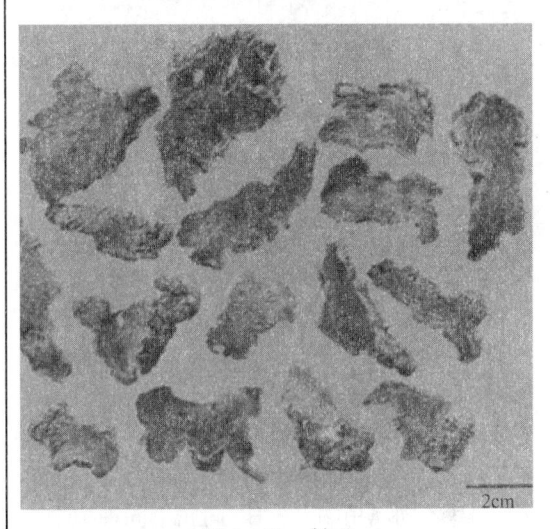

图8-118 射干

【经典试题】

最佳选择题

1. 药材射干的性状特征为

A. 纺锤形，表面灰黄色，上部环节突起，有圆形微凹的须根痕

B. 表面黄棕色，有稀疏的纵纹

C. 质硬，断面黄色，颗粒性

D. 质脆，易折断，断面黄棕色，略显粉性

E. 气微，味苦，涩

答案：C

85. 姜黄

【来源】 姜科植物——姜黄——干燥根茎

【产地】 主产于四川，福建等省。

【采收加工】 蒸或煮至透心,晒干,撞去须根。

【特点】
(1)断面棕黄色或金黄色,角质样,有蜡烛光泽,图8-119。
(2)内皮层环纹明显,维管束呈点状散在。
(3)气香特异,味苦,辛。

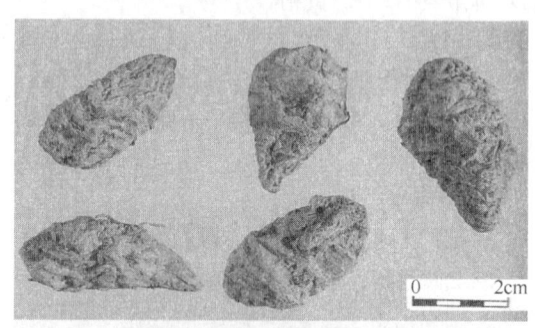

图8-119 姜黄

【经典试题】

最佳选择题

1.下列哪项不是姜黄的形状特征
A.表面深黄色,有明显的环节
B.质坚重,不易折断
C.断面棕黄色至金黄色,角质样,有蜡烛光泽
D.形成层环纹明显,维管束小点散在
E.气香特异,味苦,辛

答案:D

2.姜黄与黄丝郁金的区别是
A.同科不同属植物　　B.同属不同种植物
C.同种植物,药用部位不同　D.不同科植物
E.不同植物,药用部位相同

答案:C

(二)茎木类中药

➤ 一级考点

1.大血藤

【来源】 木通科大血藤的藤茎。

【特点】
(1)外皮常呈鳞片状剥落,剥落处显暗红棕色。
(2)切面皮部红棕色,有数处向内嵌入木部,木部黄白色,有多数导管孔,射线呈放射状排列,图8-120。

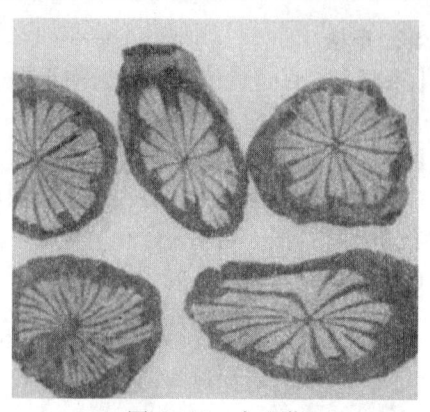

图8-120 大血藤

【经典试题】

最佳选择题

1.断面皮部红棕色,有数处嵌入到黄白色木部的中药材是
A.木通　　B.鸡血藤　　C.大血藤
D.钩藤　　E.苏木

答案:C

2.大血藤原植物属于
A.毛茛科　　B.木通科　　C.豆科
D.马兜铃科　E.茜草科

答案:B

2.鸡血藤

【来源】 豆科密花豆的藤茎

【特点】
(1)呈椭圆形或不规则的斜切片。
(2)栓皮灰棕色,有的可见灰白色的斑,栓皮脱落处显红棕色。
(3)韧皮部有树脂状分泌物呈黑棕色,与木部相间排列呈数个同心性椭圆形或偏心性半圆形环;髓部偏向一侧,图8-121。

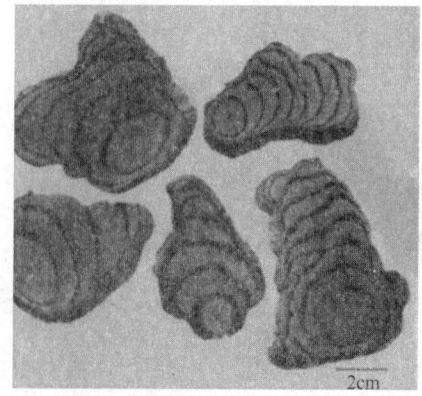

图8-121 鸡血藤

【经典试题】

最佳选择题

1. 韧皮部有树脂状分泌物,与木部相间排列呈数个同心性椭圆形或偏心性半圆形环的中药材是

A. 苏木　　B. 降香　　C. 沉香
D. 大血藤　E. 鸡血藤

答案:E

2. 为豆科植物的干燥藤茎的是

A. 鸡血藤　B. 通草　　C. 大血藤
D. 钩藤　　E. 苏木

答案:A

3. 降香

【来源】 豆科降香檀的树干和根的心材

【特点】

(1)表面紫红色,切面有致密纹理,图8-122。

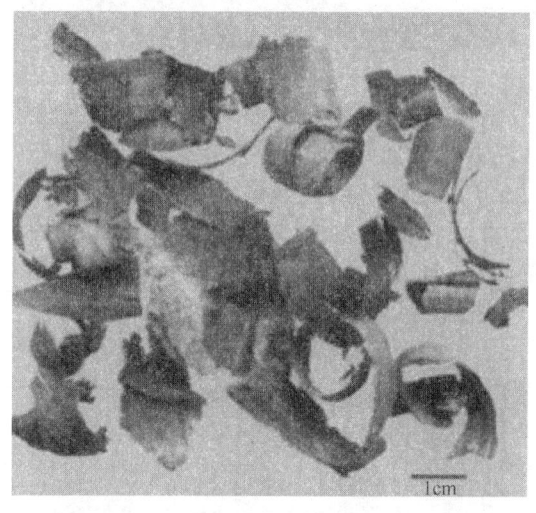

图 8-122 降香

(2)有油性,气微香。
(3)入水下沉。
(4)火烧有黑烟及油冒出,残留白色灰烬。

【经典试题】

最佳选择题

1. 表面紫红色,切面纹理致密,气微香的药材是

A. 沉香　　B. 降香　　C. 苏木
D. 鸡血藤　E. 木通

答案:B

2. 降香原植物属于

A. 毛茛科　B. 木通科　C. 豆科
D. 马兜铃科　E. 茜草科

答案:C

4. 沉香

【来源】 瑞香科白木香含树脂的木材。

【产地】 广东、海南、广西、福建等。

【特点】

(1)呈不规则块状、片状或盔帽状,表面朽木状,凹凸不平,有刀削痕,图8-123。

(2)可见黑褐色树脂与黄白色木部相间的斑纹。

(3)燃烧时气香浓,有油渗出。

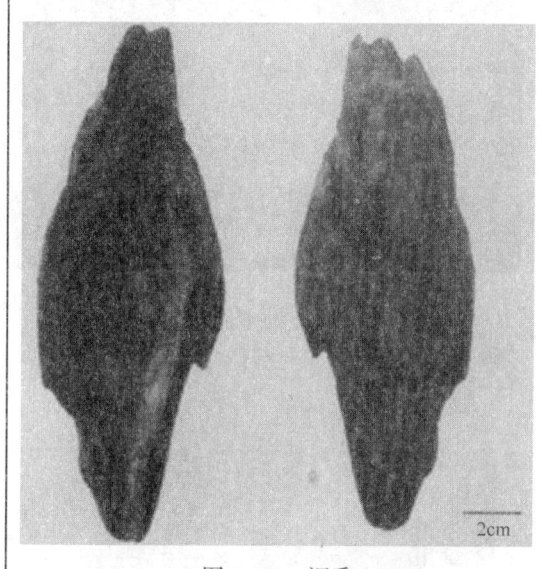

图 8-123 沉香

【经典试题】

最佳选择题

1. 表面多呈朽木状,气芳香,味苦的中药材为

A. 苏木　　B. 鸡血藤　C. 降香
D. 沉香　　E. 通草

答案:D

2. 沉香的药用部位为

A. 茎藤　　B. 茎刺　　C. 茎枝
D. 边材　　E. 含树脂的木材

答案:E

3. 沉香主产于

A. 广东,浙江　　　　B. 海南,福建
C. 广东,广西,海南,福建
D. 长江以南地区　　E. 云南,贵州

答案：C

4. 来源于瑞香科的药材是
A. 苏木　　B. 川木通　　C. 通草
D. 大血藤　E. 沉香
答案：E

> 二级考点

5. 木通

【来源】 木通科木通、三叶木通、白木通的藤茎

【形状鉴别】
【特点】
（1）外皮具突起的皮孔，节部膨大或不明显，具侧枝断痕，图8-124。
（2）体轻，质坚实，不易折断，断面不整齐，皮部较厚。
（3）黄棕色，可见淡黄色颗粒状小点，木部黄白色，射线呈放射状排列，髓小或有时中空，图8-125。

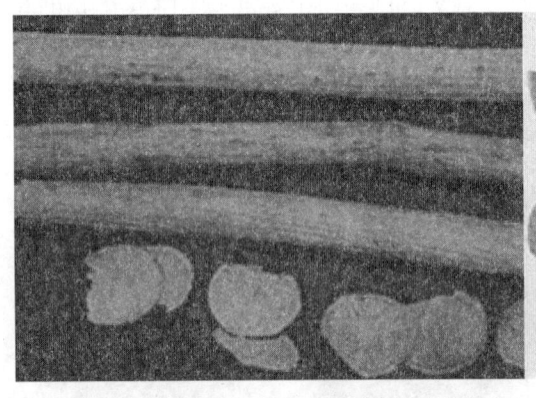

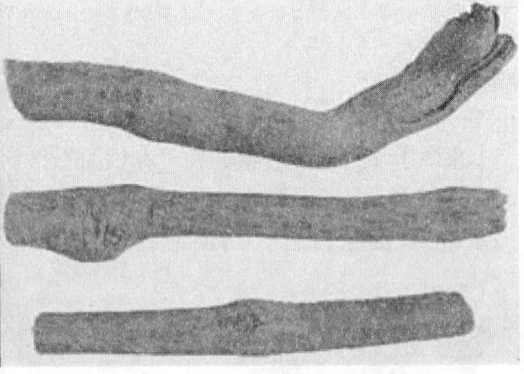

图8-124　木通

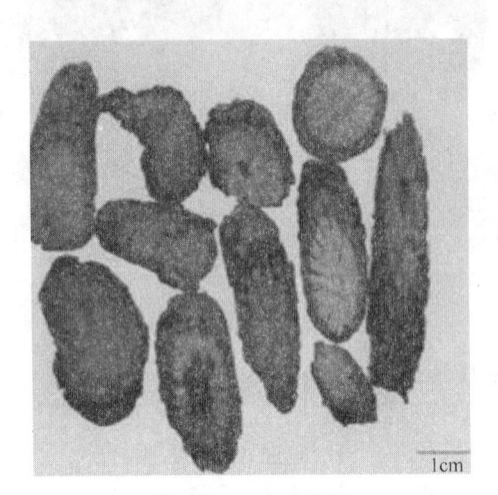

图8-125　木通断面

【特点】
（1）表面黄红色至棕红色，具刀削痕，有的可见暗棕色、质松、带亮星的髓部，图8-126。

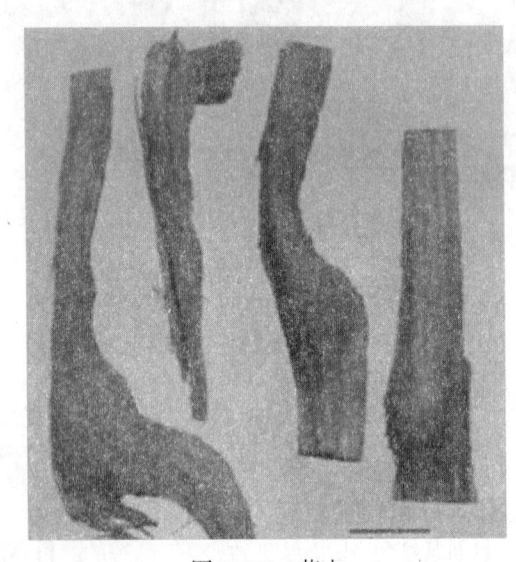

图8-126　苏木

（2）断面略具光泽，年轮明显。
（3）水试：取小段放入热水中，水被染成桃红色。

【经典试题】

最佳选择题

1. 木通的入药部位是
A. 木材　　B. 心材　　C. 藤茎
D. 茎枝　　E. 根
答案：C

6. 苏木

【来源】 豆科苏木的心材。

【经典试题】

最佳选择题

1. 苏木来源于
A. 苏木科　　B. 豆科　　　C. 樟科
D. 木犀科　　E. 禾本科
答案：B

2. 横断面可见带亮星的髓部的中药材是
A. 通草　　　B. 鸡血藤　　C. 大血藤
D. 苏木　　　E. 沉香
答案：D

3. 苏木横断面
A. 边缘不整齐　　B. 髓部黄白色或中空
C. 略具光泽，年轮明显　D. 具有银白色光泽
E. 皮部红棕色有数处向内嵌入木部
答案：C

7. 通草

【来源】　五加科通脱木的茎髓。

【特点】
（1）圆柱形，中部有空心或半透明圆形薄膜，纵剖面薄膜呈梯状排列，图8-127。

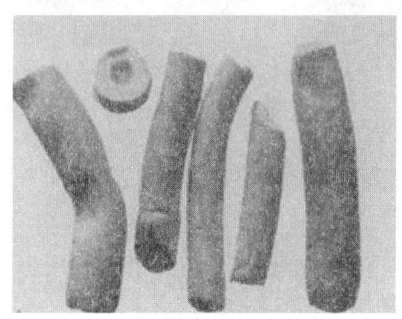

图8-127　通草

（2）体轻质松软，稍有弹性，易折断。
（3）表面白色，断面显银白色光泽。
（4）气微，无味。

【经典试题】

最佳选择题

1. 通草来源于
A. 马兜铃科　B. 木通科　　C. 五加科
D. 豆科　　　E. 茜草科
答案：C

2. 通草的药用部位为
A. 心材　　　B. 茎　　　　C. 全草
D. 叶　　　　E. 茎髓

答案：E

8. 钩藤

【来源】　茜草科钩藤、大叶钩藤、毛钩藤、华钩藤或无柄果钩藤的带钩茎枝。

【特点】
（1）茎枝呈圆柱形或类方柱形。
（2）表面红棕色至紫红色者，具细纵纹，光滑无毛；黄绿色至灰褐色者，有的可见白色点状皮孔，被黄褐色柔毛。
（3）质坚韧，断面黄棕色，皮部纤维性，髓部黄白色或中空。
（4）多数枝节上对生两个向下弯曲的钩（不育花序梗），或仅一侧有钩，另一侧为突起的疤痕（图8-128）。

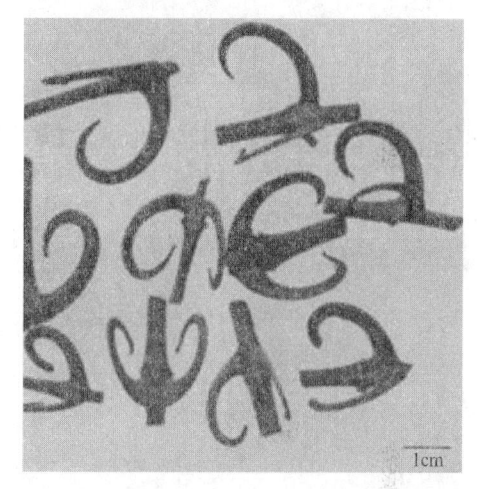

图8-128　钩藤

【经典试题】

最佳选择题

1. 钩藤的入药部位为
A. 地上部分　B. 带钩茎枝　　C. 茎
D. 藤　　　　E. 茎上的钩刺
答案：B

2. 钩藤断面
A. 边缘不整齐　　B. 髓部黄白色或中空
C. 略具光泽，年轮明显　D. 具有银白色光泽
E. 皮部红棕色有数处向内嵌入木部
答案：B

➤ 四级考点

9. 槲寄生

【来源】　为桑寄生科植物槲寄生的干燥

带叶茎枝。

【特点】

（1）茎枝呈圆柱形，叶片呈长椭圆状披针形，先端钝圆，基部楔形，全缘，图8-129。

（2）金黄色或黄棕色，叶片表面黄绿色。

（3）嚼之有黏性。

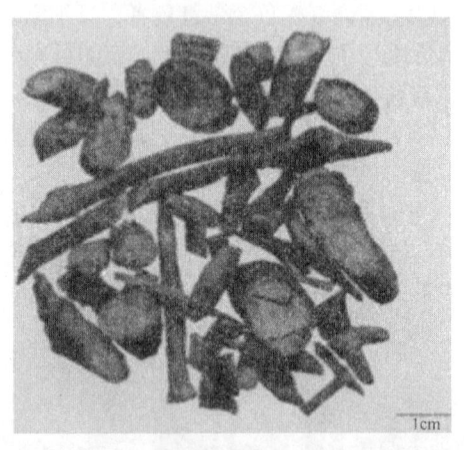

图8-129 槲寄生

【经典试题】

最佳选择题

1. 嚼之有黏性的是
A. 槲寄生　　B. 通草　　　C. 苏木
D. 桑寄生　　E. 降香

答案：A

10. 石斛

【来源】 兰科植物金钗石斛、鼓槌石斛或流苏石斛的栽培品及其同属植物近似种的新鲜或干燥茎。

【特点】

（1）金钗石斛——表面金黄色或黄中带绿色，有深纵沟，质硬而脆，断面较平坦而疏松。气微味苦。

（2）鼓槌石斛——粗纺锤形，表面光滑，金黄色；断面海绵状；气微，味淡，嚼之有黏性。

（3）流苏石斛——长圆柱形，节明显，表面黄色至暗黄色；质疏松；味淡或微苦，嚼之有黏性（图8-130）。

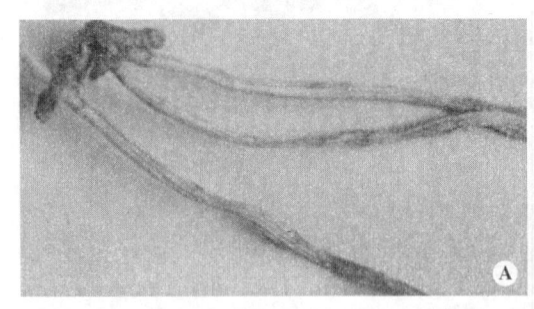

图8-130 流苏石斛

【经典试题】

最佳选择题

1. 断面海绵状的石斛来源于
A. 金钗石斛　B. 铁皮石斛　C. 鼓槌石斛
D. 流苏石斛　E. 马鞭石斛

答案：C

配伍选择题

A. 金钗石斛　B. 铁皮石斛　C. 鼓槌石斛
D. 流苏石斛　E. 马鞭石斛

2. 质疏松，断面平坦或呈纤维性；味淡或微苦，嚼之有黏性的是

3. 质硬而脆，断面较平坦而疏松，气微，味苦的是

答案：2. D　3. A

11. 铁皮石斛

【来源】 兰科植物铁皮石斛的干燥茎。

【采收加工】 剪去部分须根，边加热边扭成螺旋形或弹簧状，烘干；或切成段，干燥或低温烘干，前者习称"铁皮枫斗"；后者习称"铁皮石斛"。

【特点】

✧ 铁皮枫斗螺旋形或弹簧状。

【经典试题】

最佳选择题

1. 加工过程中常扭成螺旋形或弹簧状的是
A. 金钗石斛　B. 马鞭石斛　C. 环草石斛

D. 黄草石斛　E. 铁皮石斛

答案：E

2. 石斛的药用部位为

A. 根　B. 茎　C. 根茎　D. 鳞茎　E. 块茎

答案：B

3. 铁皮枫斗的原植物是

A. 铁皮石斛　B. 金钗石斛　C. 环草石斛

D. 马鞭石斛　E. 黄草石斛

答案：A

（三）皮类中药

➤ 一级考点

1. 厚朴

【来源】　木兰科——厚朴及凹叶厚朴——干燥干皮，根皮和枝皮

【采收加工】　根皮及枝皮直接阴干；干皮置沸水中微煮后，堆置阴湿处，"发汗"至内表面变紫褐色或棕褐色时，再蒸软。

【特点】

（1）呈弯曲的丝条状或单，双卷筒状，图 8-131。

（2）划之显油痕，断面颗粒性，外层灰棕色，内层紫褐色或棕色，有油性，有的可见多数小亮星。

（3）气香，味辛辣，微苦。

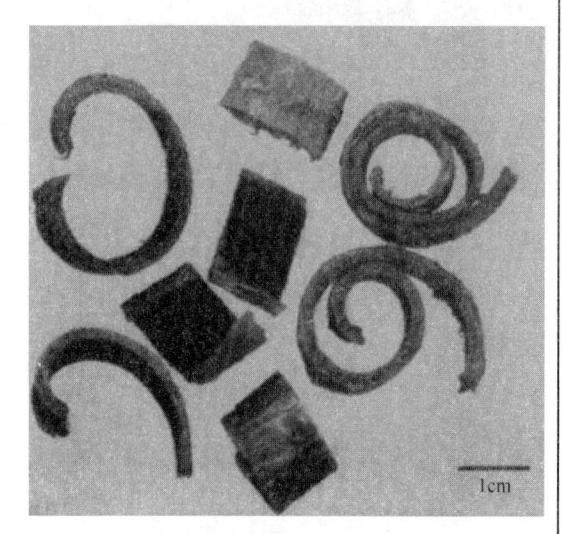

图 8-131　厚朴

（4）根皮：呈单筒状或不规则块片，弯曲似鸡肠（鸡肠朴），图 8-132。

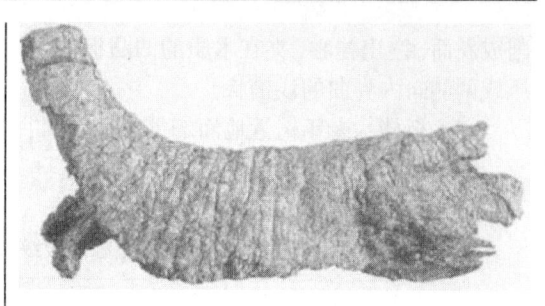

图 8-132　厚朴根皮

（5）枝皮（枝朴）：成单筒状，图 8-133。

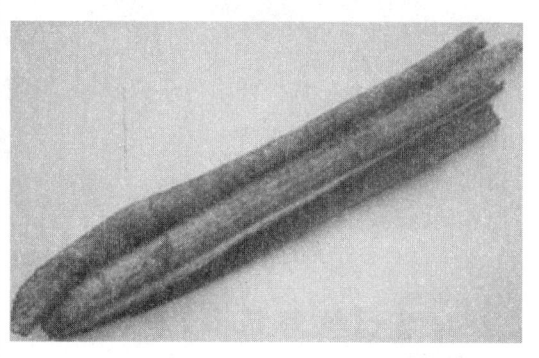

图 8-133　厚朴枝皮

【经典试题】

最佳选择题

1. 厚朴的产地加工方法是（2015年A型33题）

A. 切片　　B. 揉搓　　C. 硫熏

D. 烫　　　E. 发汗

答案：E

2. 厚朴的气味是

A. 气微，味苦

B. 香气浓郁，味辛辣，微有麻舌感

C. 气香，味微苦，带辛辣感

D. 有腥气，味微苦

E. 气清香，味微苦而带黏性，嚼之呈棉絮状

答案：C

2. 肉桂

【来源】　樟科——肉桂——干燥树皮

【产地】　主产于广西，广东。

【采收加工】　第一期于4~5月间，第二期于9~10月间，第二期质佳。

（1）桂通（官桂）：剥取栽培5~6年生幼树的干皮和粗枝皮，或老树枝皮，不经压制，自然卷曲成筒状。

（2）企边桂：10年以上树的干皮，将两端

削成斜面，突出桂心，夹在木质的凹凸板中间，压成两侧向内卷曲的浅槽状。

（3）板桂：老年树近地面的干皮。

（4）桂碎：在桂皮加工过程中碎块。

【特点】

（1）呈槽状或卷筒状，有不规则的细皱纹及横向突起的皮孔，图8-134。

（2）内表面红棕色，划之显油痕，断面不平坦，外层棕色而较粗糙，内层红棕色而油润，两层中间有一条黄棕色的线纹。

（3）气香浓烈，味甜，辣。

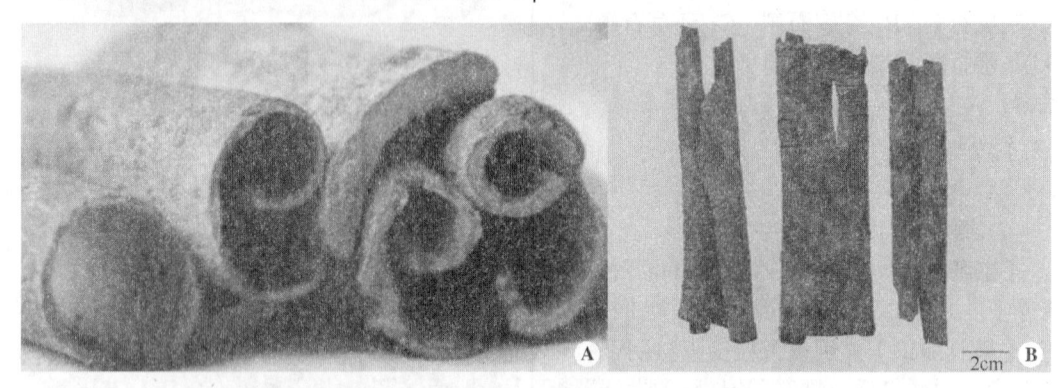

图8-134 肉桂

【经典试题】

最佳选择题

1. 肉桂的主产地是
A. 广东、广西　　B. 云南，四川
C. 安徽，湖北　　D. 四川，江苏
E. 河北，山西
答案：A

2. 肉桂的断面特征是
A. 断面红棕色，纤维性强
B. 外侧呈棕色而粗糙，内侧红棕色而油润，中间有一条黄棕色的线纹
C. 断面黄白色而油润
D. 断面黄白色，纤维性强
E. 断面白色，中间有一条黄棕色的线纹
答案：B

3. 来源于樟科植物的药材是
A. 厚朴　　B. 桑白皮　　C. 地骨皮
D. 肉桂　　E. 香加皮
答案：D

3. 杜仲

【来源】 杜仲科——杜仲——干燥树皮

【特点】

（1）内表面暗紫色或紫褐色，断面有细密、银白色，富弹性橡胶丝相连。

（2）气微，味稍苦。

◇ 盐杜仲

（1）形如杜仲块或丝，表面黑褐色，内表面褐色，折断时胶丝弹性较差，图8-135。

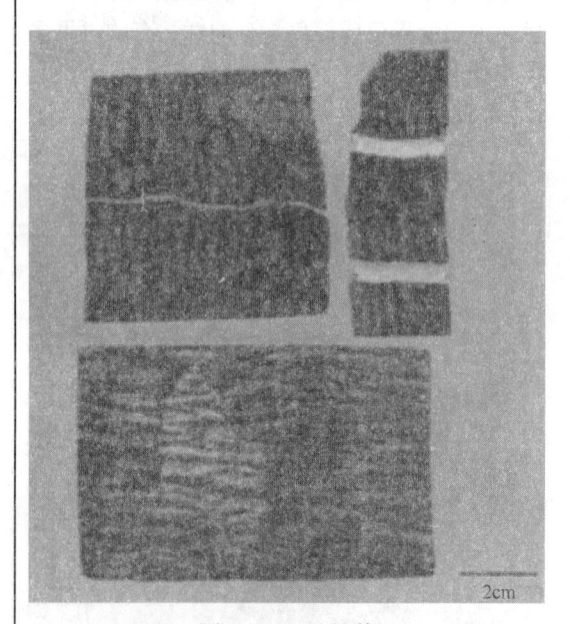

（2）味微咸。

图8-135 盐杜仲

【经典试题】

最佳选择题

1. 不属于盐杜仲性状特征的是
A. 呈小方块或丝状

B. 表面黑褐色，内表面褐色
C. 折断时胶丝弹性较差
D. 易折断，断面有细密，银白色，富弹性的橡胶丝相连
E. 味微咸
答案：D

4. 黄柏

【来源】 芸香科——黄皮树——干燥树皮"川黄柏"

【产地】 四川，贵州。

【采收加工】 选10年左右的树，晒至半干。

【特点】
（1）呈板片状或浅槽状。
（2）断面纤维性，呈裂片状分层，深黄色。
（3）气微，味极苦，嚼之有黏性。

黄柏饮片：呈丝条状，内表面暗黄色或浅棕色，味极苦，图8-136。

盐黄柏：偶有焦斑。

黄柏炭：形如黄柏丝，表面焦黑色，内部深褐色或棕黑色。体轻，质脆，易折断。味苦涩（图8-137）。

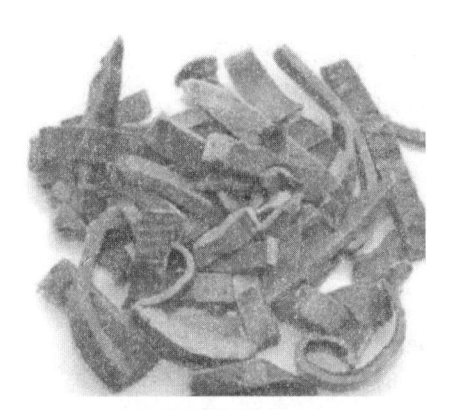

图 8-136 黄柏饮片

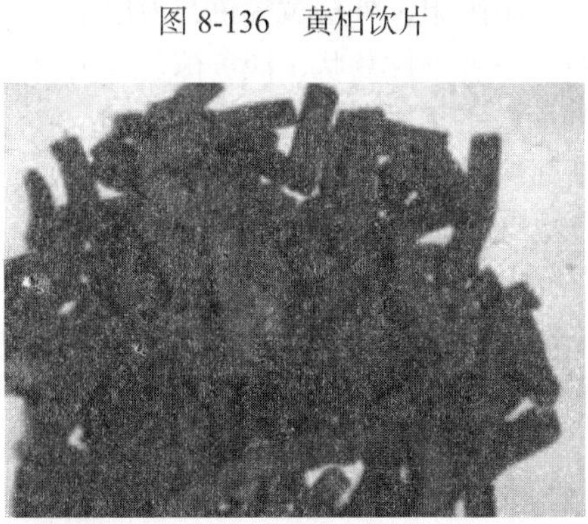

图 8-137 黄柏炭

【经典试题】

最佳选择题

1. 药材的黄柏的采收加工方法是
A. 选取栽培1年以上树龄的树，剥取树皮，除去粗皮，晒干
B. 选取栽培5年以上树龄的树，剥取树皮，除去粗皮，晒干
C. 选取栽培10年以上树龄的树，剥取树皮，除去粗皮，晒干
D. 选取栽培10年以上树龄的树，剥取树皮，堆积"发汗"晒干
E. 选取栽培5年以上树龄的树，剥取树皮，堆积"发汗"晒干
答案：C

2. 味极苦，嚼之有黏性的中药材是
A. 黄芩　　B. 黄柏　　C. 黄连
D. 厚朴　　E. 黄芪
答案：B

3. 不属于黄柏炭性状特征的是
A. 呈丝条状
B. 表面焦黑色，内部深褐色或棕黑色
C. 偶有焦斑　　D. 体轻，质脆，易折断
E. 味苦涩
答案：C

配伍选择题

A. 毛茛科　　B. 木兰科　　C. 樟科
D. 芸香科　　E. 木犀科

4. 黄柏来源于
5. 厚朴来源于
答案：4. D　5. B

A. 黄柏　　B. 牡丹皮　　C. 厚朴
D. 肉桂　　E. 杜仲

6. 断面较平坦，粉性的中药材是
7. 断面纤维性，呈裂片状分层的中药材是
8. 断面颗粒性，外层灰棕色，内层紫褐色或棕色，有油性，有的可见多数小亮星的中药材是
答案：6. B　7. A　8. C

A. 紫褐色　　B. 深黄色　　C. 鲜黄色
D. 红棕色　　E. 棕褐色

9. 肉桂内表面颜色是
10. 杜仲内表面颜色是
11. 黄柏断面颜色是

答案：9. D 10. A 11. B

▶ 二级考点

5. 牡丹皮

【来源】 毛茛科——牡丹——干燥根皮

【采收加工】 秋季采挖根部，除去细根和泥沙，剥取根皮，晒干；或刮去粗皮，除去木心，晒干：前者习称"连丹皮"，后者习称"刮丹皮"。

【特点】

（1）呈圆形或卷曲形的薄片，外表面横长皮孔，多数横长皮孔样突起及细根痕。

（2）栓皮脱落处粉红色，常见发亮的结晶，断面较平坦，淡粉红色，粉性，图8-138。

（3）气芳香，味微苦而涩。

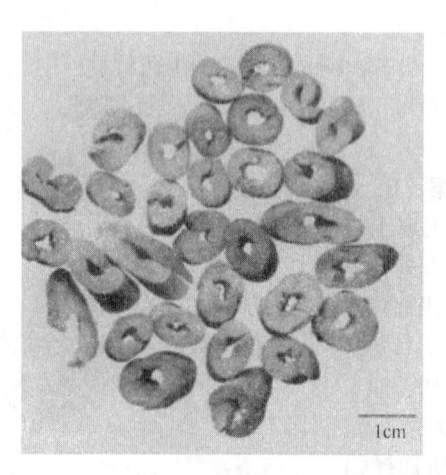

图8-138 牡丹皮

◆ 刮丹皮：外表面有刮刀削痕，外表面红棕色或淡灰黄色，有时可见灰褐色斑点状残存外皮。

【强化练习】

最佳选择题

1. 来源于毛茛科的药材是
A. 地骨皮   B. 牡丹皮   C. 合欢皮
D. 香加皮   E. 桑白皮
答案：B

6. 地骨皮

【来源】 茄科植物——枸杞或宁夏枸杞——干燥根皮

【特点】

（1）呈筒状或槽状，外表面粗糙，易成鳞片状剥落，图8-139。

（2）断面不平坦，外层黄棕色，内层灰白色。

（3）气微，味微甘而后苦。

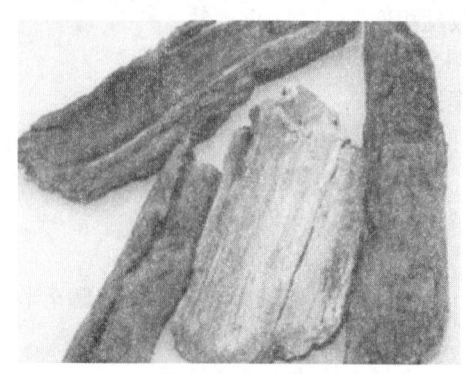

图8-139 地骨皮

【经典试题】

最佳选择题

1. 外表面粗糙，已成鳞片状剥落，体轻，易折断，断面不平坦，外层黄棕色，内层灰白色的药材是（2015年A型32题）
A. 桑白皮   B. 秦皮   C. 地骨皮
D. 黄柏   E. 杜仲
答案：C

2. 地骨皮来源于
A. 桑科植物桑的根皮
B. 五加科植物细柱五加皮的根皮
C. 萝藦科植物杠柳的根皮
D. 茄科植物枸杞或宁夏枸杞的根皮
E. 木犀科植物白蜡树的根皮
答案：D

配伍选择题

A. 折断时有粉尘飞扬，断面不平坦，略带层片状
B. 断面不平坦，外层黄棕色，内层灰白色
C. 断面呈纤维性片状，淡黄棕色或黄白色
D. 断面较平坦，粉性
E. 断面纤维性，呈裂片状分层

3. 合欢皮的性状特征是
4. 白鲜皮的性状特征是
5. 地骨皮的性状特征是
答案：3. C 4. A 5. B

▶ 三级考点

7. 桑白皮

【来源】 桑科植物——桑——干燥根皮

【特点】

（1）呈扭曲的卷筒状，槽状或板片状，图 8-140。

（2）纤维性强，难折断，易纵向撕裂，撕裂时有粉尘飞扬。

（3）气微，味微甘。

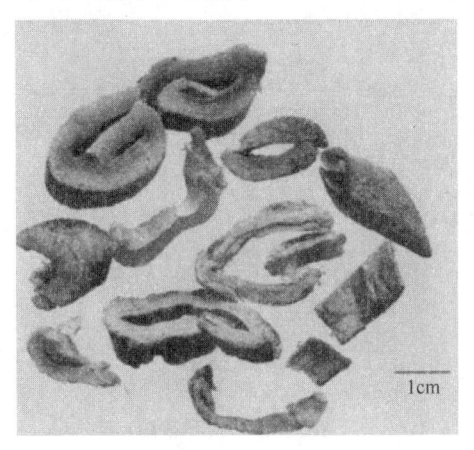

图 8-140 桑白皮

【经典试题】

配伍选择题

A. 桑白皮   B. 白鲜皮   C. 合欢皮
D. 海桐皮   E. 地骨皮

1. 质韧，难折断，易纵向撕裂，撕裂时有粉尘飞扬，味微甘的药材是（2015年B型93题）

答案：A

最佳选择题

2. 纤维性强，难折断，纤维层易成片地纵向撕裂，撕裂时有白色粉尘飞扬，该中药材为

A. 秦皮   B. 桑白皮   C. 牡丹皮
D. 合欢皮   E. 肉桂

答案：B

3. 桑白皮的药材来源是

A. 桑科桑的干燥根皮   B. 桑科桑的带叶枝梢
C. 桑寄生科桑的干燥根皮
D. 桑科桑寄生的带叶茎枝
E. 槲寄生科桑的干燥根皮

答案：A

8. 白鲜皮

【来源】 芸香科——白鲜——干燥根皮

【特点】

（1）呈卷筒状，外表面灰白色或淡灰黄色，常有突起的颗粒状小点。

（2）折断时有粉尘飞扬，断面不平坦，略呈层片状，剥去外层，迎光可见有闪烁的小亮点，内表面类白色，图 8-141。

（3）有羊膻气，味微苦。

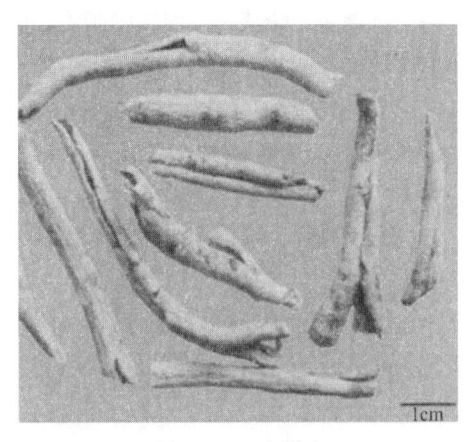

图 8-141 白鲜皮

【经典试题】

配伍选择题

A. 桑白皮   B. 白鲜皮   C. 合欢皮
D. 海桐皮   E. 地骨皮

1. 质脆，易折断，折断时有粉尘飞扬，有羊膻味，味微苦的药材是（2015年B型92题）

答案：B

A. 肉桂   B. 杜仲   C. 白鲜皮
D. 秦皮   E. 厚朴

2. 迎光可见有闪烁的小亮点，并有羊膻气，味微苦的中药材是

3. 切面不平坦，气香浓烈，味甜，辣的中药材是

4. 切面有细密，银白色，富弹性的橡胶丝相连，气微，味稍苦的中药材是

答案：2. C   3. A   4. B

A. 肉桂   B. 杜仲   C. 黄柏
D. 白鲜皮   E. 厚朴

5. 内表面呈暗黄色或淡棕色的中药材为

6. 内表面呈类白色的中药材为

答案：5. C   6. D

➤ 四级考点

9. 合欢皮

【来源】 豆科——合欢皮——干燥树皮

【采收加工】 发汗至内皮呈紫褐色时，

取出晒干

【特点】

（1）呈卷曲状或半筒状，图8-142。

（2）断面呈纤维性片状，淡黄棕色或黄白色。

（3）气微香，味淡，微涩，稍刺舌，而后喉头有不适感。

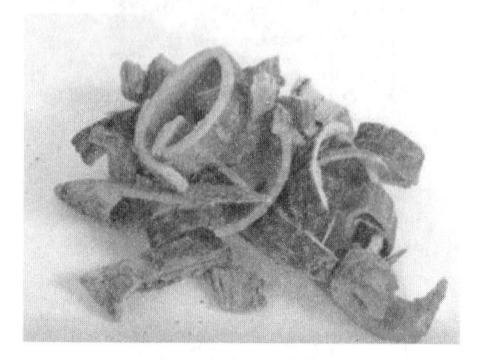

图8-142 合欢皮

【经典试题】

最佳选择题

1. 合欢皮来源于
A. 芸香科   B. 豆科   C. 桑科
D. 五加科   E. 茄科
答案：B

配伍选择题

A. 呈扭曲的卷筒状，槽状或板片状
B. 呈卷筒状或半筒状   C. 为长条状块片
D. 呈半筒状或浅槽状   E. 反曲状
2. 药材桑白皮的形状为
3. 药材合欢皮的形状为
答案：2. A 3. B

（四）叶类中药

➤ 一级考点

1. 番泻叶

【来源】 豆科——狭叶番泻或尖叶番泻——干燥小叶

【产地】 狭叶番泻：主产于红海以东至印度一带。

尖叶番泻：主产于埃及的尼罗河中上游地方。

【特点】

（1）狭叶番泻：呈长卵形或卵状披针形，叶端急尖，叶基上表面黄绿色，下表面浅黄绿色，无毛或近无毛。革质（图8-143）。

（2）尖叶番泻：呈披针形或长卵形，略卷曲，叶端短尖或微突，叶基不对称，两面均有细短毛茸。

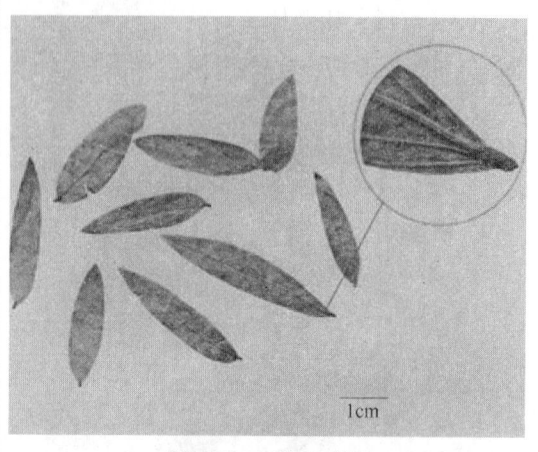

图8-143 狭叶番泻

【经典试题】

最佳选择题

1. 狭叶番泻叶主产于
A. 缅甸   B. 云南   C. 海南
D. 印度   E. 印度尼西亚
答案：D

2. 下列药材主产于印度和埃及的是
A. 番泻叶   B. 大青叶   C. 蓼大青叶
D. 枇杷叶   E. 淫羊藿
答案：A

3. 叶全缘，基部不对称的是
A. 大青叶   B. 侧柏叶   C. 枇杷叶
D. 番泻叶   E. 紫苏叶
答案：D

➤ 二级考点

2. 大青叶

【来源】 十字花科——菘蓝——干燥叶

【产地】 主产于河北、江苏、安徽、河南等省。

【采收加工】 夏、秋两季分2～3次采收，除去杂质，晒干。

【特点】

（1）多皱缩卷曲，有的破碎，完整的叶片展平后呈椭圆形至长圆状倒披针形，先端钝；全缘或微波状，基部狭窄下延至叶柄成翼状，图8-144。

（2）表面暗灰绿色，有的可见色较深稍突起的小点。

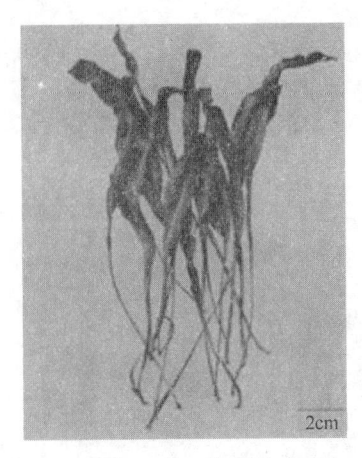

图8-144　大青叶

【经典试题】

最佳选择题

1. 叶片先端钝，全缘或微波状，基部下延至叶柄呈翼状的中药材是

A. 石韦　　　B. 淫羊藿　　C. 大青叶
D. 蓼大青叶　E. 枇杷叶

答案：C

2. 同药材板蓝根、青黛具有相同原植物的药材是

A. 侧柏叶　　B. 番泻叶　　C. 大青叶
D. 蓼大青叶　E. 紫苏叶

答案：C

3. 叶全缘或呈微波状的是

A. 大青叶　　B. 侧柏叶　　C. 枇杷叶
D. 番泻叶　　E. 紫苏叶

答案：A

3. 枇杷叶

【来源】　蔷薇科枇杷的干燥叶。

【特点】

（1）长椭圆形，上部有疏锯齿。

（2）上表面灰绿色、黄棕色或红棕色，下表面密被黄色绒毛，主脉于下表面显著突起，图8-145。

（3）叶柄极短，被棕黄色绒毛。

（4）革质。

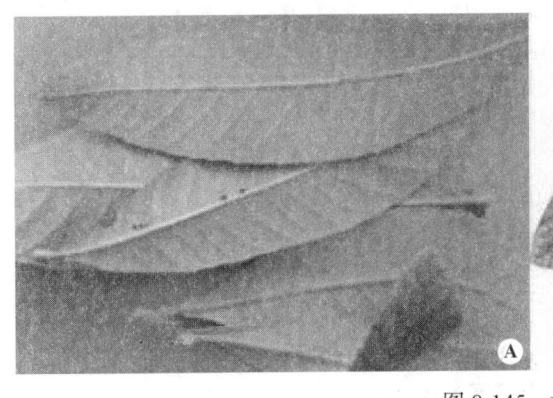

图8-145　枇杷叶

【经典试题】

最佳选择题

1. 上表面灰绿色，黄棕色或红棕色，较光滑，下表面密被黄色绒毛的中药材是

A. 侧柏叶　　B. 艾叶　　　C. 蓼大青叶
D. 枇杷叶　　E. 大青叶

答案：D

➤ **三级考点**

4. 淫羊藿

【来源】　小檗科——淫羊藿、箭叶淫羊藿、柔毛淫羊藿、巫山淫羊藿、朝鲜淫羊藿——干燥叶

【特点】

（1）三出复叶，顶生小叶基部心形；侧小叶偏心形，外侧较大呈耳状，图8-146。

（2）叶片近革质，图8-147。

（3）边缘具黄色刺毛状细锯齿。

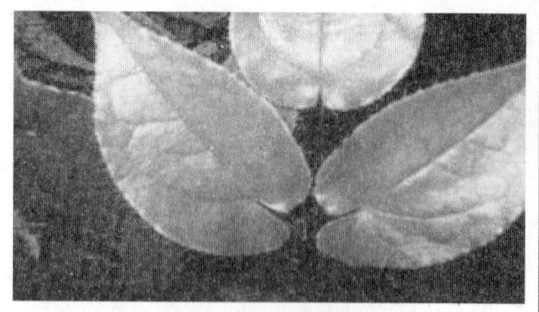

图 8-146 淫羊藿叶

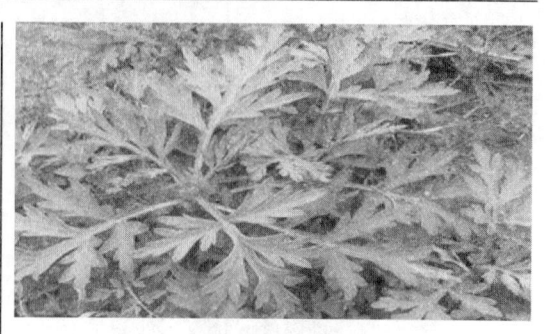

图 8-148 艾叶

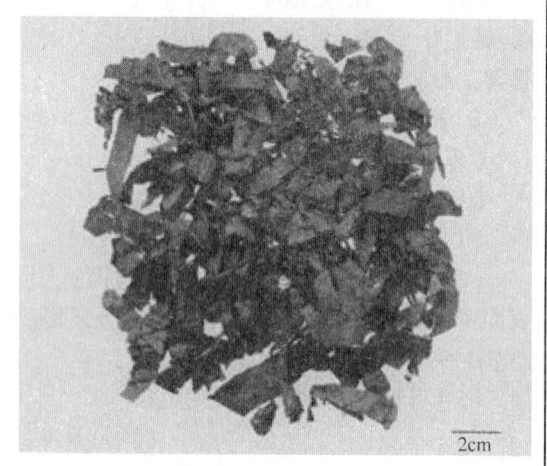

图 8-147 淫羊藿

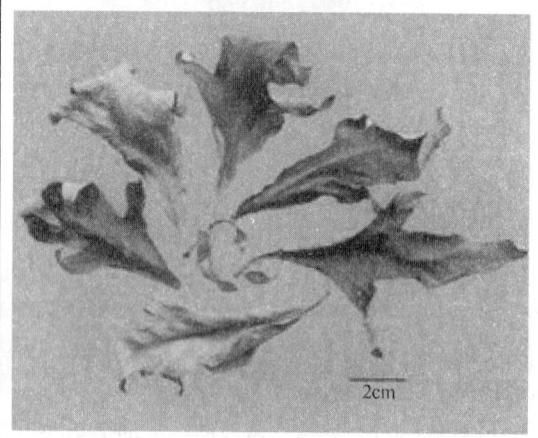

图 8-149 干燥艾叶

【经典试题】

最佳选择题

1. 三出复叶,边有具黄色刺毛状细锯齿革质状的中药材是
A. 紫苏叶　B. 番泻叶　C. 大青叶
D. 蓼大青叶　E. 淫羊藿

答案:E

5. 艾叶

【来源】 菊科——艾——干燥叶。

【特点】

(1) 羽状深裂,裂片椭圆状披针形,边缘有不规则的粗锯齿,图 8-148。

(2) 质柔软。

(3) 气清香,味苦。

(4) 上表面有稀疏的柔毛和腺点,下表面密生灰白色绒毛,图 8-149。

【经典试题】

最佳选择题——真题再现

最佳选择题

1. 多皱缩,破碎,完整的叶片展平后,表面灰绿色,有稀疏柔毛和腺点,下表面密生灰白色绒毛,质柔软,气清香,味苦的药材是(2015年A型35题)

A. 罗布麻叶　B. 艾叶　C. 枇杷叶
D. 大青叶　E. 番泻叶

答案:B

➢ 四级考点

6. 侧柏叶

【来源】 柏科——侧柏——干燥枝梢及叶。

【特点】

(1) 多分枝,小枝扁平,图 8-150。

(2) 叶细小鳞片状交互对生,贴伏于枝上。

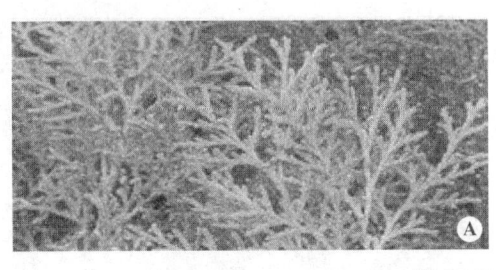

图 8-150　侧柏叶

【经典试题】

最佳选择题

1. 小枝扁平，叶呈细小鳞片状，交互对生贴伏于枝上的中药材是

A. 侧柏叶　　B. 艾叶　　C. 蓼大青叶
D. 枇杷叶　　E. 大青叶

答案：A

7. 蓼大青叶

【来源】　蓼科——蓼蓝——干燥叶

【特点】

（1）叶多皱缩，破碎，图 8-151。

（2）叶脉淡黄棕色。

（3）质脆。

（4）气微，味微涩。

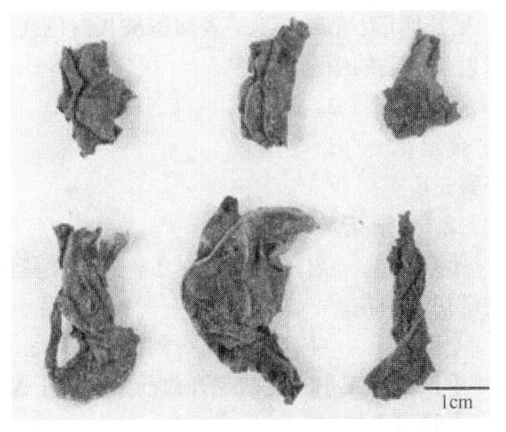

图 8-151　蓼大青叶

【经典试题】

最佳选择题

1. 蓼大青叶的原植物是

A. 马蓝　　B. 路边青　　C. 蓼蓝
D. 菘蓝　　E. 马鞭草

答案：C

8. 罗布麻叶

【来源】　夹竹桃科——罗布麻——干燥叶

【特点】

（1）椭圆状披针形。

（2）先端钝，有小芒尖，基部钝圆或楔形，边缘具细齿，常反卷，两面无毛，图 8-152。

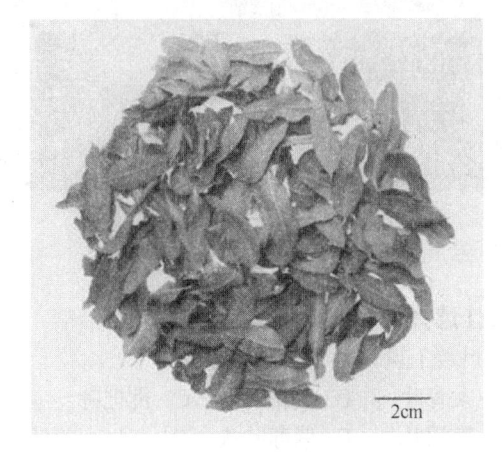

图 8-152　罗布麻叶

【经典试题】

最佳选择题

1. 来源于夹竹桃科的中药材是

A. 侧柏叶　　B. 石韦　　C. 罗布麻叶
D. 枇杷叶　　E. 紫苏叶

答案：C

9. 紫苏叶

【来源】　唇形科紫苏的干燥叶（或带嫩枝）。

【特点】

（1）先端长尖或急尖，基部圆形或宽楔形，边缘具圆锯齿，图8-153。

（2）两面紫色或上表面绿色下表面紫色，疏生灰白色毛。

（3）气清香，味微辛。

（4）下表面有多数凹点状腺鳞。

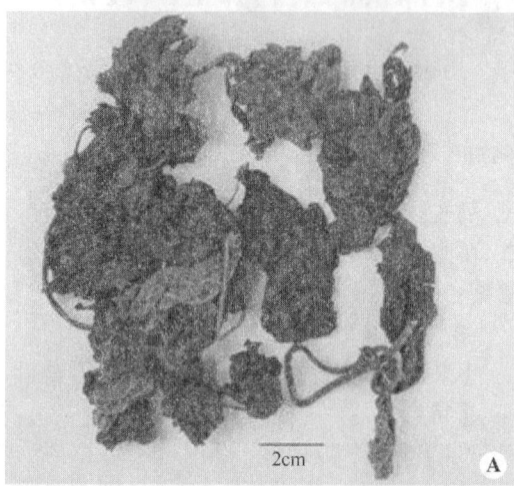

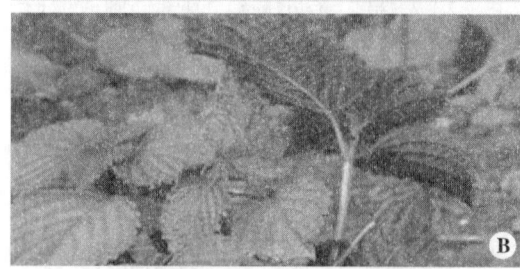

图8-153 紫苏叶

【经典试题】

最佳选择题

1. 叶缘有圆锯齿的是

A. 大青叶　　B. 侧柏叶　　C. 枇杷叶

D. 番泻叶　　E. 紫苏叶去

答案：E

（五）花类中药

➢ 一级考点

1. 辛夷

【来源】 木兰科——望春花、玉兰、武当玉兰——花蕾

【特点】

（1）似毛笔头，梗上有类白色点状皮孔，图8-154。

（2）苞片外表面密被灰白色有光泽的长茸毛。

（3）气芳香，味辛凉而稍苦。

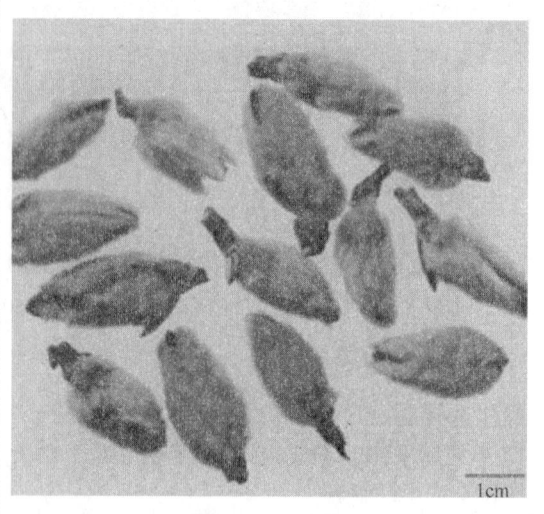

图8-154 辛夷

【经典试题】

最佳选择题

1. 药材辛夷的气味是

A. 气芳香，味辛凉而稍苦

B. 气微香，味微苦

C. 气芳香，味淡，微涩

D. 气特异，微有刺激性，味微苦

E. 气微，味微苦

答案：A

2. 呈长卵形，似毛笔头，表面密被灰白色或灰绿色长茸毛的中药材是

A. 菊花　　B. 款冬花　　C. 槐花

D. 金银花　　E. 辛夷

答案：E

2. 金银花

【来源】 忍冬科——忍冬——干燥花蕾或带初开的花。

【产地】 主产于山东、河南。

【采收加工】 夏初花开放前采收，干燥。

【特点】

（1）呈棒状；上粗下细，略弯曲，图8-155。

（2）表面黄白色或绿白色（贮久色渐深）。

（3）密被短柔毛。

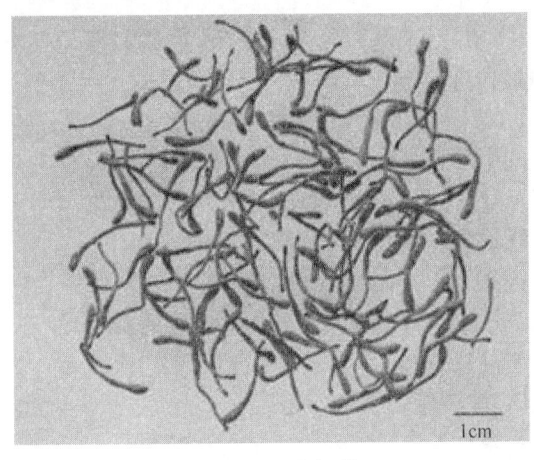

图 8-155 金银花

【经 典 试 题】

最佳选择题

1. 金银花为忍冬科何种植物的花蕾
A. 毛花柱忍冬　　B. 华南忍冬　C. 忍冬
D. 红腺忍冬　　　E. 灰毡毛忍冬
答案：C

2. 花呈棒状，上粗下细，花萼绿色，先端5裂，裂片有毛，开放者花冠筒状，先端二唇形，气清香，味淡，微苦的药材是
A. 蒲黄　　B. 丁香　　　C. 金银花
D. 西红花　E. 辛夷
答案：C

3. 金银花的入药部位是
A. 仅花蕾　　　　　B. 仅开放的花
C. 花蕾或带初开的花　D. 柱头
E. 带花的果穗
答案：C

3. 款冬花

【来源】 菊科——款冬——干燥花蕾。

【特点】

（1）长圆棒状，常单生或 2~3 个基部连生；上端较粗，下端渐细或带有短梗，外面被有多数鱼鳞状苞。

（2）苞片外表面紫红色，内表面密被白色絮状茸毛，图 8-156。

（3）体轻，撕开后可见白色茸毛。

（4）气清香，味微苦而辛。

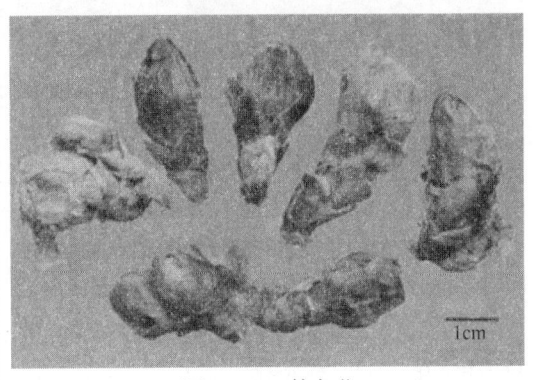

图 8-156 款冬花

【经 典 试 题】

最佳选择题

1. 常 2~3 个基部连在一起，呈长圆棒，苞片外表面紫红色或淡红色，内表面密被白色絮状茸毛的中药材是
A. 金银花　　B. 辛夷　　　C. 洋金花
D. 款冬花　　E. 西红花
答案：D

4. 西红花

【来源】 鸢尾科——番红花——干燥柱头。

【特点】

（1）呈线形，线形三分枝，图 8-157。

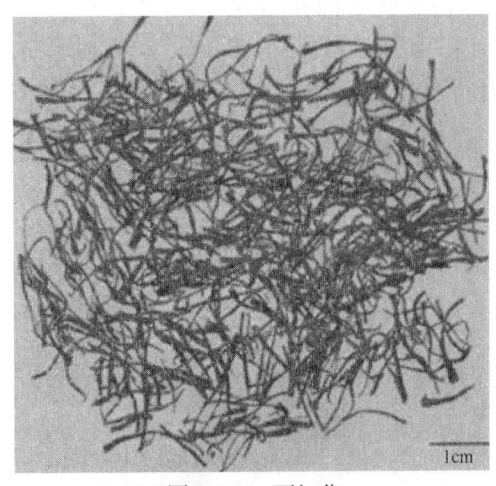

图 8-157 西红花

（2）暗红色，上部较宽而略扁平，内侧有一短裂隙，下端有时残留一小段黄色花柱。

（3）体轻，质松软，无油润光泽。

（4）气特异，微有刺激性，味微苦。

（5）取本品浸水中，可见橙黄色成直线下降，并逐渐扩散，水被染成黄色，无沉淀。柱头呈喇叭状,有短缝;在短时间内,用针拨之不破碎。

【经典试题】

最佳选择题

1. 入水可见橙黄色呈直线下降,并逐渐扩散,水被染成黄色,柱头呈喇叭状,内侧有一短逢的中药材是
A. 西红花　B. 红花　C. 金银花
D. 洋金花　E. 款冬花
答案:A

2. 药材呈线形,三分枝的是
A. 红花　B. 西红花　C. 金银花
D. 丁香　E. 洋金花
答案:B

3. 以柱头为入药部位的中药材是
A. 西红花　B. 红花　C. 辛夷
D. 金银花　E. 款冬花
答案:A

➤ 二级考点

5. 丁香

【来源】 桃金娘科——丁香——花蕾

【产地】 主产于坦桑尼亚、印度尼西亚、马来西亚及东非沿岸国家。

【采收加工】 当花蕾由绿色转红时采摘,晒干。

【特点】
(1) 略呈研棒状,花瓣搓碎后可见众多黄色细粒状的花药,萼筒上部有4枚三角状的萼片,十字状分开,图8-158。
(2) 质坚实,富油性。
(3) 气芳香浓烈,味辛辣、有麻舌感。

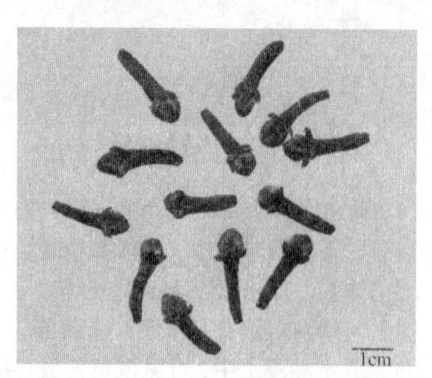

图8-158 丁香

【经典试题】

最佳选择题

1. 萼筒上部有4枚三角状的萼片,十字状分开的中药材是
A. 红花　B. 金银花　C. 洋金花
D. 辛夷　E. 丁香
答案:E

2. 丁香来源于
A. 桃金娘科　B. 豆科　C. 大戟科
D. 蔷薇科　E. 樟科
答案:A

3. 外形呈研棒状,花冠圆球形的中药材是
A. 辛夷　B. 丁香　C. 款冬花
D. 金银花　E. 蒲黄
答案:B

4. 丁香的药用部位为
A. 花粉　B. 柱头　C. 花蕾
D. 已开放的花序　E. 未开放的花序
答案:C

6. 洋金花

【来源】 茄科——白曼陀罗——干燥花

【特点】
(1) 皱缩成条状,花萼呈筒状,长为花冠的2/5,冠呈喇叭状,短尖下有明显的纵脉纹3条,两裂片之间微凹,雄蕊5。
(2) 烘干品质柔韧,气特异;晒干品质脆,气微,味微苦,图8-159。

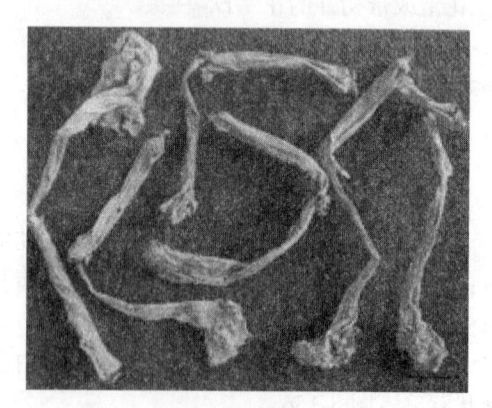

图8-159 洋金花

【经典试题】

最佳选择题

1. 洋金花花冠每一裂片短尖下有明显的纵脉纹

A.1条　B.3条　C.5条　D.4条　E.7条
答案：B
2. 洋金花的花冠形状为
A. 管状　　　B. 钟状　　　C. 喇叭状
D. 蝶形　　　E. 圆球形
答案：C

7. 红花
【来源】　菊科——红花——干燥花。
【产地】　河南
【采收加工】　5～7月间花冠由黄变红时择晴天早晨露水未干时采摘，阴干或晒干。
【特点】
（1）为不带子房的管状花，花冠筒细长，先端5裂，裂片狭条形，图8-160。
（2）柔软。
（3）气微香，味微苦。

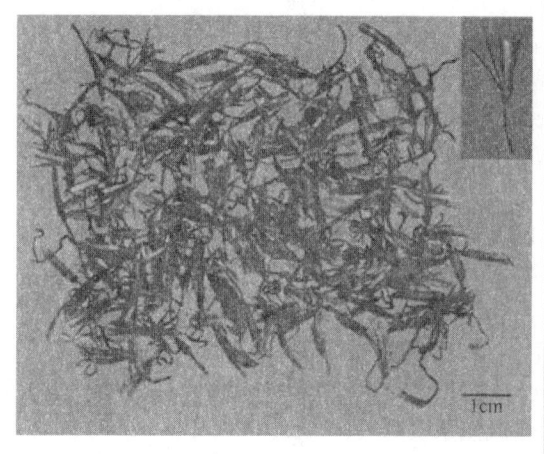

图8-160　红花

【经典试题】
最佳选择题
1. 采摘红花得最佳时期是
A. 花冠呈黄色时　　B. 花冠呈红色时
C. 花冠由红变黄时　D. 花冠由黄变红时
E. 花冠由红变紫时
答案：D

> 三级考点

8. 槐花
【来源】　豆科槐——干燥花及花蕾。前者习称"槐花"，后者习称"槐米"。
【特点】
（1）槐花：完整者花萼钟状，黄绿色，先端5浅裂；花瓣5，黄色或黄白色，气微，味微。
（2）槐米：呈卵形或椭圆形，花梗细小。体轻，质松脆，手捻即碎。气微，味微苦涩。

【经典试题】
最佳选择题
1. 以花及花蕾为入药部位的中药材是
A. 西红花　　B. 红花　　　C. 辛夷
D. 槐花　　　E. 款冬花
答案：D

9. 菊花
【来源】　菊科——菊——干燥头状花序，分为"亳菊"、"滁菊"、"贡菊"、"杭菊""怀菊"
【特点】
（1）亳菊：舌状花上举，散生金黄色腺点，管状花多，常隐藏。
（2）滁菊：舌状花内卷，可见淡褐色腺点，管状花大多隐藏。
（3）贡菊：舌状花上部反折，无腺点，管状花少，多外露。
（4）杭菊：常数个相连成片，舌状花平展粘连，无腺点，管状花多，外露，图8-161。

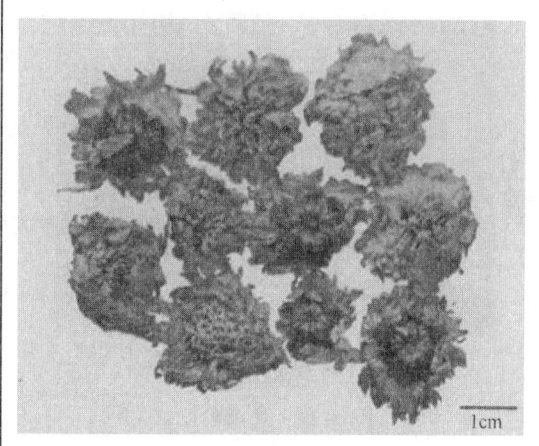

图8-161　杭菊

【经典试题】
配伍选择题
A. 呈倒圆锥形或圆筒形，离散，舌状花纵行皱缩，散生金黄色腺点
B. 呈不规则球形或扁球形，舌状花不规则扭曲，内卷，有淡褐色腺点
C. 呈扁球形或不规则球形，舌状花上部反折，通常无腺点，管状花外露

D. 呈碟形或扁球形，舌状花平展或微折叠，彼此粘连，通常无腺点
E. 花头外被鳞状苞片，外表面紫红色或淡红色，内表面具白色棉毛状物
1. 药材滁菊的性状特征是
2. 药材杭菊的性状特征是
3. 药材贡菊的性状特征是
答案：1. B　2. D　3. C

（六）果实及种子类中药

▶ 一级考点

1. 五味子

【来源】　木兰科——五味子——果实（北五味子）

【产地】　东北三省（吉林、辽宁、黑龙江等省）

【特点】
（1）不规则的球形或扁球形；种子肾形，表面棕黄色有光泽，图8-162。
（2）表面、紫红色或暗红色，皱缩，显油性。
（3）有的表面呈黑红色或出现"白霜"。

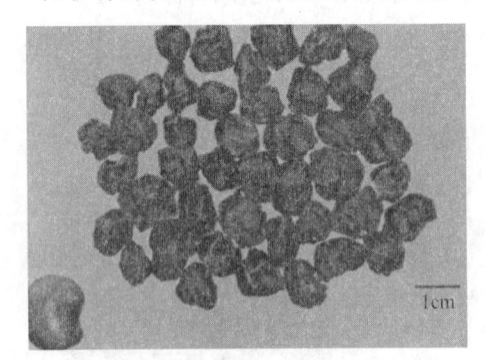

图8-162　五味子

【经 典 试 题】

最佳选择题

1. 表面紫红色或暗红色，有的有"白霜"皱缩的中药材是
A. 木瓜　　B. 豆蔻　　C. 栀子
D. 五味子　E. 山楂
答案：D

2. 马钱子

【来源】　马钱科——马钱——种子。

【成分】　生物碱（士的宁、马钱子碱）

【特点】
（1）呈纽扣状圆板形，常一面隆起，一面稍凹下，子叶心形，叶脉5～7条，图8-163。
（2）表面密被灰棕或灰绿色绢状茸毛，自中间向四周呈辐射状排列，有丝样光泽。
（3）气微，味极苦。

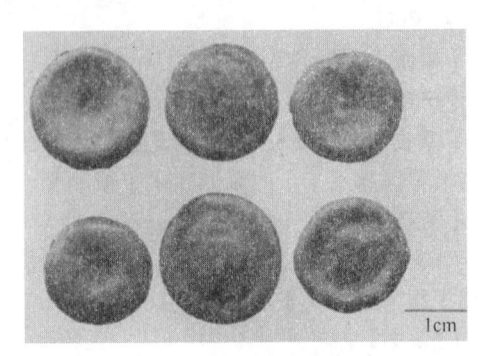

图8-163　马钱子

【经典试题——真题再现】

1. 呈纽扣状圆板形，表面密被灰棕色或灰绿色绢状茸毛，自中间向四周呈辐射状排列的药材是（2015年A型37题）
A. 马钱子　B. 栀子　　C. 牛蒡子
D. 沙苑子　E. 金樱子
答案：A

▶ 二级考点

3. 南五味子

【来源】　木兰科——华中五味子——干燥成熟果实

【特点】
（1）较小，表面棕红色至暗棕色，干瘪，皱缩，果肉常贴于种子上，图8-164。
（2）果肉气微，味微酸。

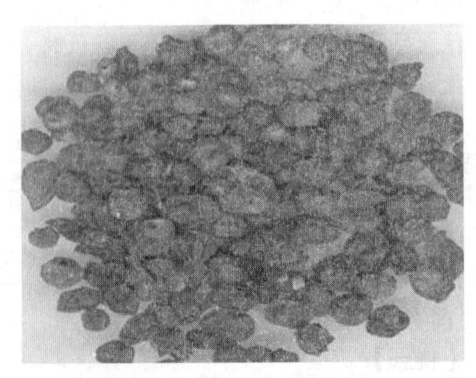

图8-164　南五味子

【经典试题】

最佳选择题

1. 南五味子的植物来源是
A. 五味子　　　B. 华中五味子
C. 红花五味子　D. 披针叶五味子
E. 球蕊五味子
答案：B

4. 苦杏仁

【来源】 蔷薇科——山杏、西伯利亚杏、东北杏及杏——干燥成熟种子。

【特点】

（1）扁心形，表面黄棕色至深棕色，顶端尖，基部钝圆肥厚，图8-165。

（2）左右不对称，尖端一侧有短线形种脐。

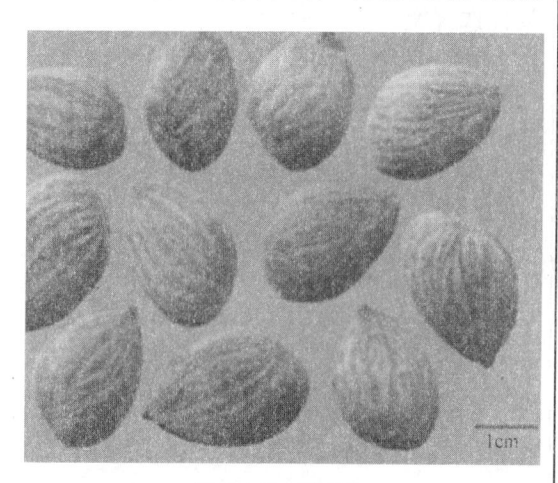

图8-165　苦杏仁

【经典试题】

最佳选择题

1. 呈扁心形的药材是
A. 桃仁　　　B. 苦杏仁　　C. 酸枣仁
D. 益智　　　E. 牵牛子
答案：B

5. 桃仁

【来源】 蔷薇科——桃或山桃——干燥成熟种子。

【特点】

（1）扁长卵形，顶端尖，中部膨大，基部钝圆而偏斜，边缘较薄，图8-166。

（2）表面密布颗粒状突起。

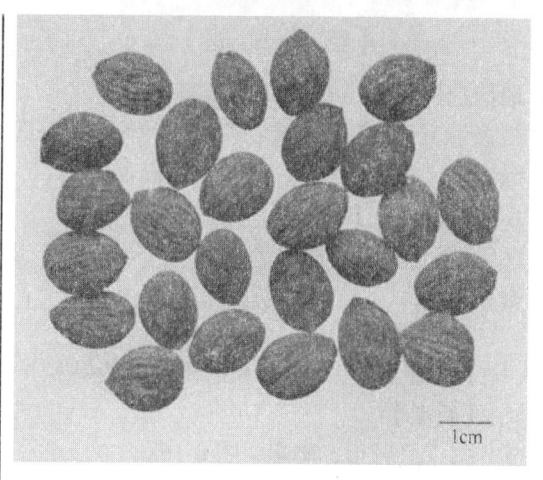

图8-166　桃仁

【经典试题】

最佳选择题

1. 中部膨大，基部钝圆而偏斜，边缘较薄，表面黄棕色至红棕色，密布颗粒状突起的药材是
A. 桃仁　　　B. 苦杏仁　　C. 酸枣仁
D. 益智　　　E. 牵牛子
答案：A

6. 决明子

【来源】 豆科——决明或小决明——种子

【特点】

（1）略呈菱状方形或短圆柱形，两端平行倾斜。背腹面各有一条突起的棱线，棱线两侧各有 1 条斜向对称而色较浅的线形凹纹，图8-167。

（2）表面绿棕色或暗棕色，平滑有光泽。

（3）种皮薄，子叶2，黄色，呈"S"形折曲并重叠。

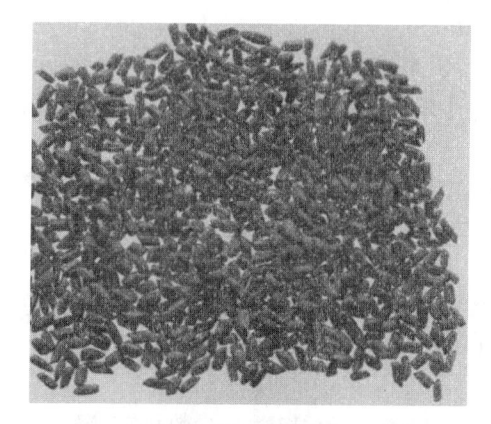

图8-167　决明子

【经典试题】

最佳选择题

1. 菱状方形或短圆柱形，两端平行倾斜，表面绿棕色，平滑有光泽，气微，味微苦的是
A. 决明子　　B. 乌梅　　C. 草果
D. 沙苑子　　E. 枸杞子

答案：A

7. 补骨脂

【来源】　豆科补骨脂的干燥成熟果实。

【特点】
（1）呈肾形，略扁，图 8-168。
（2）表面黑色，具细微网状皱纹。
（3）果皮薄，与种子不易分离。

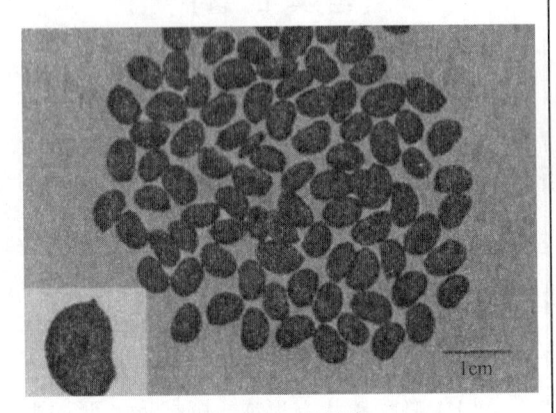

图 8-168　补骨脂

【经典试题】

最佳选择题

1. 呈肾形，略扁的药材是
A. 桃仁　　B. 补骨脂　　C. 女贞子
D. 巴豆　　E. 金樱子

答案：B

8. 枳壳

【来源】　芸香科——酸橙及其栽培变种——干燥未成熟果实

【产地】　以江西清江、新干最为闻名，商品习称"江枳壳"，量大质优。

【特点】
（1）半球形，外果皮棕褐色至褐色，有颗粒状突起，突起的顶端有凹点状油室，图 8-169。
（2）瓤囊 7~12 瓣，少数至 15 瓣。

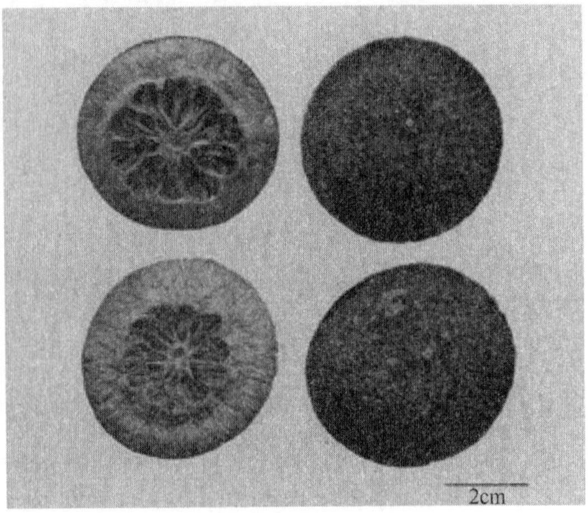

图 8-169　枳壳

【经典试题——真题再现】

最佳选择题

1. 试卷附图中，下图中的道地药材的产地是（2015年A型36题）

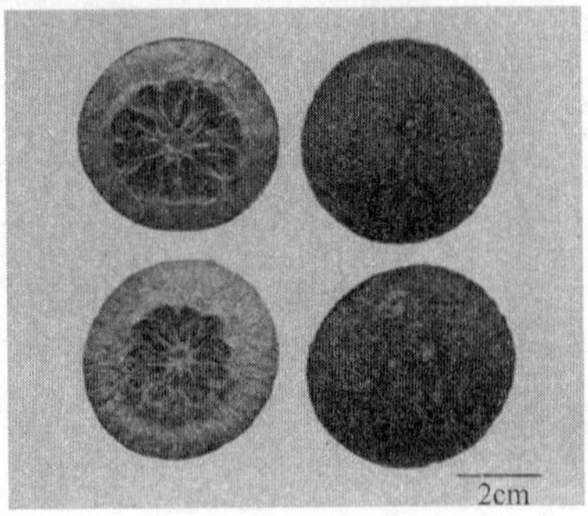

A. 新疆　　B. 江西　　C. 广西
D. 河北　　E. 辽宁

答案：B

2. 枳壳的主产地是
A. 广东　　B. 江西　　C. 湖南
D. 河南　　E. 广西

答案：B

3. 枳壳的入药部位为
A. 外层果皮　B. 近成熟的种子
C. 成熟种子　D. 未成熟果实　E. 成熟果实

答案：D

9. 山茱萸

【来源】　山茱萸科——山茱萸——干燥成熟果肉。

【产地】　浙江

【采收加工】 秋末冬初果皮变红时采收果实,用文火烘或置沸水中略烫后,及时除去果核,干燥。

【特点】
(1)不规则片状或囊状,图 8-170。
(2)紫红色至紫黑色。
(3)质柔软,皱缩有光泽。
(4)气微,味酸涩而微苦。

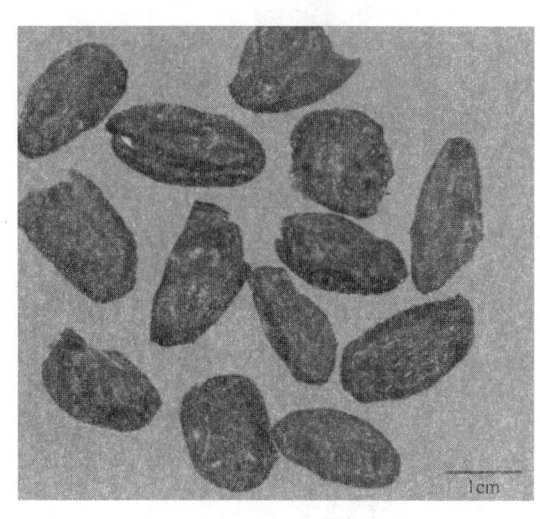

图 8-170 山茱萸

【经典试题】

最佳选择题

1. 药用部位是干燥成熟果肉的是
A. 地肤子　　B. 山茱萸　　C. 马钱子
D. 肉豆蔻　　E. 枳实
答案：B

10. 连翘

【来源】 木犀科——连翘——果实。

【采收加工】 秋季果实初熟尚带绿色时采收,除去杂质,蒸熟,晒干,习称"青翘",果实熟透时采收,晒干,除去杂质,习称"老翘"。

【特点】
(1)长卵形,稍扁,表面有不规则纵皱纹及多数凸起的小斑点,两面各有一条明显的纵沟,图 8-171。
(2)青翘多不开裂,表面绿褐色;老翘自顶端开裂或裂成两瓣,表面黄棕色或红棕色,内表面多为浅。

(3)气微香,味苦。

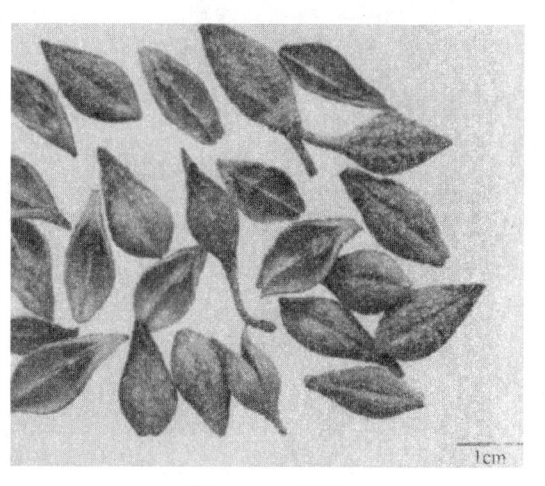

图 8-171 连翘

【经典试题】

最佳选择题

1. 连翘在果实疏透时采收的药材称为
A. 青翘　　B. 熟翘　　C. 老翘
D. 绿翘　　E. 黄翘
答案：C

11. 枸杞子

【来源】 茄科——宁夏枸杞——干燥成熟果实。

【产地】 宁夏

(1)形状 —— 纺锤形,红色或暗红色,图 8-172。

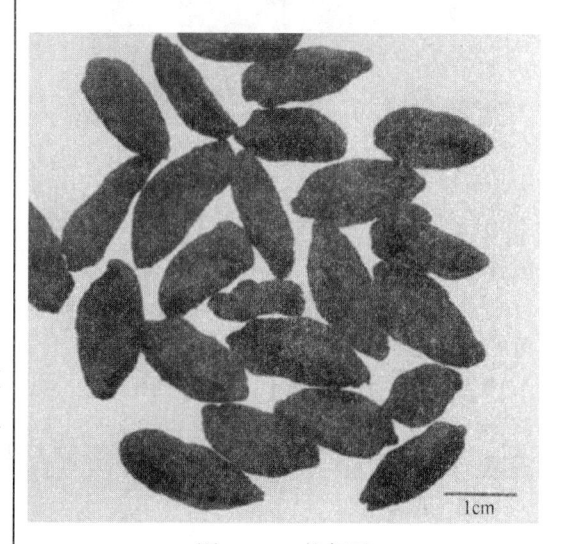

图 8-172 枸杞子

(2)质地——果肉肉质，柔润。
(3)气味——气微，味甜。

【经典试题】

最佳选择题

1. 枸杞子的主产地是
A. 宁夏　　B. 广东　　C. 江西
D. 河南　　E. 广西
答案：A

12. 栀子

【来源】 茜草科——栀子——干燥成熟果实。

【采收加工】 9～11月间果实成熟呈红黄色时采收，除去果梗和杂质，蒸至上气或置沸水中略烫，取出，干燥。

【特点】
(1)长卵形，表面红黄色或棕红色，具有6条翅状纵棱，种子多数，扁卵圆形，集结成，图8-173。
(2)果皮薄而脆，略有光泽。
(3)气微，味微酸而苦。

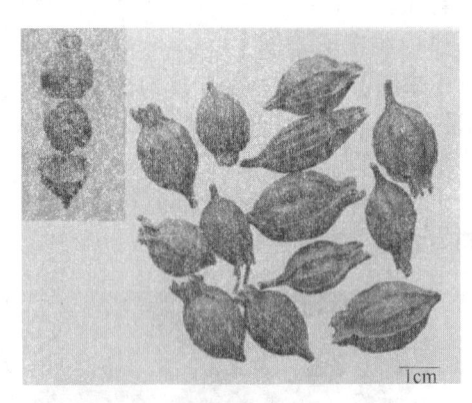

图 8-173　栀子

【经典试题】

最佳选择题

1. 果实表面棕红色或红黄色，具有6条翅状纵棱的药材是
A. 蛇床子　　B. 地肤子　　C. 枸杞子
D. 栀子　　E. 女贞子
答案：D

13. 瓜蒌

【来源】 葫芦科——栝楼或双边栝楼——果实。

【特点】
(1)类球形，表面橙红色，图8-174。
(2)质脆，易破开，内表面黄白色，有红黄色丝络，果瓤橙黄色，黏稠，与多数种子黏结成团。
(3)具焦糖气。

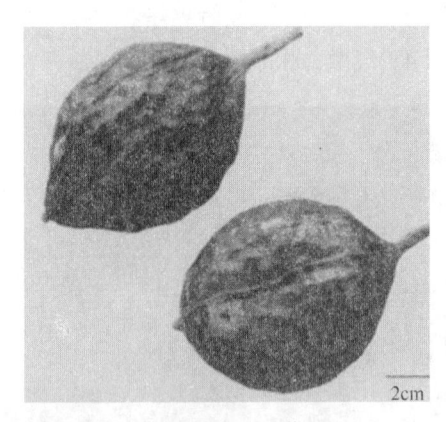

图 8-174　瓜蒌

【经典试题】

最佳选择题

1. 有焦糖气的是
A. 瓜蒌　　B. 槟榔　　C. 砂仁
D. 栀子　　E. 枸杞子
答案：A

14. 槟榔

【来源】 棕榈科——槟榔——种子
【产地】 主产于海南、云南、广东等地。
【特点】
(1)扁球形，具稍凹下的网状沟纹，珠孔，种脐，图8-175。
(2)断面可见棕色种皮与白色胚乳相间的大理石样花纹。

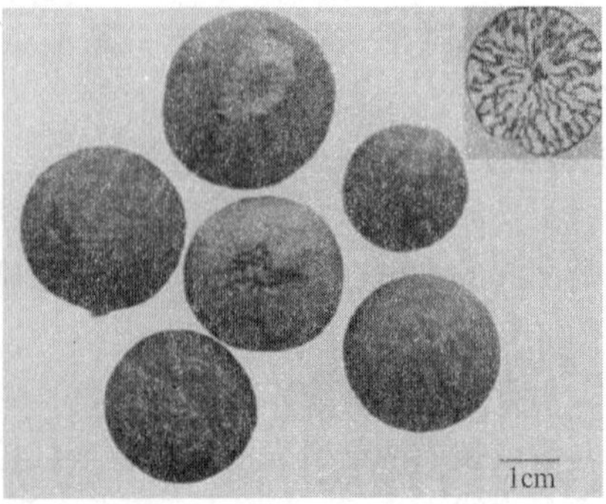

图 8-175　槟榔

【经典试题】

最佳选择题

1. 断面有大理石样花纹的是
   A. 槟榔   B. 砂仁   C. 五味子
   D. 枸杞子   E. 瓜蒌

答案：A

15. 砂仁

【来源】 姜科——阳春砂、绿壳砂或海南砂——果实

【产地】 阳春砂主产于广东省，以阳春、阳江最有名。广西地区亦产，多为栽培。绿壳砂主产云南南部，临沧、文山、景洪等地。海南砂主产海南省。

（1）形状——呈椭圆形或卵圆形，密生刺状突起。

（2）质地——果皮薄而软。

（3）特点——种子集结成团，具三钝棱，中有白色隔膜，将种子团分成3瓣，每瓣有种子5~26粒。种子为不规则多面体，图8-176。

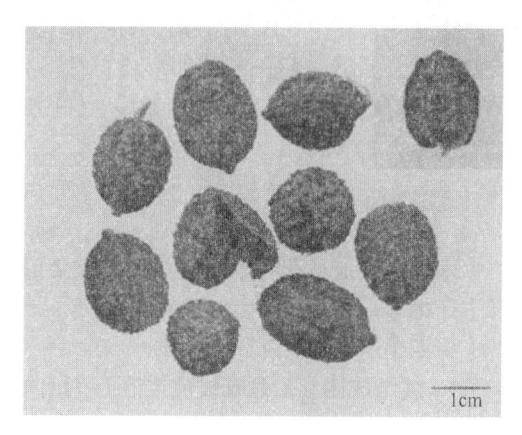

图 8-176　砂仁

【经典试题】

最佳选择题

1. 来源于姜科的植物是
   A. 瓜蒌   B. 木瓜   C. 枸杞子
   D. 槟榔   E. 砂仁

答案：E

（七）全草类中药

> 一级考点

1. 麻黄

【来源】 麻黄科——草麻黄、中麻黄或木贼麻黄——干燥草质茎。

【特点】

◇ 草麻黄：

（1）细长圆柱形，少分枝，图8-177。

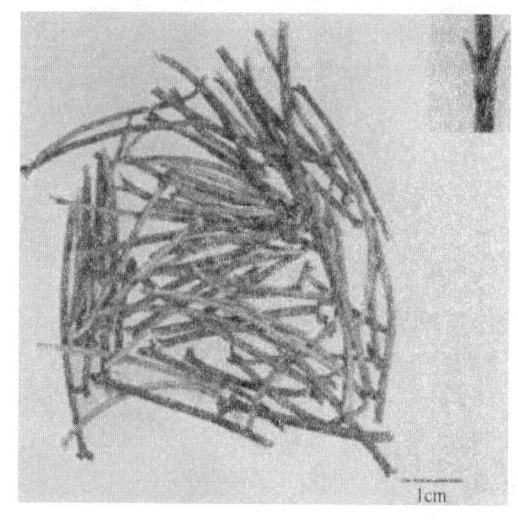

图 8-177　草麻黄

（2）表面淡绿色至黄绿色，有细纵脊线，微有粗糙感。

（3）节上膜质鳞叶裂片2，锐三角形，先端灰白色，反曲。

（4）体轻，质脆，易折断。

（5）断面纤维性，髓部红棕色，近圆形。

（6）气微香，味涩、微苦。

◇ 中麻黄：

（1）多分枝，有粗糙感，图8-178。

（2）节上膜质鳞叶裂片3。

（3）断面髓部呈三角状圆形。

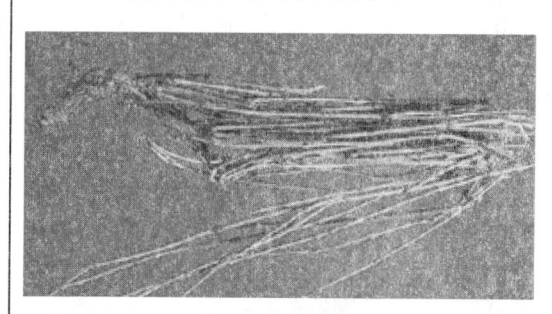

图 8-178　中麻黄

◇ 木贼麻黄：

（1）较多分枝，无粗糙感，图8-179。

（2）节上膜质鳞叶裂片2，短三角形，不

反曲。

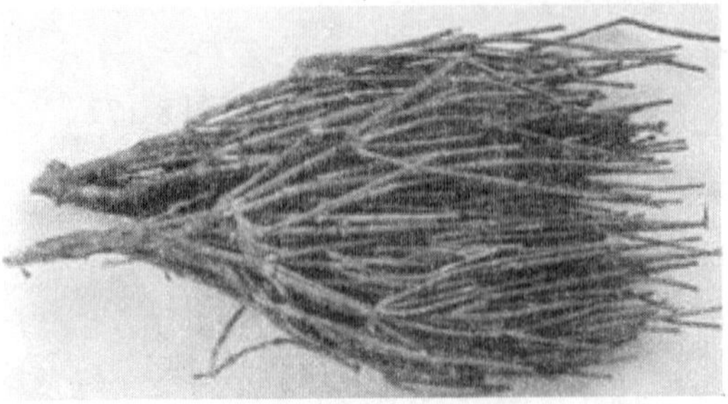

图 8-179 木贼麻黄

【经 典 试 题】

最佳选择题

1. 麻黄的要用部位是
A. 种子　　B. 花　　C. 叶
D. 果实　　E. 草质茎
答案：E

2. 麻黄的气味为
A. 气微香，味涩，微苦　　B. 气微，味微苦
C. 气微，味极苦　　D. 气香特异，味微苦
E. 气微，味微苦，嚼之有黏性
答案：A

配伍选择题

A. 草麻黄　　B. 中麻黄　　C. 木贼麻黄
D. 生麻黄　　E. 蜜麻黄

3. 少分枝，触之稍有粗糙感，节间长 2~6cm，鳞叶裂片 2（稀 3），髓部近圆形的是

4. 多分枝，有粗糙感，节间长 2~3cm，鳞叶裂片 3（稀 2），髓部呈三角状圆形的是

5. 较多分枝，无粗糙感，节间长 1.5~3cm，鳞叶裂片 2（稀 3），髓部近圆形的是

答案：3. A　4. B　5. C

▶ 二级考点

2. 鱼腥草

【来源】　三白草科——蕺菜——地上部分

【特点】

（1）上部绿色或紫红色，下部白色，节明显。

（2）叶互生，叶片心形，图 8-180。

（3）密生腺点，下表面常紫红色；叶柄基部与托叶合生成鞘状。穗状花序顶生。

（4）具鱼腥气，味涩。

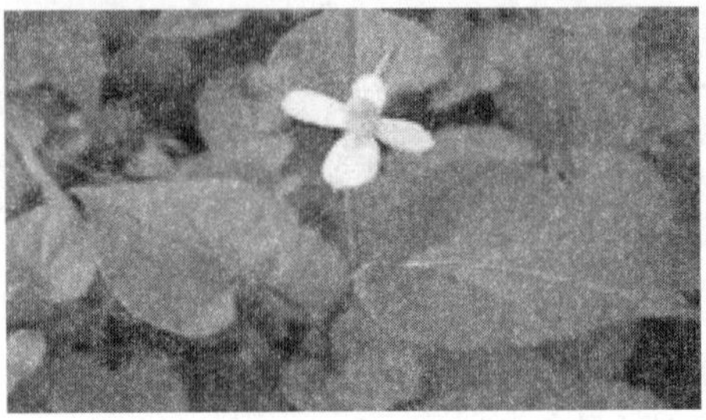

图 8-180　鱼腥草

【经 典 试 题】

最佳选择题

1. 气微，搓碎后有鱼腥气，味微涩的中药材是
A. 薄荷　　B. 荆芥　　C. 鱼腥草
D. 穿心莲　　E. 广藿香
答案：C

2. 鱼腥草来源于
A. 三百草科　　B. 麻黄科　　C. 禾本科
D. 豆科　　E. 报春花科
答案：A

3. 鱼腥草的性状特征是
A. 羽状复叶，互生　　B. 叶心形，有特殊气味
C. 唇形科，叶展平后三角状卵形或披针形，花单生于茎枝上部叶腋　　D. 叶基生，椭圆形
E. 茎方，叶互生
答案：A

3. 金钱草

【来源】　报春花科——过路黄——全草。

【产地】　四川

【特点】

（1）缠结成团，无毛或被疏柔毛。茎扭曲，图 8-181。

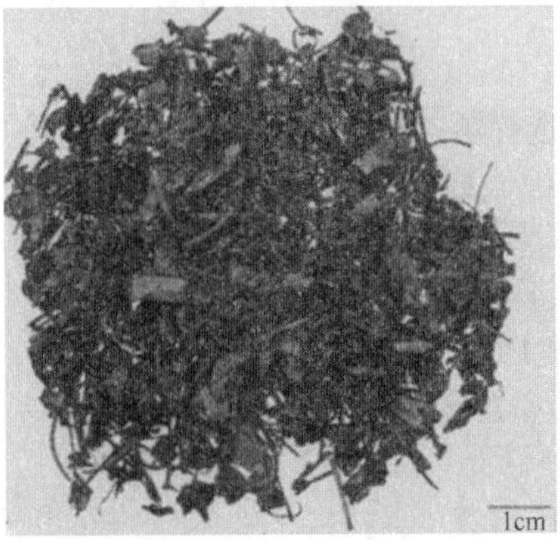

图 8-181　金钱草

（2）叶对生，宽卵形，全缘。
（3）对光透视可见黑色条纹。
（4）花单生于叶腋，具长梗，蒴果球形。

【经典试题】

最佳选择题

1. 金钱草来源于
A. 唇形科　　B. 菊科　　C. 报春花科
D. 三白草科　E. 蔷薇科
答案：C

2. 金钱草的主产地是
A. 广东　　B. 浙江　　C. 湖南
D. 四川　　E. 河南
答案：D

4. 广金钱草

【来源】 豆科——广金钱草——地上部分。
（1）茎圆柱形，表面密被黄色短柔毛。
（2）叶互生，小叶1~3片，圆形全缘，图8-182。
（3）下表面具灰白色紧贴的绒毛。
（4）托叶1对，披针形。

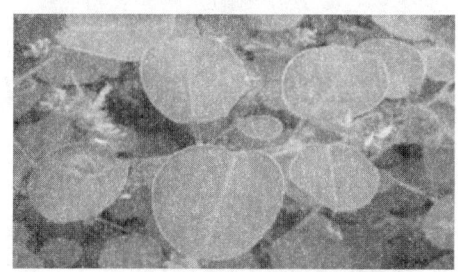

图8-182　广金钱草

【经典试题】

最佳选择题

1. 羽叶复叶互生，小叶圆形或矩圆形，上表面无毛，下表面具灰白色紧贴绒毛的药材是
A. 金钱草　　B. 广金钱草　　C. 穿心莲
D. 广藿香　　E. 香薷
答案：B

2. 广金钱草来源于
A. 麻黄科　　B. 三白草科　　C. 豆科
D. 禾本科　　E. 报春花科
答案：C

5. 广藿香

【来源】 唇形科——广藿香——地上部分，按产地不同分石牌广藿香及海南广藿香。
【采收加工】 日晒夜闷，反复至干。
【特点】
（1）茎方柱形，多分枝，表面被柔毛，图8-183。

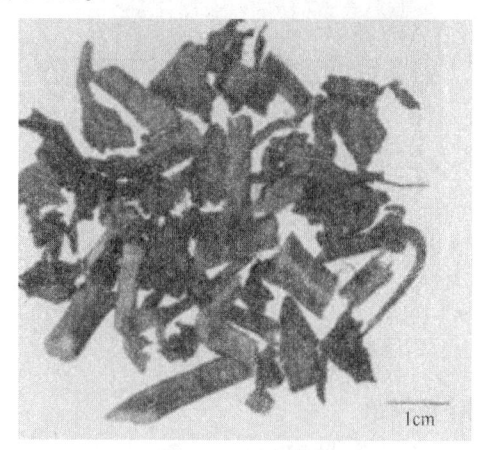

图8-183　广藿香

（2）叶对生，展平后叶片呈卵形或椭圆形，两面均被灰白色茸毛，具边缘具大小不规则的钝齿。

【经典试题】

最佳选择题

1. 广藿香的加工方法
A. 低温干燥　B. 曝晒　　C. 晒干
D. 阴干　　　E. 日晒夜闷，反复至干
答案：E

2. "石牌广藿香"和"海南广藿香"的区分依据是
A. 产地不同　B. 加工方法不同
C. 来源不同　D. 性状不同　E. 以上都不是
答案：A

3. 气香特异，味微苦的中药材是
A. 荆芥　　B. 薄荷　　C. 鱼腥草
D. 广藿香　E. 穿心莲
答案：D

6. 益母草

【来源】 唇形科——益母草——地上部分
【特点】
（1）花前期茎方柱形，四面凹下成纵沟，图8-184。
（2）叶交互对生，有柄。

（3）气微，味微苦。

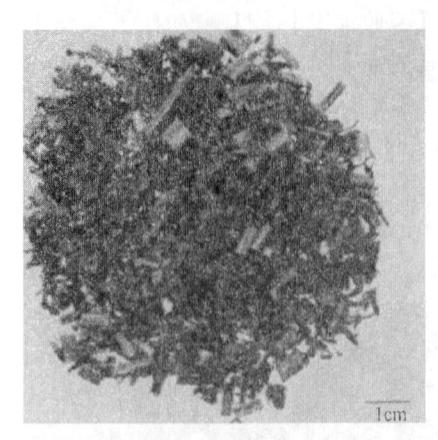

图 8-184　益母草

【经典试题】

最佳选择题

1. 益母草的气味为
A. 气微香，味涩，微苦　　B. 气微，味微苦
C. 气微，味极苦　　D. 气香特异，味微苦
E. 气微，味微苦，嚼之有黏性
答案：B

7. 薄荷

【来源】　唇形科——薄荷——地上部分。

【产地】　江苏太仓

【特点】

（1）茎方柱形，有对生分枝，表面紫棕色或淡绿色，图 8-185。
（2）髓部中空。
（3）单叶对生，下表面有凹点状腺鳞。
（4）轮伞花序腋生。
（5）有特殊的清凉香气。

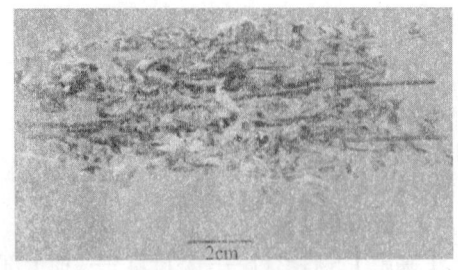

图 8-185　薄荷

【经典试题】

最佳选择题

1. 益母草和薄荷药材形状的主要区别是

A. 茎的形状　B. 叶片的形状　C. 叶序类型
D. 花序类型　E. 果实类型
答案：B

2. 叶对生，茎方柱形，表面紫棕色或淡绿色，有特殊清凉香气的药材是
A. 淡竹叶　　B. 薄荷　　　C. 穿心莲
D. 鱼腥草　　E. 广金钱草
答案：B

8. 肉苁蓉

【来源】　列当科——肉苁蓉和管花肉苁蓉——干燥带鳞叶的肉质茎。

【特点】

（1）扁圆柱形，稍弯曲。
（2）表面密被覆瓦状排列的肉质鳞片。
（3）体重质硬，不易折断。
（4）断面点状维管束排列成波状环纹，图 8-186。
（5）气微，味甜、微苦。

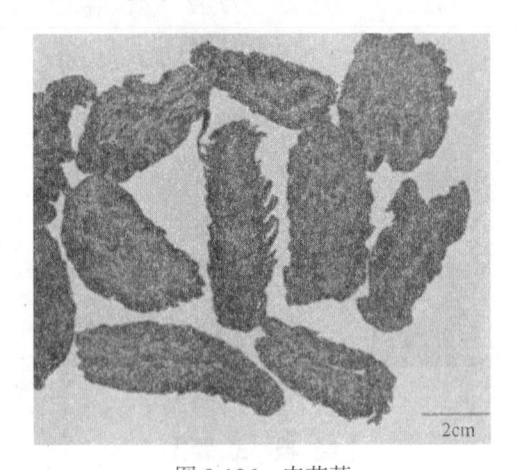

图 8-186　肉苁蓉

【经典试题】

最佳选择题

1. 肉苁蓉来源于
A. 豆科　B. 廖科　C. 列当科　D. 茄科　E. 菊科
答案：C

2. 药材呈扁圆柱形，肉质，稍弯曲的是
A. 淫羊藿　　B. 益母草　　C. 花茵陈
D. 肉苁蓉　　E. 棉茵陈
答案：D

9. 穿心莲

【来源】　爵床科——穿心莲——地上部分。

【产地】 广东、广西、福建。
【特点】
（1）茎方柱形，多分枝，节稍膨大，图8-187。

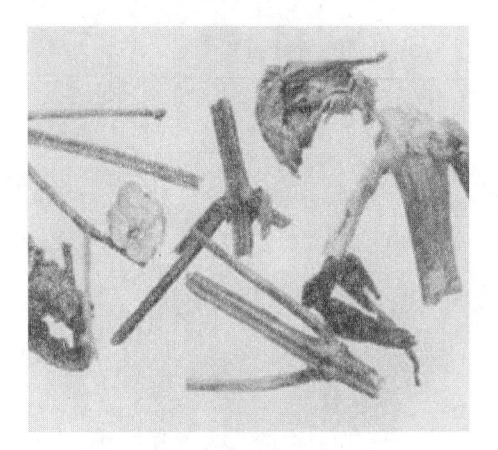

图8-187 穿心莲

（2）单叶对生。
（3）上表面绿色，下表面灰绿色，两面光滑。
（4）气微，味极苦。

【经典试题——真题再现】
最佳选择题
1. 茎方柱形，节稍膨大，叶柄短，完整者展平后呈披针形或卵状披针形，上表面绿色，下表面灰绿色，两面光滑，味极苦的药材是（2015年A型38题）
A. 清香薷　　B. 穿心莲　　C. 半枝莲
D. 广藿香　　E. 绵茵陈
答案：B
2. 药材穿心莲主产于
A. 山西，内蒙古　B. 广东，海南
C. 海南，江西　　D. 广东，广西
E. 河北，山东
答案：D
3. 药用部位为地上部分的是
A. 麻黄　　B. 紫花地丁　C. 穿心莲
D. 通草　　E. 槲寄生
答案：C

10. 茵陈
【来源】 菊科——滨蒿或茵陈蒿——地上部分。

【采收】 春季采收（绵茵陈）；秋季采割（花茵陈）。
【特点】
◇ 绵茵陈
（1）卷曲成团状，灰白色或灰绿色。
（2）全体密被白色茸毛，绵软如绒。
◇ 花茵陈
（1）茎圆柱形多分枝。
（2）表面淡紫色，有纵条纹，被短柔毛，图8-188。

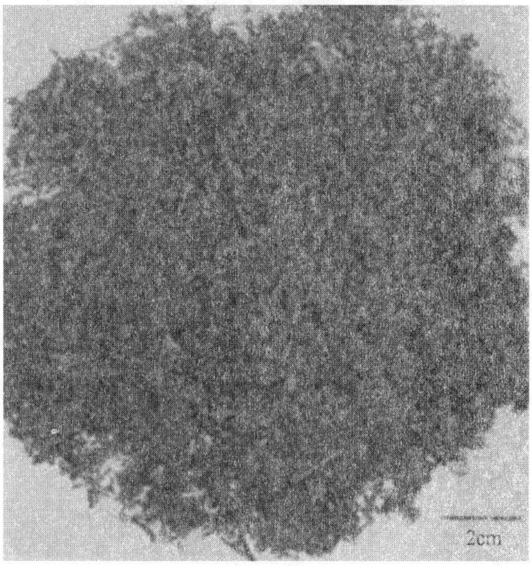

图8-188 花茵陈

（3）下部叶羽状深裂，两面密被白色柔毛。

【强化练习】
最佳选择题
1. 药材茎呈圆柱形，表面淡紫色或紫色，有纵条纹的是
A. 淫羊藿　　B. 益母草　　C. 花茵陈
D. 肉苁蓉　　E. 绵茵陈
答案：C

➢ 四级考点
11. 紫花地丁
【来源】 堇菜科——紫花地丁——全草。
【特点】
（1）主根长圆锥形，图8-189。
（2）叶基生，灰绿色，展平后叶片呈披针形或卵状披针形。
（3）花茎纤细；花瓣5，紫堇色或淡棕色。
（4）气微，味微苦而稍黏。

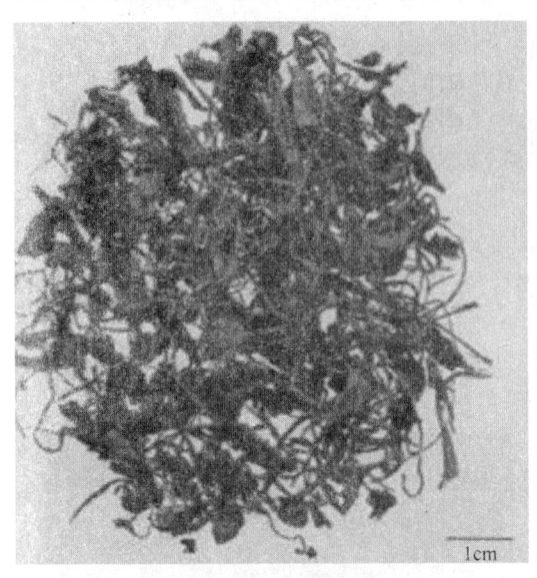

图 8-189 紫花地丁

【经典试题——真题再现】

最佳选择题

1. 多皱缩成团，主根长圆锥形，淡黄棕色，叶基生，灰绿色，展开后叶片呈披针形或卵状披针形，蒴果椭圆形或 3 裂的药材是（2016 年 A 型 38 题）

A. 大蓟　　B. 蒲公英　　C. 半枝莲
D. 紫花地丁　E. 车前草

答案：D

2. 紫花地丁来源于

A. 豆科　　B. 菊科　　C. 毛茛科
D. 堇菜科　E. 唇形科

答案：D

3. 药用部位为全草的是

A. 紫花地丁　B. 麻黄　　C. 穿心莲
D. 桑寄生　　E. 通草

答案：A

12. 荆芥

【来源】 唇形科——荆芥——地上部分。

【特点】

（1）茎方柱形，表面被短柔毛，断面类白色，图 8-190。

（2）叶对生，叶片 3～5 羽状分裂，裂片细长。

（3）穗状轮伞花序顶生。

（4）花冠被短柔毛。

（5）气芳香，味微涩而辛凉。

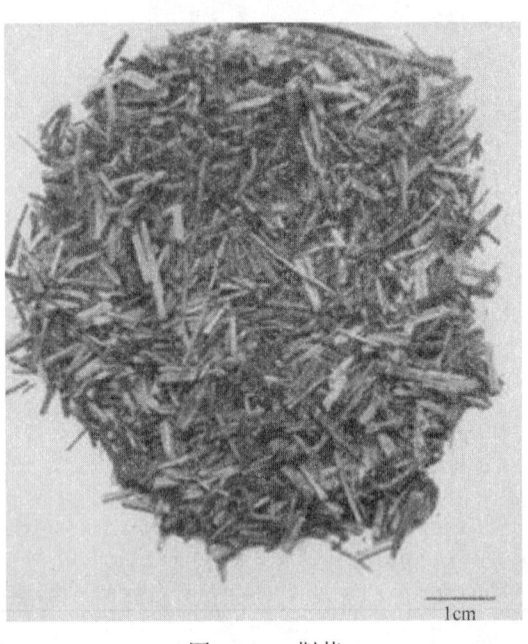

图 8-190 荆芥

【经典试题】

最佳选择题

1. 下列哪项不是荆芥的鉴别特征

A. 茎方柱形　　B. 叶互生　　C. 小坚果
D. 穗状轮伞花序　E. 断面类白色

答案：B

2. 荆芥的入药部位是

A. 干燥全草　　B. 干燥草质茎
C. 干燥地上部分　D. 干燥带叶茎枝
E. 干燥茎叶

答案：C

13. 半枝莲

【来源】 唇形科——半枝莲——干燥全草。

【特点】

（1）茎丛生，较细，方柱形，图 8-191。

（2）叶对生，有短柄，三角状。

（3）花单生于茎枝上部叶腋。

（4）果实扁球形。

（5）气微，味微苦。

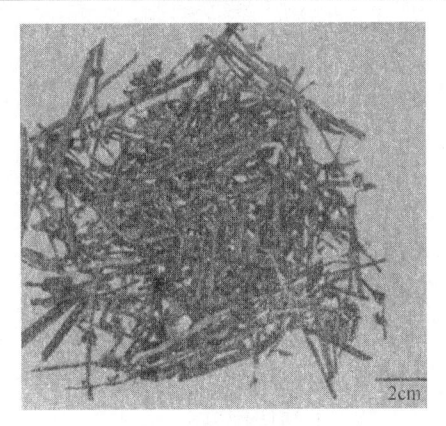

图 8-191 半枝莲

【强化练习】

最佳选择题

1. 半枝莲的药用部位为
A. 茎　B. 根　C. 根茎　D. 鳞茎　E. 全草
答案：E

2. 半枝莲的性状特征是
A. 羽状复叶，互生　B. 叶心形，有特殊气味
C. 唇形科，叶展平后三角状卵形或披针形，花单生于茎枝上部叶腋
D. 茎方，叶互生　　E. 叶基生，椭圆形
答案：C

14. 香薷

【来源】 唇形科——石香薷或江香薷——干燥地上部分。

前者习称"青香薷"；后者习称"江香薷"。

【特点】

（1）上部黄绿色或淡黄色，全体密被白色茸毛，图 8-192。

（2）茎方柱形，基部类圆形，节明显。

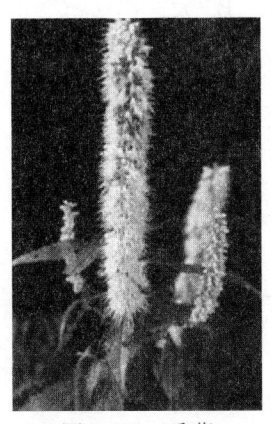

图 8-192 香薷

【经典试题】

最佳选择题

1. 青香薷的原植物是
A. 石香薷　B. 青蒿　　C. 香薷
D. 江香薷　E. 茵陈
答案：A

15. 车前草

【来源】 车前科车前或平车前的全草

【特点】

（1）根丛生，须状。

（2）叶基生，具长柄，卵状椭圆形，具明显弧形脉 5～7 条，图 8-193。

（3）穗状花序数条。

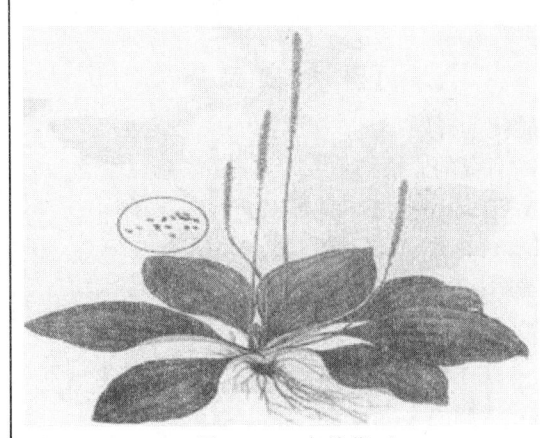

图 8-193 车前草

【经典试题】

最佳选择题

1. 车前草的性状特征是
A. 唇形科，叶展平后三角状卵形或披针形，花单生于茎枝上部叶腋
B. 叶心形，有特殊气味　C. 羽状复叶，互生
D. 茎方，叶互生　　　　E. 叶基生，椭圆形
答案：E

16. 青蒿

【来源】 菊科——黄花蒿——干燥地上部分。

【特点】

（1）叶互生，完整者展平后为三回羽状深裂，图 8-194。

（2）香气特异，味微苦。

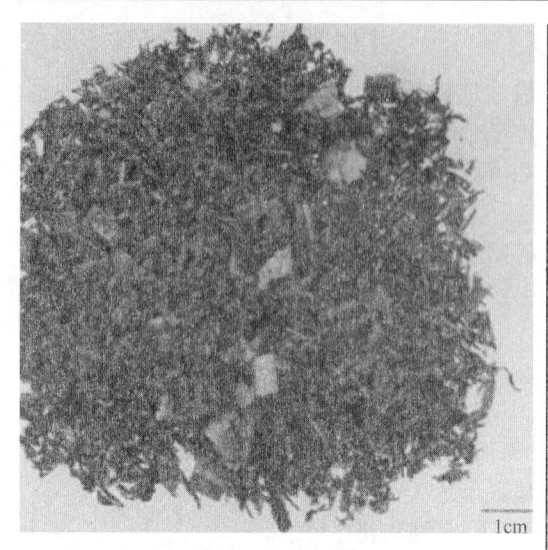

图 8-194 青蒿

【经典试题】

最佳选择题

1. 青蒿的原植物是
A. 青蒿　　　B. 邪蒿　　　C. 艾蒿
D. 黄花蒿　　E. 茵陈蒿

答案：D

17. 大蓟

【来源】 菊科——蓟——干燥地上部分

【特点】

（1）叶羽状深裂，边缘具不等长的针刺，图 8-195。

（2）茎圆柱形，有数条纵棱，被丝状毛。

（3）头状花序顶生，羽状冠毛灰白色。

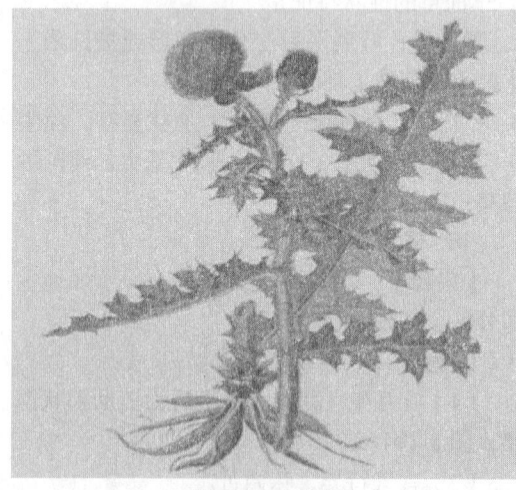

图 8-195 大蓟

【经典试题】

最佳选择题

1. 来源于菊科的中药材是
A. 金钱草　　B. 大蓟　　　C. 苦地丁
D. 淡竹叶　　E. 广金钱草

答案：B

18. 淡竹叶

【来源】 禾本科——淡竹叶——干燥茎叶

【特点】

（1）有节，断面中空。

（2）叶脉平行，具横行小脉，形成长方形的网格状，图 8-196。

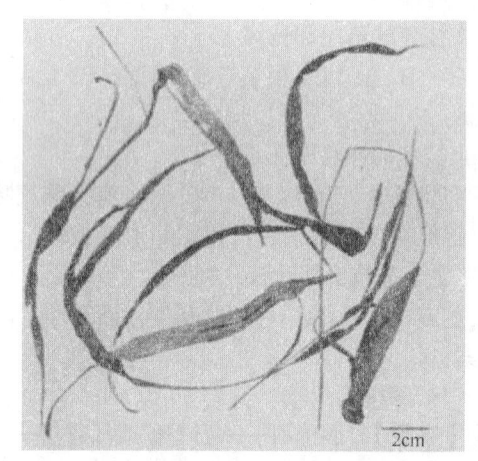

（3）叶鞘开裂。

图 8-196 淡竹叶

【强化练习】

最佳选择题

1. 叶脉平行，具横行小脉，形成长方形的网格状，下表面尤为明显的中药材是
A. 淡竹叶　　B. 大青叶　　C. 番泻叶
D. 金钱草　　E. 薄荷

答案：A

2. 淡竹叶来源于
A. 麻黄科　　B. 三百草科　　C. 豆科
D. 禾本科　　E. 报春花科

答案：D

3. 淡竹叶的入药部位为
A. 干燥全草　　　B. 干燥草质茎
C. 干燥地上部分　D. 干燥带叶茎枝
E. 干燥茎叶

答案：E

（八）藻、菌、地衣类中药

➤ 一级考点

1. 冬虫夏草

【来源】 麦角菌科——真菌冬虫夏草寄生在蝙蝠蛾科蝙蝠蛾幼虫上的子座及幼虫尸体的复合体。

【产地】 主产于四川、西藏、青海等地。

【采收加工】 夏初子座出土，孢子未发散时挖取，晒至六七成干，除去似纤维状的附着物及杂质，晒干或低温干燥。

【特点】
（1）虫体似蚕，图8-197。
（2）表面有20～30条环纹。
（3）头部棕红色。
（4）足8对，中部4对较明显。

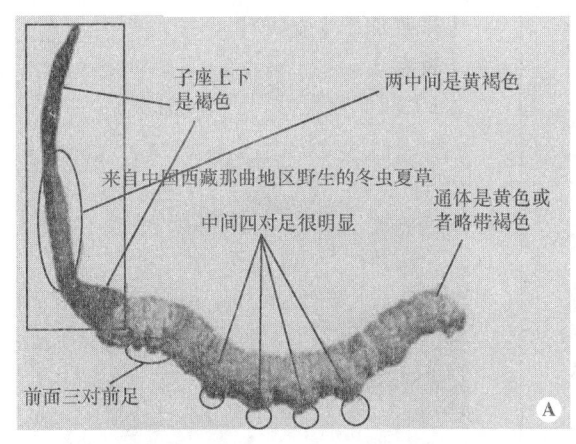

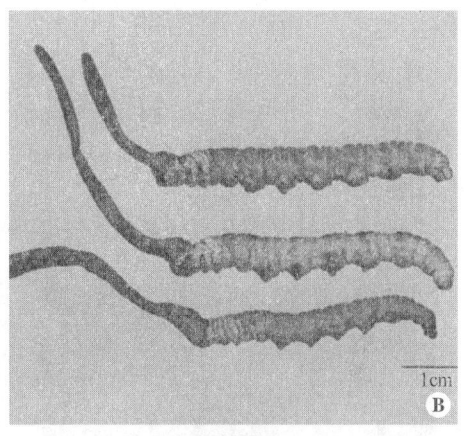

图8-197 冬虫夏草

【经典试题】

最佳选择题

1. 冬虫夏草的药用部位为
A. 子座　　　B. 根茎　　　C. 幼虫尸体
D. 子座和幼虫尸体的复合体　　E. 子实体
答案：D

2. 冬虫夏草有足八对，其中
A. 中部三对较明显　　B. 中部四对较明显
C. 头部三对较明显　　D. 尾部一对较明显
E. 头部四对较明显
答案：B

3. 冬虫夏草菌来源于
A. 多孔菌科　B. 麦角菌科　C. 马尾藻科
D. 棕榈科　　E. 松萝科
答案：B

➤ 二级考点

2. 灵芝

【来源】 多孔菌科——灵芝（赤芝）、紫芝——子实体

【特点】
（1）赤芝——皮壳黄褐色或红褐色，有光泽，图8-198。
（2）紫芝——皮壳紫黑色，有漆样光泽。

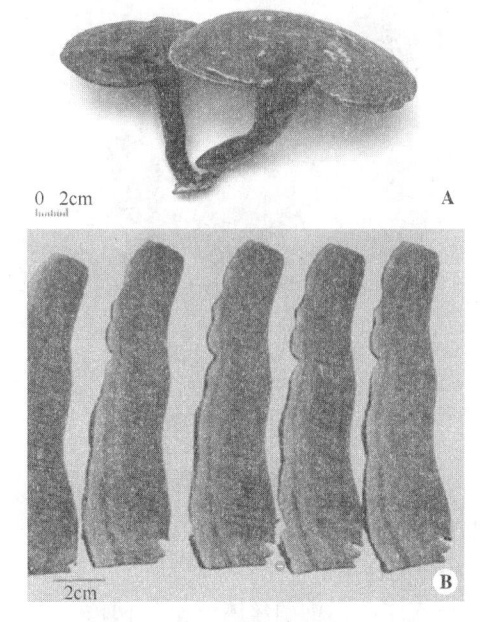

图8-198 赤芝

【经典试题】

最佳选择题

1. 灵芝来源于
A. 多孔菌科　B. 麦角菌科　C. 马尾藻科
D. 棕榈科　　E. 松萝科
答案：A

2. 灵芝的药用部位是
A. 菌丝体　　B. 地衣体　　C. 菌核
D. 子实体　　E. 子座
答案：D

3. 猪苓

【来源】 多孔菌科猪苓的菌核。

【产地】 陕西、云南。

【特点】
（1）表面皱缩或有瘤状突起，图8-199。

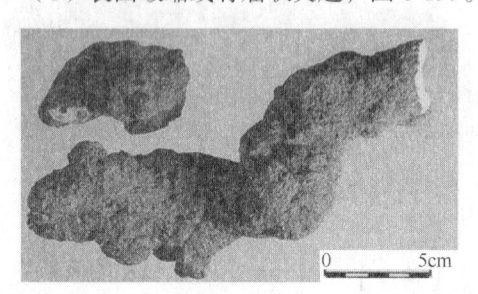

图8-199　猪苓

（2）断面略呈颗粒状，图8-200。

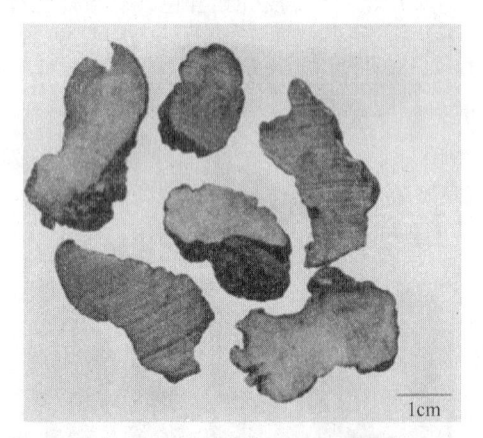

图8-200　猪苓断面

【经典试题】

最佳选择题

1. 猪苓的药用部位是
A. 地衣体　　B. 菌丝体　　C. 菌核

D. 子座　　　E. 子实体
答案：C

2. 猪苓的主产地之一是
A. 陕西　　　B. 山西　　　C. 安徽
D. 贵州　　　E. 四川
答案：A

4. 茯苓

【来源】 多孔菌科茯苓的菌核。

【产地】 安徽、云南。

【采收加工】 发汗。

【特点】
（1）断面颗粒性，图8-201。

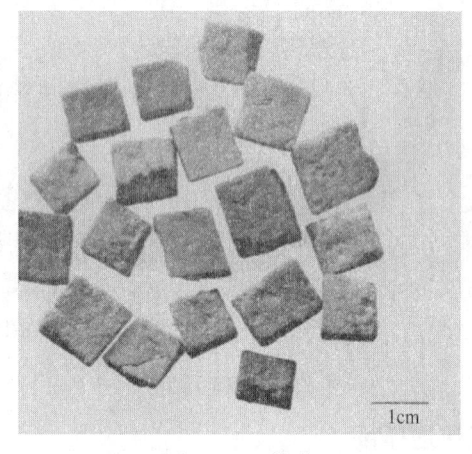

图8-201　茯苓

（2）嚼之黏牙。

（3）茯苓皮，茯神（中有松根）。

【经典试题】

最佳选择题

1. 采收加工时必须经"发汗"处理的药材为
A. 冬虫夏草　B. 松萝　　　C. 茯苓
D. 猪苓　　　E. 灵芝
答案：C

2. 含有松根的茯苓饮片称为
A. 茯神木　　B. 白茯苓　　C. 茯苓块
D. 茯神　　　E. 赤茯苓
答案：D

3. 茯苓的主产地之一是
A. 陕西　　　B. 山西　　　C. 安徽
D. 贵州　　　E. 四川
答案：C

▶ 三级考点

5. 海藻

【来源】 马尾藻科——海蒿子（大叶海藻）或羊栖菜（小叶海藻）——干燥藻体

【特点】

（1）大叶海藻——具短效的刺状突起。

（2）小叶海藻——无刺状突起，图8-202。

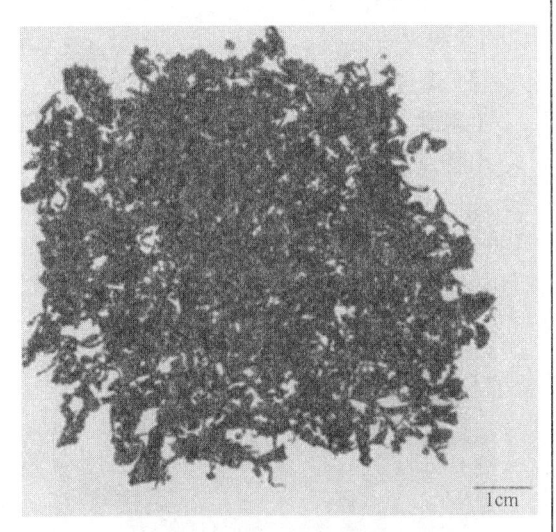

图 8-202 小叶海藻

【经典试题】

最佳选择题

1. 海藻来源于
A. 麦角菌科 B. 多孔菌科 C. 马尾藻科
D. 松萝科   E. 棕榈科
答案：C

（九）树脂类中药

分类		成分	举例
单树脂类	酸树脂	树脂酸	松香
	酯树脂	树脂酯	枫香脂、血竭
	混合树脂		洋乳香
胶树脂类		树脂和树胶	藤黄
油胶树脂类		主成分为树脂、挥发油和树胶	乳香、没药、阿魏
油树脂类		树脂与挥发油	松油脂、加拿大油树脂
香树脂类		树脂、游离芳香酸（香脂酸）、挥发油	苏合香、安息香

【经典试题——真题再现】

多项选择题

1. 根据树脂的化学组成分类，属于油胶树脂的药材有（2015年X型120题）
A. 儿茶   B. 血竭   C. 乳香
D. 没药   E. 青黛
答案：CD

▶ 一级考点

1. 血竭

【来源】 棕榈科麒麟竭果实渗出的树脂经加工而成。

【特点】

（1）断面红色，粉末砖红色，图8-203。

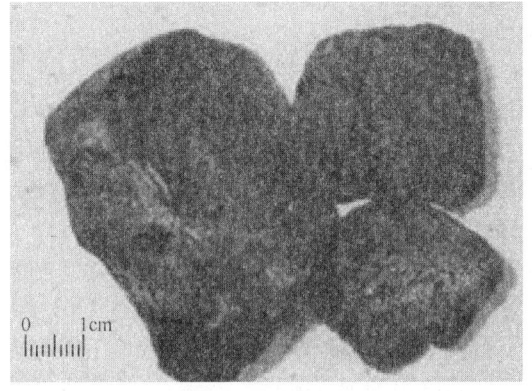

图 8-203 血竭

（2）用火点燃冒烟呛鼻，有苯甲酸样香气。

（3）在水中不溶，在热水中软化。

【经典试题】

最佳选择题

1. 粉末砖红色，在水中不溶，在热水中软化的是
A. 没药   B. 血竭   C. 儿茶
D. 乳香   E. 五倍子
答案：B

▶ 二级考点

2. 乳香

【来源】 为橄榄科植物乳香树及同属植物树皮切伤后渗出的油胶树脂。分为索马里乳香和埃塞俄比亚乳香，每种乳香又分为乳香珠和原乳香。

【特点】

（1）破碎面有玻璃样或蜡样光泽，图8-204。

（2）具特异香气，味微苦。

（3）本品燃烧时显油性，冒黑烟，有香气；加水研磨成白色或黄白色乳状液。

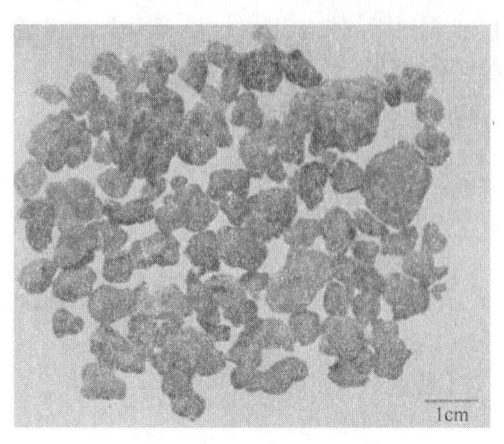

图 8-204　乳香

【经典试题】

最佳选择题

1. 与少量水共研，形成白色或黄白色乳状液的是
A. 血竭　　B. 没药　　C. 乳香
D. 儿茶　　E. 五倍子
答案：C

3. 没药

【来源】　橄榄科地丁树或哈地丁树的树干皮部渗出的油胶树脂。

【特点】

（1）不规则颗粒性团块，图 8-205。
（2）表面黄棕色，近半透明，被有黄色粉尘。
（3）质坚脆，破碎面不整齐，无光泽。
（4）有特异香气，味苦而微辛。

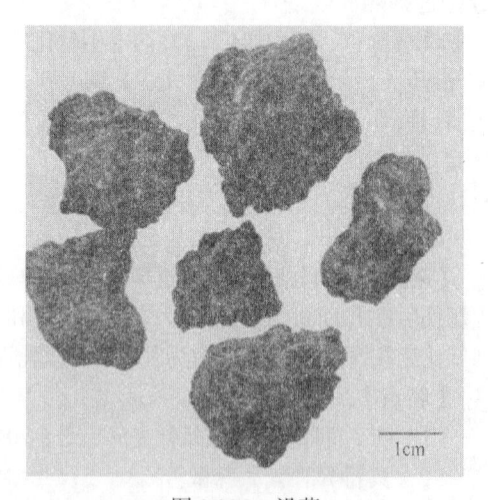

图 8-205　没药

【经典试题】

多项选择题

1. 没药的特点有
A. 不规则颗粒状　　B. 质坚脆，破碎面不整齐
C. 有光泽　　D. 无光泽　　E. 气香而特异
答案：ABDE

（十）其他类中药

➢ **二级考点**

1. 海金沙

【来源】　海金沙科——海金沙——孢子

【特点】

（1）体轻，捻之有光滑感，易由指缝滑落，图 8-206。

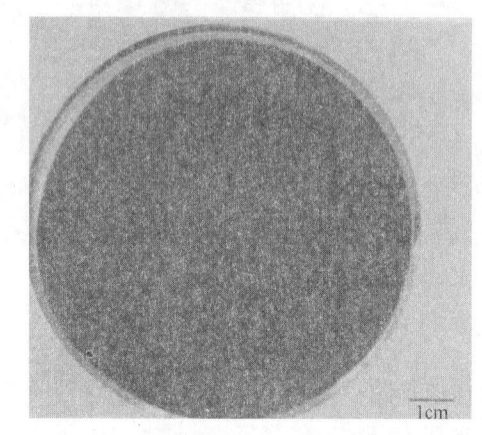

图 8-206　海金沙

（2）火烧发生爆鸣声且有闪光。

【经典试题】

最佳选择题

1. 置火中易燃烧，发生爆鸣声且有闪光的中药材为
A. 青黛　　B. 儿茶　　C. 冰片
D. 海金沙　　E. 五倍子
答案：D

2. 以干燥成熟孢子入药的中药材是
A. 五倍子　　B. 青黛　　C. 儿茶
E. 海金沙　　E. 冰片
答案：D

2. 青黛

【来源】　爵床科马蓝、蓼科蓼蓝、十字花科菘蓝——叶或茎叶加工品。

【产地】　福建。

【特点】
(1) 深蓝色粉末，图 8-207。
(2) 或多孔性团块，用手搓捻即成细末。
(3) 微有草腥气。
(4) 火试：取药材少量，用微火灼烧，有紫红色烟雾发生。

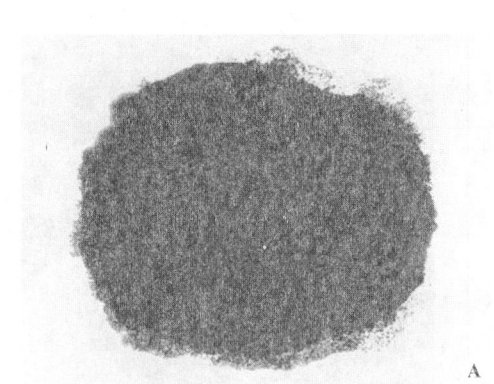

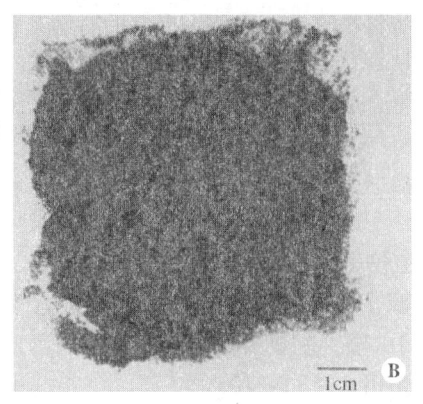

图 8-207　青黛

【经典试题】
1. 为深蓝色粉末，微有草腥气，味淡的中药材是
A. 儿茶　　B. 海金沙　　C. 五倍子
D. 冰片　　E. 青黛
答案：E

3. 冰片
【来源】　樟脑、松节油等经化学方法合成的结晶，又称合成龙脑，习称机制冰片。
【特点】
(1) 气清香，味辛凉，图 8-208。

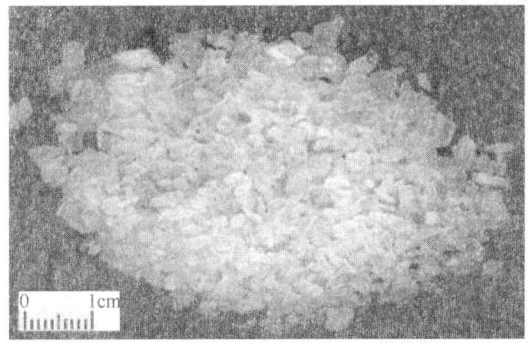

图 8-208　冰片

(2) 火试——点燃发生浓烟，并有带光的火焰。

【经典试题】
最佳选择题
1. 具有挥发性，点燃发生浓烟，并有带光火焰的中药材是

A. 海金沙　　B. 儿茶　　C. 青黛
D. 冰片　　　E. 乳香
答案：D
2. 冰片的气味微
A. 微有草腥气，味淡　B. 气微，味淡
C. 气特异，味涩　　　D. 气清香，味辛，凉
E. 无臭，味涩，苦，略回甜
答案：D

4. 天然冰片
【来源】　樟科樟的新鲜枝、叶加提取的右旋龙脑
【特点】
(1) 气清香，味辛、凉，图 8-209。
(2) 具挥发性，点燃时有浓烟，火焰呈黄色。

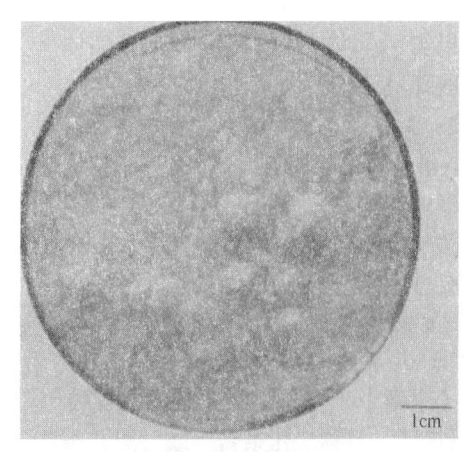

图 8-209　天然冰片

【经典试题】

最佳选择题

1. 《中国药典》规定，天然冰片的来源是
A. 龙脑香科植物龙脑香树干提取的右旋龙脑
B. 菊科植物艾纳香的叶中提取的左旋龙脑
C. 经化学合成的消旋龙脑
D. 樟科植物樟的新鲜枝、叶中提取的右旋龙脑
E. 以上都不是

答案：D

5. 五倍子

【来源】 漆树科盐肤木、青麸杨或红麸杨叶上的虫瘿，主要由五倍子蚜寄生而形成，（肚倍和角倍），图8-210。

【采收加工】 置沸水中略煮或蒸，以杀死内部的蚜虫为度。

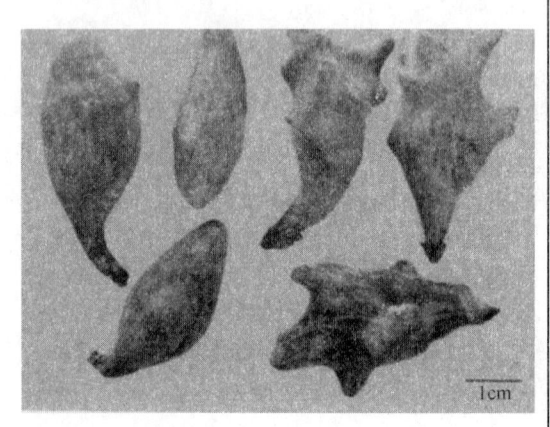

图8-210 五倍子

【经典试题】

最佳选择题

1. 五倍子的入药部位是
A. 果实   B. 虫瘿   C. 子实体
D. 煎膏   E. 菌核

答案：B

2. 五倍子的采收加工应
A. 曝晒   B. 发汗   C. 搓揉
D. 晒干或低温干燥   E. 置沸水中略煮或蒸

答案：E

▶ 三级考点

6. 儿茶

【来源】 豆科植物儿茶的去皮枝、干的干燥煎膏，习称"儿茶膏"或"黑儿茶"。

【特点】
（1）断面有细孔，遇潮有黏性，图8-211。
（2）气微，味涩、苦，略回甜。

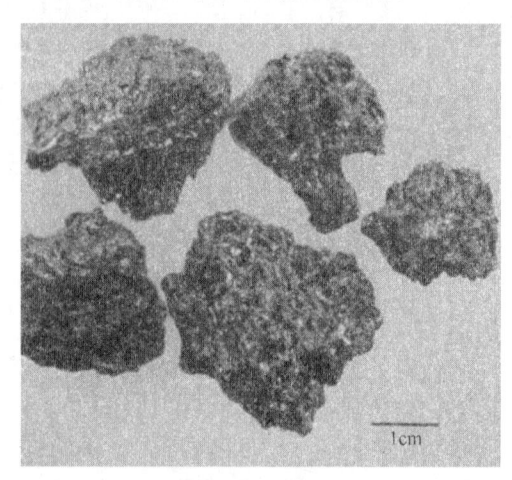

图8-211 儿茶

【经典试题】

配伍选择题

A. 蕨类植物的成熟孢子
B. 化学合成而得到的结晶状物
C. 植物叶上的虫瘿
D. 叶或茎叶经加工而得的粉末或团块
E. 去皮枝，干的干燥煎膏

1. 儿茶的入药部位为
2. 青黛的入药部位为

答案：1. E   2. D

第二节 常用动物类中药的鉴别

考点1 来源

1. 地龙——参环毛蚓（广地龙）、通俗环毛蚓、威廉环毛蚓或栉盲环毛蚓（沪地龙）
2. 石决明——鲍科
3. 海螵蛸——乌贼科
4. 桑螵蛸——螳螂科——大刀螂（团螵蛸）；小刀螂（长螵蛸）；巨斧螳螂（黑螵蛸）
5. 斑蝥科——芫青科
6. 羚羊角——塞加羚羊
7. 蛤蚧——壁虎科
8. 金钱白花蛇——眼镜蛇科——银环蛇
9. 蕲蛇——蝰蛇科——五步蛇

10. 乌梢蛇——游蛇科——乌梢蛇

【经典试题】

最佳选择题

1. 广地龙的原动物是
A. 通俗环毛蚓　　B. 参环毛蚓
C. 栉盲环毛蚓　　D. 威廉环毛蚓
E. 缟蚯蚓
答案：B

【强化练习】

最佳选择题

1. "沪地龙"的来源为
A. 参环毛蚓、通俗环毛蚓、栉盲环毛蚓
B. 参环毛蚓、通俗环毛蚓
C. 威廉环毛蚓、栉盲环毛蚓
D. 通俗环毛蚓、威廉环毛蚓、栉盲环毛蚓
E. 参环毛蚓、栉盲环毛蚓、威廉环毛蚓

2. 羚羊角正品药材的动物来源是
A. 长尾羚羊　B. 鹅喉羚羊　C. 藏羚羊
D. 赛加羚羊　E. 黄羊

配伍选择题

A. 乌贼科　　B. 螳螂科　　C. 蜂科
D. 油蛇科　　E. 眼镜蛇科

3. 金钱白花蛇来源于
4. 蕲蛇来源于
5. 乌梢蛇来源于

A. 乌贼科　　B. 蜜蜂科　　C. 芜青科
D. 牡蛎科　　E. 螳螂科

6. 桑螵蛸来源于
7. 海螵蛸

8. 斑蝥来源于
A. 蛤蚧　　B. 地龙　　C. 全蝎
D. 石决明　　E. 蜈蚣

9. 原动物属于鲍科的药材是
10. 原动物属于壁虎科的药材是

参考答案

最佳选择题：1. D　2. D
配伍选择题：3. E　4. C　5. D　6. E　7. A　8. C
9. D　10. B

考点 2　药用部位

1. 珍珠——受刺激而形成的产物（病理产物）

2. 僵蚕——4～5 龄幼虫因感染（或人工接种）白僵蚕而致死的干燥体（病理产物）
3. 蜂蜜——生理产物
4. 鸡内金——干燥的沙囊内壁
5. 龟甲——干燥背甲及腹甲
6. 海螵蛸——干燥内壳
7. 蛤蚧、地龙——除去内脏的干燥体
8. 鹿茸——雄鹿未骨化密生茸毛的幼角
9. 牡蛎——贝壳
10. 蟾酥——耳后腺及皮肤腺的干燥分泌物
11. 土鳖虫——雌虫干燥体
12. 桑螵蛸——干燥卵鞘
13. 牛黄——干燥胆结石

【经典试题】

最佳选择题

1. 以动物病理产物入药的药材是
A. 珍珠　　B. 蝉蜕　　C. 牡蛎
D. 石决明　　E. 五灵脂
答案：A

【强化练习】

最佳选择题

1. 鸡内金的药用部位为
A. 干燥沙囊内壁　B. 干燥卵鞘
C. 干燥内壳　D. 干燥体　E. 干燥分泌物

2. 药用部位为背甲和腹甲的中药材为
A. 海螵蛸　　B. 石决明　　C. 桑螵蛸
D. 龟甲　　E. 鳖甲

配伍选择题

A. 未骨化密生茸毛的幼角　B. 胃结石
C. 除去内脏的干燥体　D. 干燥分泌物　E. 角

3. 蛤蚧的药用部位是
4. 鹿茸的药用部位是
A. 贝壳　B. 干燥分泌物　C. 病理产物
D. 除去内脏的干燥体　　E. 角

5. 地龙的药用部位是
6. 牡蛎的药用部位是
7. 蟾酥的药用部位是
A. 土鳖虫　　B. 牛黄　　C. 海螵蛸
D. 桑螵蛸　　E. 蟾酥

8. 药用部位为雌虫干燥体的药材是
9. 药用部位为干燥卵鞘的药材是
10. 药用部位为干燥内壳的药材是
11. 药用部位为干燥胆结石的药材是

参考答案

最佳选择题：1. A 2. D
配伍选择题：3. C 4. A 5. D 6. A 7. B 8. A
9. D 10. C 11. B

考点3 气味及其他

1. **牛黄** 气清香，味先苦而后微甘，又清凉感，嚼之易碎，不粘牙
2. **斑蝥** 气特异而臭，刺激性强，不宜口尝
3. **麝香** 有特异香气
4. **蜂蜜** 放久或遇冷渐有白色颗粒状结晶（葡萄糖）
5. **蟾酥** 气微腥，味初甜而后又持久的麻辣感，粉末嗅之作嚏。断面沾水，即成乳白色隆起（采收加工忌铁器）

【经典试题】

最佳选择题

1. 具有特异香气的中药材为
A. 人工牛黄 B. 蟾酥 C. 麝香
D. 珍珠 E. 蛤蚧
答案：C

【强化练习】

最佳选择题

1. 断面沾水即呈乳白色隆起的中药材为
A. 麝香 B. 水蛭 C. 蟾酥
D. 牛黄 E. 斑蝥
2. 蜂蜜放久或遇冷析出的白色颗粒状结晶，其成分是
A. 碳酸钙 B. 草酸钙 C. 果糖
D. 蔗糖 E. 葡萄糖

配伍选择题

A. 蟾酥 B. 蛤蚧 C. 牛黄
D. 麝香 E. 斑蝥
3. 气清香，味先苦而后回甜的药材是
4. 气特异而臭，刺激性强，不宜口尝的药材是

参考答案

最佳选择题：1. C 2. E
配伍选择题：3. C 4. E

考点4 鉴别要点

1. **地龙** 全体具环节，第14～16环节为生殖带，习称"白颈"，图8-212。

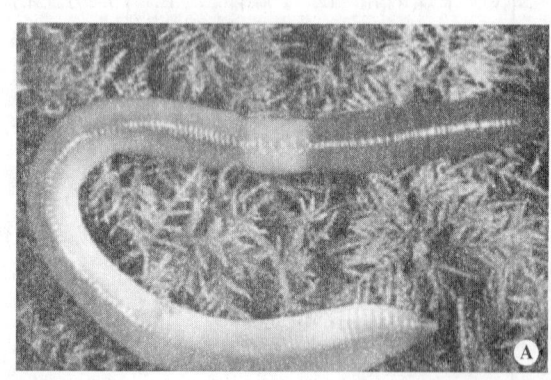

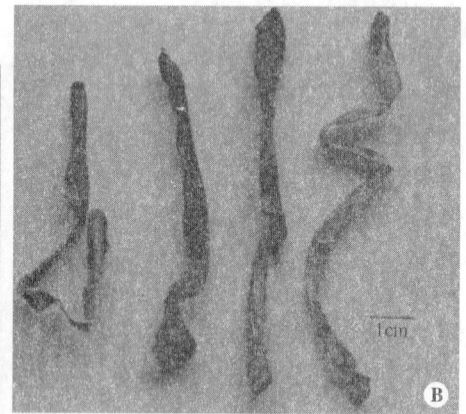

图8-212 地龙

2. **水蛭** 为扁平纺锤形，背部黑褐色或黑棕色，用水浸后，可见黑色斑点排列成5条纵线，两端各具一吸盘，前吸盘不显著，后吸盘较大，图8-213。

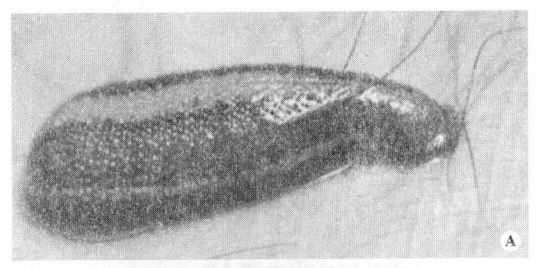

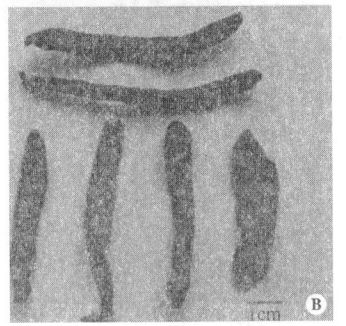

图 8-213 水蛭

3. 石决明　羊鲍——在螺旋部边缘有 2 行整齐的突起，尤以上部较为明显，末端 4～5 个开孔，图 8-214。

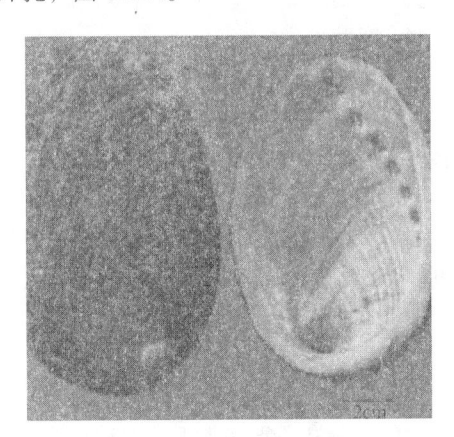

图 8-214 石决明

4. 蜈蚣　呈扁平长条形，全体共 22 个环节，从第 2 节起，每体节两侧有步足一对，图 8-215。

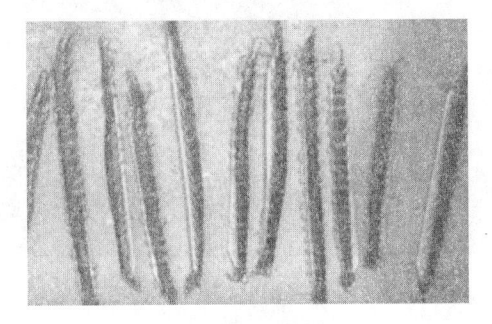

图 8-215 蜈蚣

5. 乌梢蛇　背鳞偶数行，脊部高耸成屋脊状，俗称"剑脊"，图 8-216。

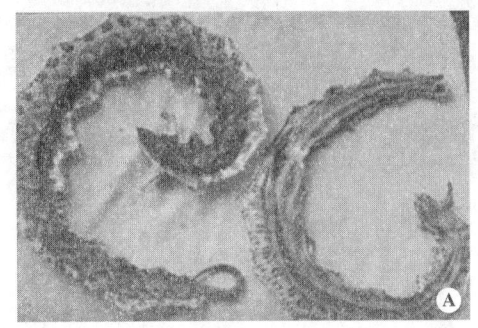

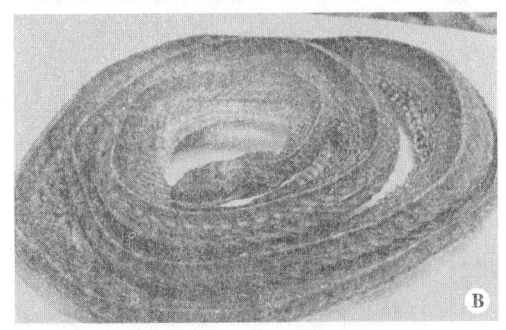

图 8-216 乌梢蛇

6. 金钱白花蛇　圆盘状，有白色环纹 45～58 个，黑白相间，白环纹在背部宽 1～2 行鳞片，背正中明显突起一条脊棱，脊鳞扩大呈六角形，通身 15 行，尾下鳞单行，图 8-217。

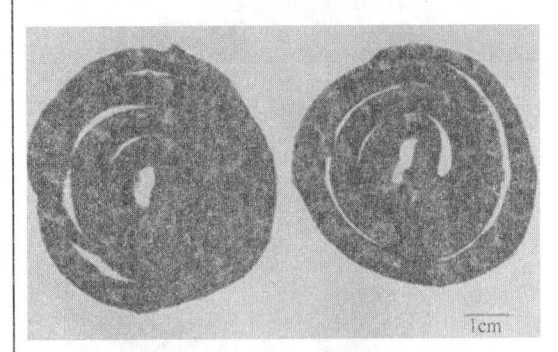

图 8-217 金钱白花蛇

7. 蕲蛇
（1）翘鼻头——呈三角形扁平，吻端向上。
（2）方胜纹——背部两侧各有黑褐色与浅棕色组成的"V"形斑纹 17～25 个，其"V"形的两上端在背中线上相接，图 8-218。
（3）连珠斑——腹部有黑色类圆形的斑点。
（4）佛指甲——尾部骤细，末端又三角形

深灰色的角质鳞片1枚。

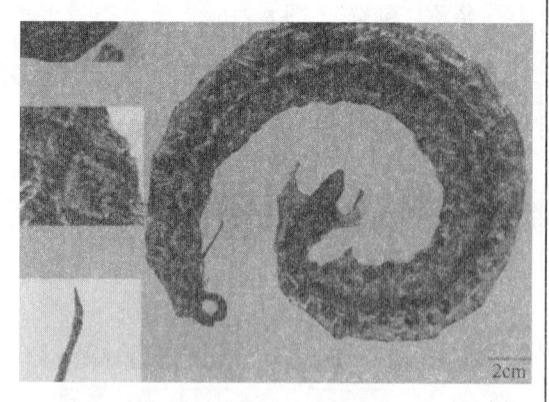

图8-218 蕲蛇

8. **牛黄** 有的表面挂有一层黑色光亮的薄膜，习称"乌金衣"，图8-219。

取本品少量，加清水调和，涂于指甲上，能将指甲染成黄色，习称"挂甲"。

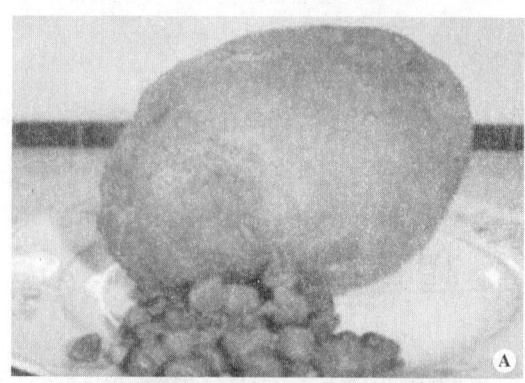

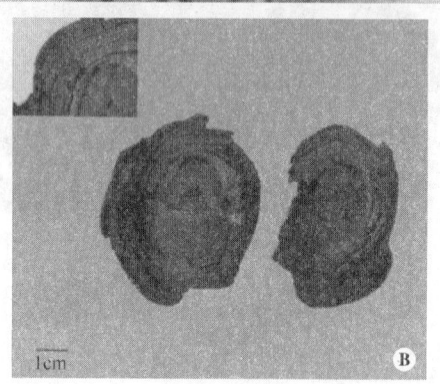

图8-219 牛黄

9. **蛤蚧** 呈扁片状，全身密被细鳞，背部有黄白色或灰绿色斑点，足趾底面具吸盘，图8-220。

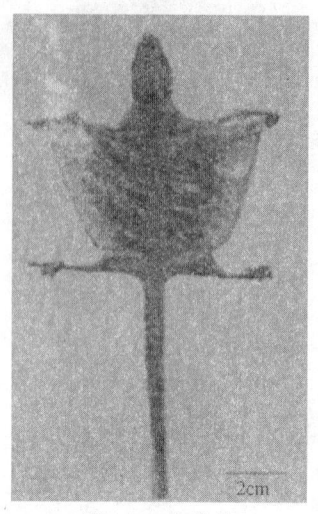

图8-220 蛤蚧

10. **麝香** 内含颗粒状及粉末状的麝香仁和少量细少及脱落的内层皮膜（习称"银皮"），图8-221。

呈不规则圆球形或颗粒状者，习称"当门子"

11. **鹿茸**

（1）花鹿茸，具一个分枝者——二杠（图8-222），主枝习称"大挺"；二个分枝习称"三岔"。

（2）马鹿茸：侧枝一个习称"单门"；二个者习称"莲花"；三个者习称"三岔"四个者习称"四岔"。

（3）坎茸：脑骨前端平齐，后端有1对弧形骨，习称"虎牙"。

（4）东马鹿茸：外皮灰黑色，茸毛灰褐色或灰黄色。分枝顶端多无毛，习称捻头。

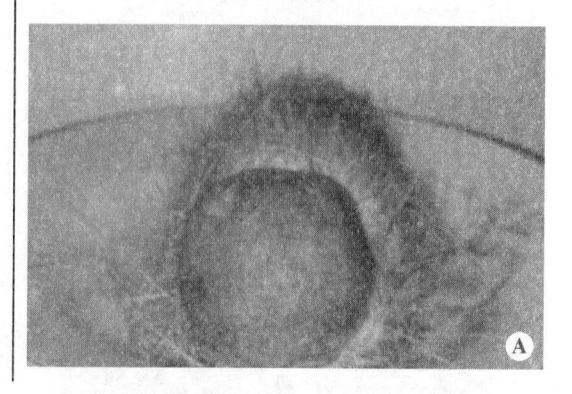

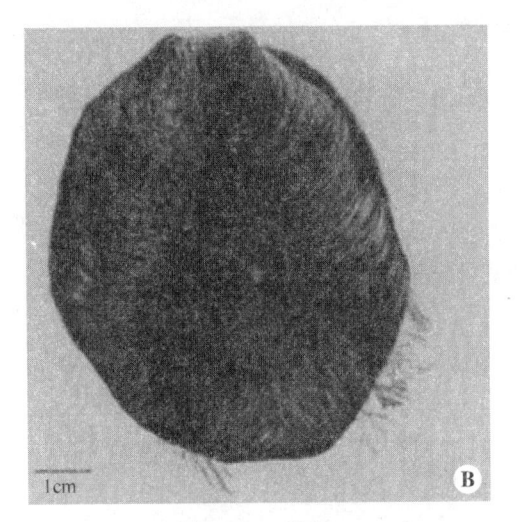

图 8-221 麝香

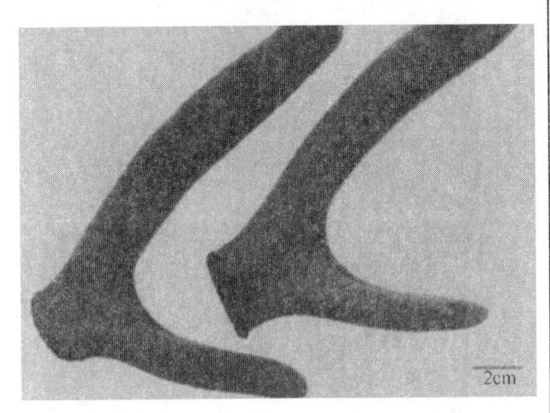

图 8-222 二杠

12. **土鳖虫** 呈扁平卵形，前端较狭，后端较宽，背部紫褐色，有光泽，无翅，图 8-223。

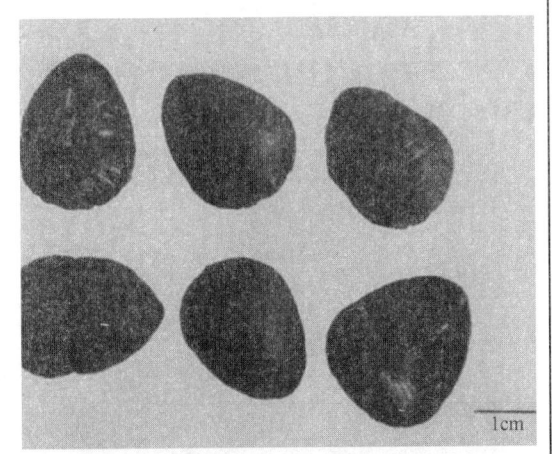

图 8-223 土鳖虫

13. **僵蚕**
（1）呈圆柱形，多弯曲皱缩，表面被有白色粉霜状的气生菌丝和分生孢子，图 8-224。
（2）足 8 对，体节明显。

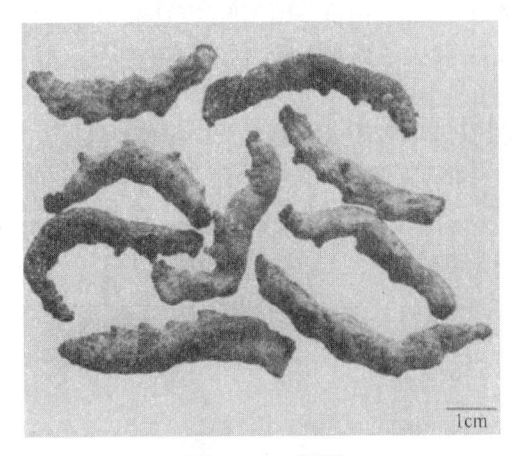

图 8-224 僵蚕

14. **海马**
（1）头略似马头——马头，图 8-225。
（2）躯干部七棱形——瓦楞身。
（3）尾部四棱形——蛇尾。

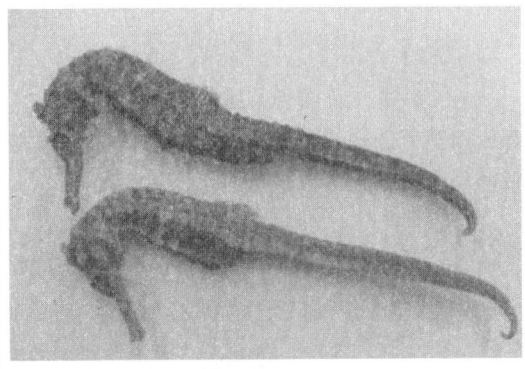

图 8-225 海马

15. **全蝎** 腹部有足有 4 对，均为 7 节，末端各具 2 爪钩，图 8-226。

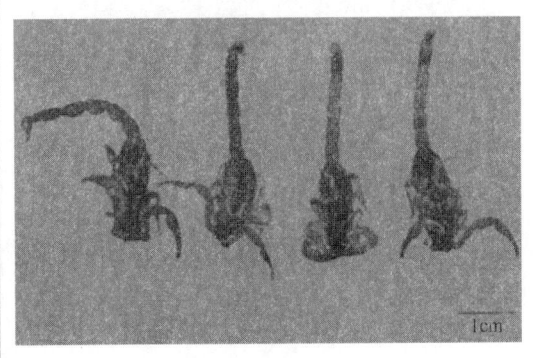

图 8-226 全蝎

16. **羚羊角** 有隆起的环脊，用手握之，四指正好嵌入凹处。角质部横截面类圆形，直径 3～5cm，内有坚硬质重的角柱，习称"骨塞"。除去"骨塞"后，角的下半部呈空洞，全角呈半透明，对光透视，上半段中央有一条隐约可辨的细孔道直通角头，习称"通天眼"，图 8-227。

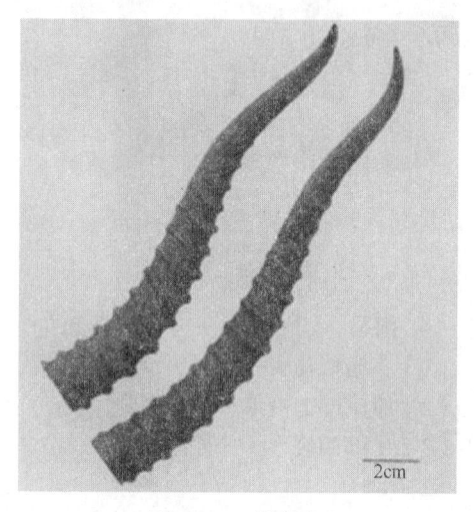

图 8-227 羚羊角

17. **斑蝥** 背部具革质鞘翅 1 对，黑色，有 3 条黄色的横纹，鞘翅下面有内翅 2 片；胸腹部乌黑色，胸部有足 3 对，图 8-228。

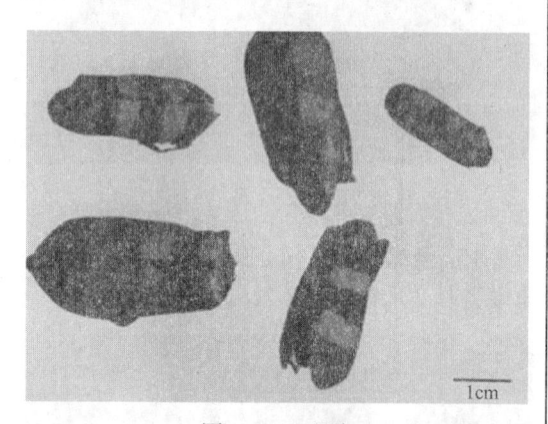

图 8-228 斑蝥

18. **海螵蛸**
（1）无针乌贼——尾部无骨针，图 8-229。
（2）金乌贼——末端有 1 骨针，多已断落，图 8-230。

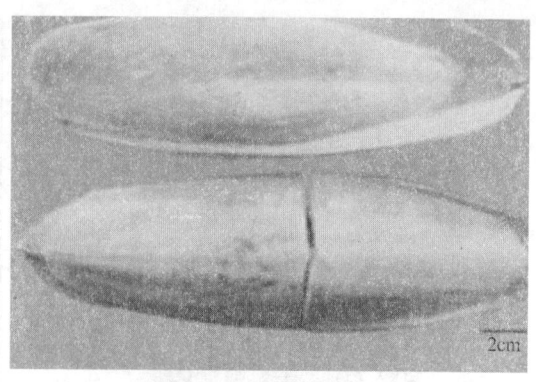

图 8-229 无针乌贼

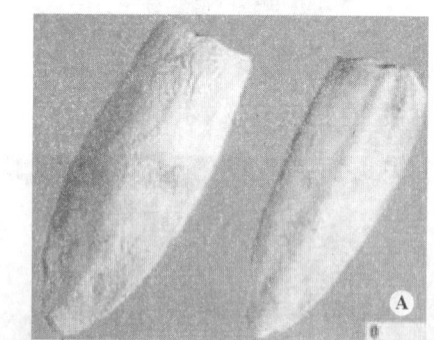

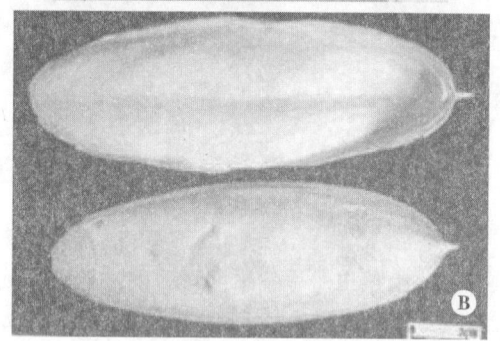

图 8-230 金乌贼

19. **珍珠** 具特有的彩色光泽；质地坚硬，破碎面显层纹，图 8-231。

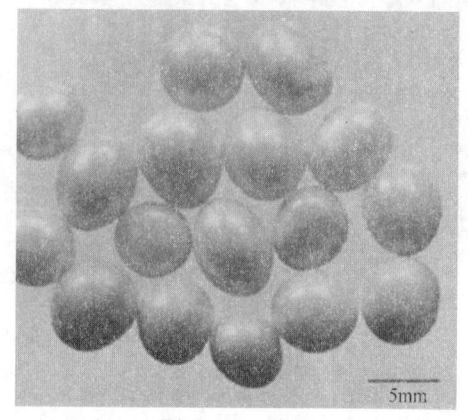

图 8-231 珍珠

其他了解药物图片鉴别

20. 鸡内金 图 8-232。

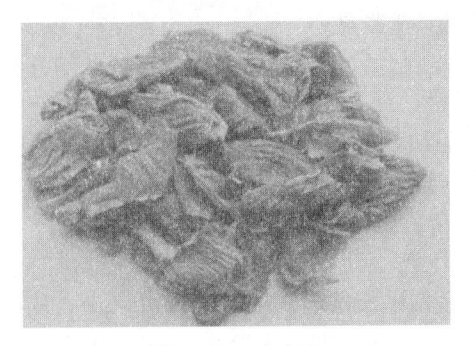

图 8-232 鸡内金

21. 鳖甲 图 8-233。

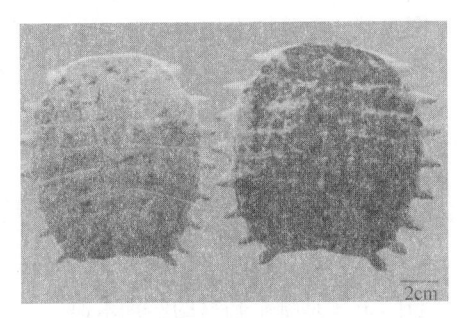

图 8-233 鳖甲

22. 龟甲 图 8-234。

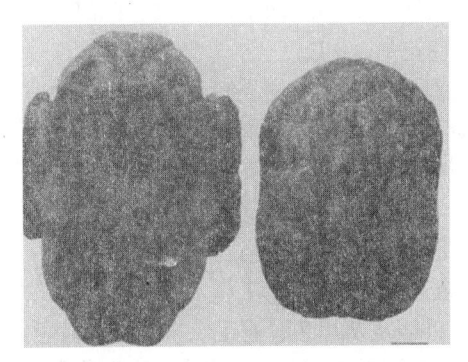

图 8-234 龟甲

23. 蟾酥 图 8-235。

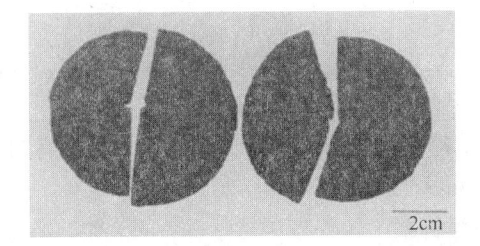

图 8-235 蟾酥

24. 牡蛎 图 8-236。

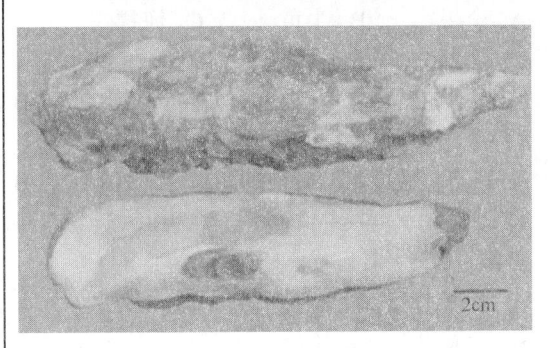

图 8-236 牡蛎

25. 桑螵蛸 图 8-237。

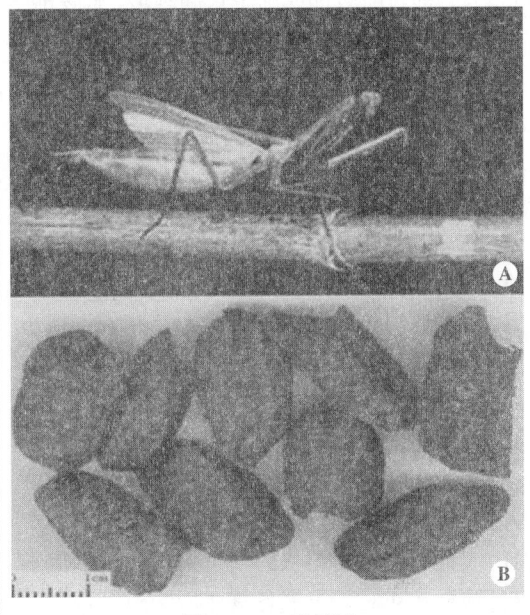

图 8-237 桑螵蛸

【经典试题——真题再现】

最佳选择题

1. 鉴别乌梢蛇性状特征的术语是（2015 年 A 型 39 题）
A. 虎牙　　B. 大挺　　C. 挂甲
D. 银皮　　E. 剑脊
答案：E

2. 具有"白颈"特征的药材是（2016 年 A 型 39 题）
A. 水蛭　　B. 地龙　　C. 全蝎
D. 斑蝥　　E. 蛤蚧
答案：B

配伍选择题

A. 全蝎　　B. 牛黄　　C. 海螵蛸
D. 蟾酥　　E. 羚羊角

3. 具有"乌金衣"特征的药材是（2015年B型97题）
4. 具有"通天眼"特征的药材是（2015年B型98题）

答案：3. B　4. E

A. 蜈蚣　　B. 海马　　C. 全蝎
D. 土鳖虫　　E. 斑蝥

5. 呈扁平卵形，先端较狭，后端较宽，背后紫褐色，有光泽，无翅的药材是（2016年B型97题）
6. 头胸部与前腹部成扁平长椭圆形，后腹部呈尾状，末节有锐钩状毒针的药材是（2016年B型98题）

答案：5. D　6. C

【强化练习】

最佳选择题

1. 不属于僵蚕形状特征的是
A. 呈圆柱形，多弯曲皱缩
B. 表面有白色粉霜状的气生菌丝和分生孢子
C. 足四对，体节不明显
D. 质硬而脆，断面平坦
E. 气微腥，味微咸

2. 属于全蝎性状鉴别特征的是
A. 呈圆柱形、多弯曲皱缩
B. 表面有白色粉霜状的气生菌丝和分生孢子
C. 腹面足4对，末端各具2爪钩
D. 质硬而脆，断面平坦
E. 气微腥，味微涩

3. "捻头"是哪种药材的性状特征
A. 花鹿茸　　B. 马鹿茸　　C. 羚羊角
D. 蛤蚧　　E. 地龙

4. "银皮"是下列哪种药材的鉴别性状
A. 麝香　　B. 鹿茸　　C. 鸡内金
D. 牛黄　　E. 僵蚕

5. 下列关于水蛭性状的说法，正确的是
A. 体扁平，背部有黑色斑点排成5条纵线，两端各具1吸盘
B. 体扁平，背部有红色斑点排成6条纵线，两端均无吸盘
C. 体圆，背部有黑色斑点排成5条纵线，1端具1吸盘
D. 体扁平，背部有橙黄色斑点排成5条纵线，顶端具1吸盘
E. 体圆，背部有黑色斑点散在，两端各具1吸盘

6. 石决明表面螺旋部边缘有两行整齐的突起者，其原动物是
A. 杂色鲍　　B. 羊鲍　　C. 澳洲鲍
D. 耳鲍　　E. 皱纹盘鲍

7. 呈扁平长条形，全体共22个环节，从第二节起，每体节两侧有步足一对的药材是
A. 蜈蚣　　B. 地龙　　C. 斑蝥
D. 全蝎　　E. 土鳖虫

8. 呈圆盘状，脊鳞扩大呈六角形，尾下鳞单行的中药材为
A. 海马　　B. 金钱白花蛇　　C. 蕲蛇
D. 蛤蚧　　E. 乌梢蛇

配伍选择题

A. 麝香　　B. 乌梢蛇　　C. 牛黄
D. 羚羊角　　E. 鹿茸

9. "当门子"是哪个药材的鉴别术语
10. "挂甲"是哪个药材的鉴别术语
11. "大挺"是哪个药材的鉴别术语

A. 二杠　　B. 四岔　　C. 单门
D. 莲花　　E. 三岔

12. 马鹿茸具1个侧支者习称
13. 马鹿茸具2个侧支者习称
14. 花鹿茸具1个侧支者习称
15. 花鹿茸具2个侧支者习称

A. 东马鹿茸　　B. 西马鹿茸　　C. 砍茸
D. 花鹿茸　　E. 二茬茸

16. 外表皮灰黑色，茸毛灰褐色或灰黄色的是
17. 胸骨前端平齐，后端有一对弧形骨，习称"虎牙"的是

A. 水蛭　　B. 地龙　　C. 土鳖虫
D. 斑蝥　　E. 僵蚕

18. 呈扁平卵形，头端较狭，尾端较宽，背部紫褐色，有光泽，无翅的是
19. 略呈圆柱形，多弯曲皱缩，表面被有白色粉霜状气生菌丝的药材是

参考答案

最佳选择题：1. C　2. C　3. B　4. A　5. A　6. B

7. A 8. B
配伍选择题：9. A 10. C 11. E 12. C 13. D
14. A 15. E 16. A 17. C 18. C 19. E

第三节　常用矿物类中药的鉴别

考点1　主含成分

1. 朱砂——硫化汞（HgS）
2. 雄黄——二硫化二砷（As_2S_2）
3. 硫磺——硫（S）
4. 自然铜——二硫化二铁（FeS_2）——黄铁矿
5. 赭石——三氧化二铁（Fe_2O_3）——赤铁矿
6. 炉甘石——碳酸锌（$ZnCO_3$）
7. 滑石——水硅酸镁[$Mg_3(Si_4O_{10})(OH)_2$]
8. 石膏——水硫酸钙（$CaSO_4·2H_2O$）
9. 芒硝——水硫酸钠（$Na_2SO_4·10H_2O$）

【经典试题——真题再现】

配伍选择题
A. HgS　　B. As_2S_2　　C. Fe_2O_3
D. FeS_2　　E. $CaSO_4·2H_2O$
1. 朱砂的主要成分是（2015年B型99题）
2. 雄黄的主要成分是（2015年B型100题）
答案：1. A 2. B

A. 朱砂　　B. 雄黄　　C. 赭石
D. 自然铜　　E. 炉甘石
3. 为碳酸盐类矿物质方解石族菱锌矿，主含$ZnCO_3$矿物药的是（2016年B型99题）
4. 为硫化物类矿物黄铁矿族黄铁矿，主含FeS_2矿物药的是（2016年B型100题）
答案：3. E 4. D

【强化练习】

最佳选择题
1. 来源于硫化物类矿物黄铁矿的中药材是
A. 自然铜　B. 赭石　　C. 磁石
D. 滑石　　E. 炉甘石
2. 芒硝主要含
A. 水硫酸钠　B. 水硫酸钙　C. 二硫化二砷
D. 硫化汞　　E. 二硫化二铁
3. 赭石主要含
A. 水硫酸钠　　B. 三氧化二铁
C. 二硫化二砷　D. 硫化汞　E. 二硫化二铁
4. 以含锌化物为主的矿物药是
A. 赭石　　B. 滑石　　C. 石膏
D. 炉甘石　E. 芒硝

配伍选择题
A. 硫　B. 含水硫酸钙　C. 二硫化二铁
D. 硫化汞　　E. 水合硅酸镁
5. 石膏的主要成分是
6. 朱砂的主要成分是
7. 滑石的主要成分是
A. 黄铁矿　B. 赤铁矿　C. 铜铁矿
D. 菱锌矿　E. 硫铁矿
8. 赭石为
9. 炉甘石为
参考答案：
最佳选择题：1. A 2. A 3. B 4. D
配伍选择题：5. B 6. D 7. E 8. B 9. D

考点2　条痕色

条痕色比矿物表面的颜色更为固定，更能反映矿物的本色，因而更具鉴定意义。

1. **朱砂**　红色至红褐色——闪烁的光泽，图8-238。

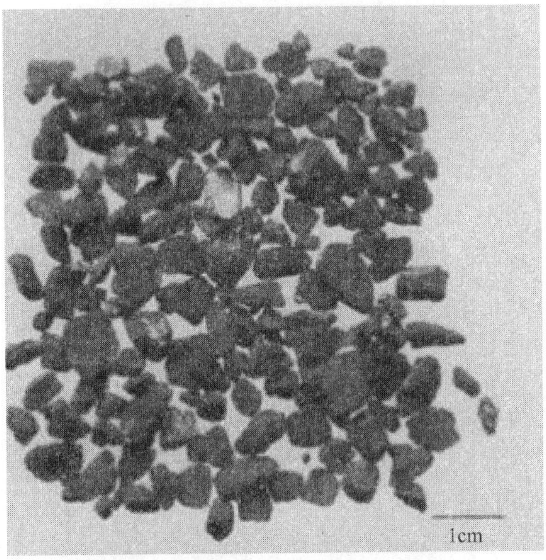

图8-238　朱砂

2. **自然铜**　绿黑色或棕红色——金属光泽，图8-239。

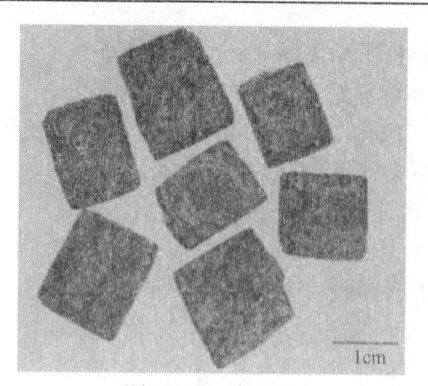

图 8-239 自然铜

3. **赭石** 樱红色或红棕色——金属光泽，图 8-240。

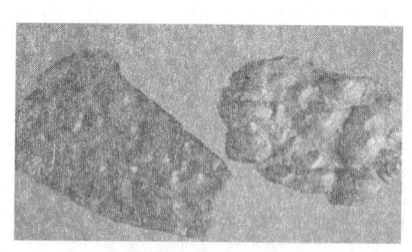

图 8-240 赭石

4. **雄黄** 淡橘红色——金刚石样光泽——断面树脂样光泽，图 8-241。

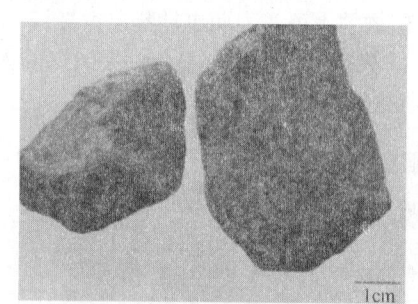

图 8-241 雄黄

5. **炉甘石** 白色，图 8-242。

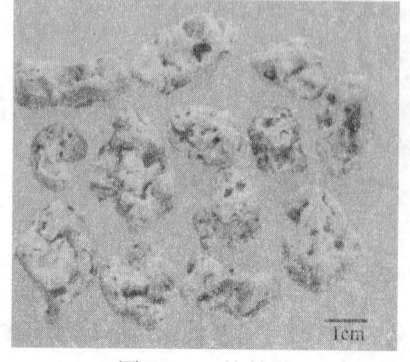

图 8-242 炉甘石

6. **滑石** 白色——蜡样光泽，图 8-243。

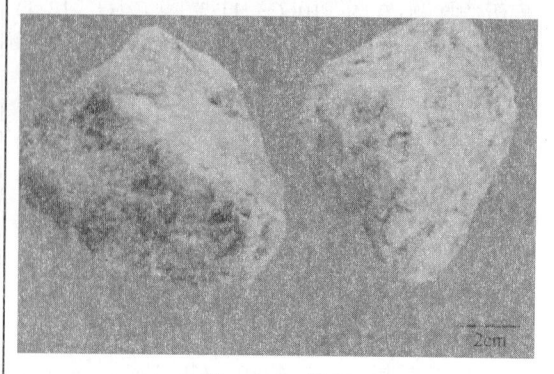

图 8-243 滑石

7. **石膏** 白色——娟丝样光泽，图 8-244。
8. **芒硝** 白色——玻璃样光泽，图 8-245。

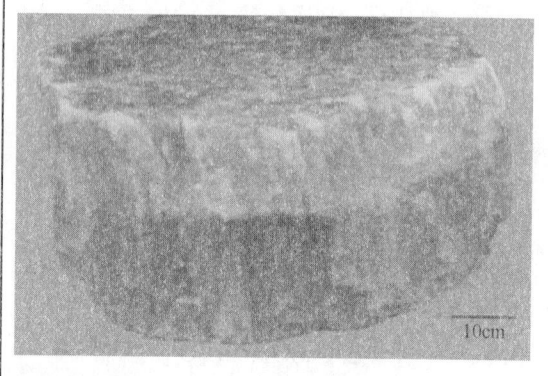

图 8-244 石膏

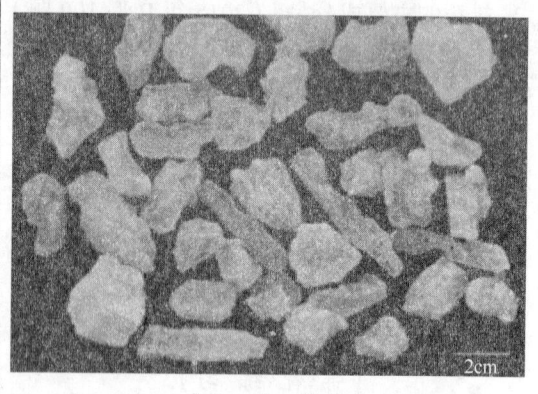

图 8-245 芒硝

【经典试题——真题再现】

最佳选择题

1. 试卷附图中，下图中的条痕色是（2015年A型40题）

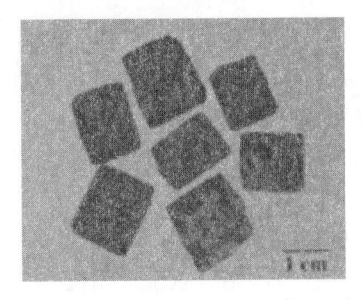

A. 红色至红褐色 B. 绿黑色或棕红色
C. 淡橘红色 D. 樱红色或红棕色 E. 白色
答案：B

2. 为纤维状集合体，体重，质软，纵断面具绢丝样光泽的药材是（2016年A型40题）
A. 朱砂 B. 雄黄 C. 石膏
D. 硫磺 E. 赭石
答案：C

【强化练习】

最佳选择题

1. 对矿物类药材的鉴别具有意义的颜色是
A. 本色 B. 假色 C. 外色
D. 条痕色 E. 投射色

2. 下列药材中，条痕色为樱红色的是
A. 朱砂 B. 赭石 C. 石膏
D. 滑石 E. 自然铜

3. 石膏的条痕色是
A. 红色 B. 金黄色 C. 绿黑色
D. 白色 E. 橙黄色

4. 雄黄的条痕色为
A. 灰白色 B. 棕红色 C. 绿黑色
D. 淡橘红色 E. 白色

5. 朱砂的条痕色为
A. 白色 B. 金黄色 C. 绿黑色
D. 红色 E. 橙黄色

6. 炉甘石的条痕色为
A. 白色 B. 金黄色 C. 绿黑色
D. 红色 E. 橙黄色

配伍选择题

A. 绢丝样光泽 B. 金属光泽
C. 金刚石样光泽 D. 玻璃光泽 E. 蜡样光泽

7. 自然铜具
8. 滑石具
9. 雄黄具

参考答案
最佳选择题：1. D 2. B 3. D 4. D 5. D 6. A
配伍选择题：7. B 8. E 9. C

考点3　特点

1. **赭石**　一面多有圆形的突起，习称"钉头"；另一面与突起相对应处有同样大小的凹窝。砸碎后断面显层叠状，图8-246。

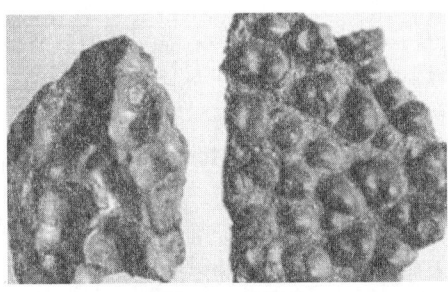

图8-246　赭石

2. **炉甘石**　凹凸不平，多孔，似蜂窝状，有吸湿性，图8-247。

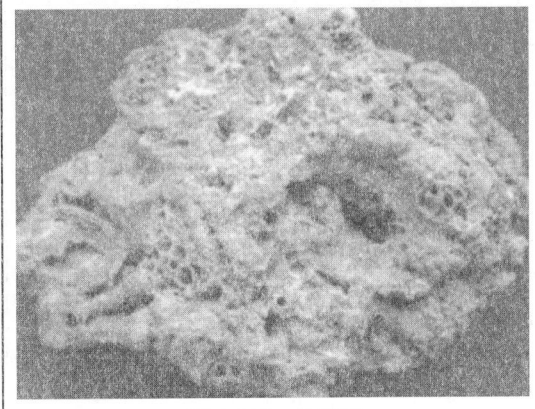

图8-247　炉甘石

3. **滑石**　手摸有滑润感，无吸湿性，置水中不崩散。

4. **石膏**　为纤维状的集合体，体重，质软。取药材一小块（约2g），置具有小孔软木塞的试管内，灼烧，管壁有水生成，小块变为不透明体。

5. **芒硝**　气微，味咸。

【经典试题】

最佳选择题

1. 将一小块药材置具有小孔软木塞的试管内，灼烧，管壁有水生成，小块变为不透明固体的

中药材为

A. 雄黄   B. 朱砂   C. 信石
D. 石膏   E. 芒硝

答案：D

单元测试

一、最佳选择题（A型题）

每题1分。题干在前，选项在后。每道题的备选选项中，只有一个最佳答案，多选、错选或不选均不得分。

1. 生狗脊片近外皮1~4mm处有一条凸起的棕黄色环纹是
   A. 石细胞环带   B. 纤维层   C. 形成层
   D. 木质部   E. 韧皮部

2. 大黄根茎断面可见"星点"环列或散列，分布于
   A. 皮层   B. 木栓层   C. 韧皮部及皮部
   D. 髓部   E. 韧皮部

3. 何首乌断面可见
   A. 车轮纹   B. 星点   C. 云锦花纹
   D. 波状环纹   E. 不规则状

4. 有"罗盘纹"这一鉴别特征的药材是
   A. 甘草   B. 银柴胡   C. 牛膝
   D. 商陆   E. 丹参

5. 在加工过程中需要晒至半干后，反复搓揉3-4次的是
   A. 桔梗   B. 木香   C. 地黄
   D. 党参   E. 白术

6. "怀中抱月"是形容哪种药材的性状特征
   A. 珠贝   B. 青贝   C. 松贝
   D. 炉贝   E. 大贝

7. 绵马贯众的入药部位是
   A. 块根   B. 根茎   C. 干燥根茎和叶柄残基
   D. 块茎   E. 鳞茎

8. 白芍与赤芍的关系是
   A. 原植物完全不同，产地加工相同
   B. 原植物有一种相同，产地加工相同
   C. 原植物有一种相同，产地加工不同
   D. 原植物完全相同，产地加工不同
   E. 原植物完全不同，产地加工不同

9. 延胡索的产地加工方法是
   A. 晒干   B. 发汗后晒干   C. 蒸透后晒干
   D. 去皮后晒干   E. 煮至恰无白心时晒干

10. 白芷形成层的形状是
    A. 多角形   B. 近方形或圆形   C. 类圆形
    D. 不规则状   E. 近方形

11. 川芎的形状为
    A. 长圆柱形   B. 结节状拳形团块
    C. 圆锥形   D. 扁圆形   E. 纺锤形

12. 玄参的加工方法是
    A. 刮去粗皮，加工成卵圆形或圆柱形，或切成厚片干燥
    B. 堆放3~6天"发汗"，反复数次至内部变黑色，再晒干或烘干
    C. 用矾水擦去外皮，晒干或低温干燥
    D. 撞去表皮，加煅过的贝壳粉，吸去浆汁，干燥
    E. 暴晒至半干，反复搓揉，边晒边搓，至全干，撞至表面光滑

13. 温郁金的药材来源是
    A. 姜科植物温郁金   B. 鸢尾科植物温郁金
    C. 姜科植物姜黄   D. 姜科植物广西莪术
    E. 鸢尾科植物蓬莪术

14. 续断在产地加工时应
    A. 发汗   B. 熏硫   C. 烫或蒸至无白心
    D. 曝晒   E. 阴干

15. 炉甘石主含
    A. 水硫酸钠   B. 三氧化二铁
    C. 二硫化二砷   D. 硫化汞   E. 碳酸锌

16. 自然铜的条痕色是
    A. 红色至红褐色   B. 绿黑色或棕红色
    C. 淡橘红色   D. 樱红色或红棕色   E. 白色

17. 蟾酥在采收加工过程中忌用
    A. 铁器   B. 瓷器   C. 竹器
    D. 木器   E. 玻璃器皿

18. 火烧时产生紫红色烟雾的中药材为
    A. 儿茶   B. 青黛   C. 海金沙
    D. 冰片   E. 五倍子

19. 下列为酯树脂类中药材的是
    A. 乳香   B. 血竭   C. 没药
    D. 阿魏   E. 松香

20. 冬虫夏草主产于
    A. 四川，贵州等地   B. 山西，青海等地

C. 四川，青海等地　　D. 陕西，甘肃等地
E. 安徽，云南等地
21. 棉茵陈和花茵陈的区分依据是
A. 产地不同　B. 来源不同　C. 加工不同
D. 采收期不同　　E. 以上都不是
22. 药材薄荷最著名的产区是
A. 四川　　B. 江苏　　C. 江西
D. 河南　　E. 湖北

二、配伍选择题（B 型题）

每题 1 分。备选答案在前，试题在后。每组若干小题。备选项可重复选用，也可不选用。每组题均对应同一组备选答案，每题只有一个正确答案。

A. 块茎圆锥形，不分瓣，一侧有纵向凹沟，味苦微麻，含秋水仙碱
B. 鳞茎呈类圆锥形或近球形，外侧鳞片大小悬殊，相对抱合，大瓣紧密抱合小瓣，未抱合部分呈新月形，顶端闭合，基部平，微凹入
C. 鳞茎呈扁球形，外层鳞片略呈肾形，较大而肥厚，互相抱合
D. 鳞茎呈扁球形，外侧鳞片大小相近，相对抱合，顶端多开口
E. 鳞茎呈长圆锥形，表面类白色或浅棕黄色，有的具棕色斑点，外层鳞片大小相近，顶端多开口

23. 松贝的性状鉴别特征是
24. 青贝的性状鉴别特征是
25. 炉贝的性状鉴别特征是
26. 珠贝的形状鉴别特征是
A. 圆形或卷曲形的薄片
B. 弯曲的丝条状或单、双卷筒状
C. 不规则的碎块　D. 块或丝状　E. 丝条状
27. 牡丹皮饮片呈
28. 厚朴饮片呈
29. 黄柏饮片呈
A. 硫　　B. 含水硫酸钙　　C. 二硫化二铁
D. 硫化汞　　　　E. 水合硅酸镁
30. 硫黄的主要成分是
31. 自然铜的主要成分是
A. 绢丝样光泽　　B. 金属光泽
C. 金刚石样光泽　D. 玻璃光泽　E. 蜡样光泽
32. 石膏具

33. 芒硝具
34. 赭石具
A. 石膏　　B. 信石　　C. 朱砂
D. 赭石　　E. 雄黄
35. 纵断面具纤维状纹理，显绢丝样光泽的中药材是
36. 表面棕红色或灰黑色，常附有少量棕红色粉末，具"钉头"，断面显层叠状的中药材是
A. 大刀螳　　B. 小刀螳　　C. 薄翅螳
D. 绿污斑螳　E. 巨斧螳螂
37. 长螵蛸的原动物是
38. 螵蛸的原动物是
39. 黑螵蛸的原动物是
A. 病理产物　B. 生理产物　C. 干燥全体
D. 去掉内脏的干燥品　　E. 动物骨骼
40. 僵蚕的药用部位是
41. 蜂蜜的药用部位是
42. 蜈蚣的药用部位是
A. 未骨化密生茸毛的幼角　B. 胃结石
C. 除去内脏的干燥体　D. 角　E. 干燥分泌物
43. 蛤蚧的药用部位是
44. 鹿茸的药用部位是
A. 金钱白花蛇　　B. 蛤蚧　　C. 蕲蛇
D. 牛黄　　　　E. 鳖甲
45. 成扁片状，全身密被细鳞，背部有黄白色或灰绿色斑点，足趾底而具吸盘的药材是
46. 表面有"乌金衣"，断面具细密的同心层纹，粉末清水调和后能"挂甲"的药材是
47. 具有"翘鼻头"、"方胜纹"、"连珠斑"、"佛指甲"性状特征的药材是
48. 背部黑色或灰黑色，有白色环纹 45～58 个，脊鳞扩大呈六角形的药材是
A. 姜科蓬莪术，温郁金，广西莪术的根茎
B. 姜科姜黄的根茎
C. 姜科温郁金的根茎纵切片
D. 姜科姜黄，温郁金，广西莪术或蓬莪术的块根
E. 姜科姜黄的块根
49. 姜黄是
50. 莪术是
51. 郁金是
52. 黄丝郁金是

A. 黄丝郁金　B. 绿丝郁金　C. 温郁金
D. 桂郁金　　E. 姜黄

53. 姜科植物广西莪术是哪种药材的原植物
54. 郁金药材中呈纺锤形，断面橙黄色的是
55. 以根茎入药的是

参考答案

最佳选择题：1.D　2.D　3.C　4.D　5.D　6.C
7.C　8.C　9.E　10.B　11.B　12.B　13.A
14.A　15.E　16.B　17.A　18.B　19.B　20.C
21.D　22.B
配伍选择题：23.B　24.D　25.E　26.C　27.A
28.B　29.E　30.A　31.C　32.A　33.D　34.B
35.A　36.D　37.B　38.A　39.E　40.A　41.B
42.C　43.C　44.A　45.B　46.D　47.C
48.A　49.B　50.A　51.E　52.D　53.D
54.A　55.E

模拟试题（一）

一、最佳选择题（A 型题）

共 40 分。每题 1 分。题干在前，选项在后。每道题的备选选项中，只有一个最佳答案，多选、错选或不选均不得分。

1. 辛凉药多能
A. 发散风寒　B. 清热燥湿　C. 发散风热
D. 利水渗湿　E. 补气助阳

2. 针对主证或主病发挥治疗作用的药称
A. 臣药　　B. 君药　　C. 使药
D. 佐制药　E. 佐助药

3. 一般宜在春末夏初采收的中药材是
A. 根及根茎类药材　　B. 果实种子类药材
C. 全草类药材　　　　D. 茎木类药材
E. 皮类药材

4. 不宜用煎煮法提取的中药化学成分是
A. 挥发油　B. 黄酮苷　C. 皂苷
D. 多糖　　E. 蒽醌苷

5. 马钱子中所含的生物碱是
A. 巴马汀　B. 樟柳碱　C. 乌头碱
D. 秋水仙碱　E. 士的宁

6. 下列化合物中，按碱性强弱排序正确的是
A. 脂肪杂环胺＞季胺碱＞酰胺＞芳香胺
B. 季胺碱＞脂肪杂环胺＞酰胺＞芳香胺
C. 脂肪杂环胺＞季胺碱＞芳香胺＞酰胺
D. 季胺碱＞脂肪杂环胺＞芳香胺＞酰胺
E. 季胺碱＞酰胺＞脂肪杂环胺＞芳香胺

7. 苷的分类中，苦杏仁苷属于
A. 氰苷　B. 酯苷　C. 碳苷
D. 酚苷　E. 硫苷

8. Molish 反应的试剂组成是
A. a-萘酚和浓硫酸　B. 邻苯二甲酸和苯胺
C. 蒽酮和浓硫酸　　D. 苯酚和浓硫酸
E. 醋苷和浓硫酸

9. 中药厚朴中含有的厚朴酚是
A. 双环氧木脂素类　B. 环木脂内酯素类
C. 联苯环辛烯型木脂素类　D. 新木脂素类
E. 简单木脂素类

10. 含不同羟基的黄酮类化合物的酸性强弱顺序是
A. 7,4′-二羟基＞一般酚羟基＞5-羟基＞7-羟基
B. 7,4′-二羟基＞7-羟基＞5-羟基＞一般酚羟基
C. 7,4′-二羟基＞4′-羟基＞一般酚羟基＞5-羟基
D. 7,4′-二羟基＞5-羟基＞7-羟基＞一般酚羟基
E. 一般酚羟基＞7-羟基＞5-羟基 7,4′-二羟基

11. 某植物提取物遇皮肤呈蓝色，该提取物可能含有
A. 鞣质　　B. 蒽醌　　C. 环烯醚萜
D. 生物碱　E. 强心苷

12. 焦栀子的炮制作用是
A. 增强清热利湿作用
B. 增强泻火除烦的作用
C. 缓和苦寒之性以免伤胃
D. 增强凉血止血作用
E. 增强凉血解毒作用

13. 具有缓泻而不伤气，逐瘀而不败正之功，用于年老、体弱及久病患者的大黄炮制品种为
A. 熟大黄　B. 酒大黄　C. 大黄炭
D. 醋大黄　E. 清宁片

14. 药物盐炙后可以增强滋肾阴，泻相火，退虚热作用的是
A. 车前子　B. 泽泻　　C. 杜仲
D. 黄柏　　E. 砂仁

15. 用明煅法炮制的药物是
A. 明矾　　B. 炉甘石　C. 棕榈炭
D. 血余炭　E. 磁石

16. 石决明煅后增强
A. 固涩收敛，明目作用　B. 收湿敛疮作用
C. 收湿止痒作用　　　　D. 散瘀止痛作用
E. 活血化瘀作用

17. 下列药物蒸后性味改变的是
A. 桑螵蛸　B. 何首乌　C. 天麻
D. 木瓜　　E. 黄精

18. 经制霜后降低毒性的是
A. 姜半夏　B. 生南星　C. 法半夏
D. 清半夏　E. 巴豆

19. 除另有规定外，散剂的含水量不得超过

A. 8.0%　　B. 9.0%　　C. 10.0%
D. 11.0%　　E. 12.0%
20. 糖浆剂中的附加剂主要为
A. 淀粉　　B. 蔗糖　　C. 甘露醇
D. 葡萄糖　　E. 山梨醇
21. 药物用规定浓度的乙醇浸出或溶解，或以流浸膏稀释制成的澄明液体制剂为
A. 药酒　　B. 酊剂　　C. 糖浆剂
D. 浸膏剂　　E. 煎膏剂
22. 下列关于表面活性剂毒性大小的排列中正确的是
A. 阴离子型＞阳离子型＞非离子型
B. 阳离子型＞非离子型＞阴离子型
C. 非离子型＞阴离子型＞阳离子型
D. 阴离子型＞非离子型＞阳离子型
E. 阳离子型＞阴离子型＞非离子型
23. 不适宜制成混悬剂的药物是
A. 毒性药物　　B. 难溶性药物
C. 不稳定的药物　　D. 易成盐的药物
E. 治疗剂量大的药物
24. 注入大量低渗溶液可导致
A. 红细胞聚集　　B. 红细胞皱缩
C. 红细胞不变　　D. 药物变化　　E. 溶血
25. 药物透皮吸收的主要途径是
A. 毛囊　　B. 汗腺　　C. 皮脂腺
D. 皮肤表面的毛细血管
E. 完整表皮的角质层细胞及其细胞间隙
26. 引起皮肤水合作用最强的基质是
A. O/W 型乳剂基质　　B. W/O 型乳剂基质
C. 甘油明胶　　D. 凡士林　　E. 聚乙二醇
27. 红丹的主要成分是
A. 氧化铁　　B. 氧化铅　　C. 五氧化二磷
D. 四氧化三铁　　E. 四氧化三铅
28. 补虚药的主要药效物质基础是
A. 多糖　　B. 生物碱　　C. 无机盐
D. 有机酸　　E. 挥发油
29. 温里药能"助阳""散寒"，治疗四肢厥冷，主要与哪项药理作用有关
A. 促进消化　　B. 改善血液循环　　C. 抗溃疡
D. 抗炎　　E. 抗心律失常
30. 狗脊表面

A. 被粗刺　　B. 被金黄色绒毛
C. 被棱线　　D. 被硬毛
E. 密被排列整齐的叶柄残基及鳞片
31. 大黄刮去外皮时忌用
A. 铁器　　B. 玻璃器皿　　C. 瓷器
D. 竹器　　E. 木器
32. 某药材气微，味稍甜，久嚼麻舌，药用部位是根，此药材是
A. 大黄　　B. 牛膝　　C. 何首乌
D. 威灵仙　　E. 商陆
33. 附子的来源为
A. 北乌头的主根　　B. 草乌的块根
C. 乌头的主根　　D. 乌头子根的加工品
E. 北乌头子根的加工品
34. 味连的原植物为
A. 黄连　　B. 雅连　　C. 峨眉野连
D. 云南黄连　　E. 三角叶黄连
35. 黄芪的气味是
A. 气微，味甜而特殊
B. 气微，味微甜，嚼之微有豆腥气
C. 气微，味微苦而酸
D. 气辛香，味微辣，麻舌
E. 香气浓郁，味苦，辛，稍麻舌，微回甜
36. 党参的气味为
A. 气微，味苦，麻舌
B. 气微，味甘，辛，微苦
C. 有浓郁的香气，味苦
D. 有特异浓郁的香气，味甘，辛，咸
E. 有特殊的香气，味微甜
37. 茅苍术断面可见
A. 星点　　B. 车轮纹　　C. 云锦花纹
D. 朱砂点　　E. 罗盘纹
38. 山药的主产地是
A. 河南　　B. 山东　　C. 四川
D. 广西　　E. 贵州
39. 味极苦，嚼之有黏性的中药材是
A. 黄芩　　B. 黄柏　　C. 黄连
D. 厚朴　　E. 黄芪
40. 冬虫夏草的药用部位为
A. 子座　　B. 根茎　　C. 幼虫尸体
D. 子座和幼虫尸体的复合体　　E. 子实体

二、配伍选择题（B 型题）

共 60 分。每题 1 分。备选答案在前，试题在后。每组若干小题。备选项可重复选用，也可不选用。每组题均对应同一组备选答案，每题只有一个正确答案。

A. 能散　　B. 能燥　　C. 能敛
D. 能软　　E. 能缓

41. 涩味的特性是
42. 苦味的特性是
43. 辛味的特性是

A. 宁夏　　B. 浙江　　C. 河南
D. 福建　　E. 安徽

44. 延胡索的主产地是
45. 牛膝的主产地是

A. 水蒸汽蒸馏法　B. 连续回流提取
C. 煎煮法　　D. 渗漉法　　E. 分馏法

46. 不需要加热的提取方法是
47. 采用索氏提取器进行提取分的方法是

A. 苦参碱　　B. 雷公藤甲素　C. 粉防已碱
D. 苦参碱　　E. 士的宁

48. 山豆根中的质量控制成分是
49. 雷公藤中的生物碱是
50. 防已中的生物碱是

A. 氮苷　　B. 硫苷　　C. 碳苷
D. 酯苷　　E. 氰苷

51. 最难被水解的是
52. 最易被水解的是

A. 麻黄　　B. 葛根　　C. 陈皮
D. 紫杉　　E. 满山红

53. 含有大豆素的药材是
54. 含有橙皮苷的药材是
55. 含有 8-去甲基杜鹃素的药材是

A. 黄酮类　　B. 香豆素类　C. 二萜
D. 蒽醌　　E. 木脂素

56. 《中国药典》中，前胡质量控制成分的结构类型是
57. 《中国药典》中，厚朴的质量控制成分的结构类型是

A. 苯醌　　B. 萘醌　　C. 菲醌
D. 蒽醌　　E. 三萜

58. 紫草素属于
59. 丹参醌 IIA 属于

60. 羟基茜草素属于
A. 盐制　　B. 醋制　　C. 油制
D. 酒制　　E. 姜制

61. 引药入肝经的是
62. 引药下行的是
63. 引药上行的是

A. 生地黄　　B. 鲜地黄　　C. 熟地黄
D. 生地炭　　E. 熟地炭

64. 补血止血宜用
65. 凉血止血宜用

A. 番泻叶　　B. 火麻仁　　C. 芒硝
D. 巴豆　　E. 芦荟

66. 属于容积性泻下药物的是
67. 属于润滑性泻下药物的是

A. 100000cfu　B. 30000cfu　C. 10000cfu
D. 1000cfu　　E. 100cfu

68. 用于表皮或黏膜完整的固体局部给药制剂，每 1g 中含需氧菌总数不得超过
69. 不含中药原粉的液体口服制剂，每 1ml 中含需氧菌总数不得超过
70. 含豆豉，神曲等发酵成分的口服制剂，每 1g 中含需氧菌总数不得超过

A. 倍散　　B. 散剂　　C. 颗粒剂
D. 低共熔　　E. 糕剂

71. 一种或数种药物粉碎，混合而制成的粉末状制剂是
72. 当两种或更多种药物混合后，有时出现湿润或液化的现象称为
73. 化学剧毒药物添加一定比例量的稀释剂制成稀释散的是

A. 氯化钠　　B. 磷酸盐缓冲溶液
C. 苯乙醇　　D. 聚乙烯醇　　E. 吐温 80

74. 可用作眼用溶剂渗透压调节剂的是
75. 可用作眼用溶液剂抑菌剂的是
76. 可用作眼用溶剂 PH 调节剂的是

A. 增塑剂　　B. 增稠剂　　C. 增光剂
D. 遮光剂　　E. 防腐剂

77. 二氧化钛在明胶空心胶囊中用作
78. 山梨醇在明胶空心胶囊中用作
79. 十二烷基磺酸钠在明胶空心胶囊中用作

A. 嫩蜜　　B. 中蜜　　C. 老蜜
D. 蜜水　　E. 生蜜

80. 在蜂蜜的炼制中，适用于含较多纤维或黏性差的药粉制丸的是
81. 在蜂蜜的炼制中，适用于含黏性中等的药粉制丸的是
A. 云连　　B. 雅连　　C. 短萼黄连
D. 味连　　E. 峨眉野连

82. 根茎多分枝，集聚成簇，形似鸡爪；单枝呈不规则结节状隆起，有"过桥"和磷叶，断面木部鲜黄色或橙黄色，呈放射状
83. 多单枝，长而较直，"过桥"长的是
84. 多单枝，细小弯曲如钩，"过桥"较短的是
A. 芦头　　B. 芦碗　　C. 艼
D. 铁线纹　E. 珍珠疙瘩

85. 人参的根茎习称
86. 人参根茎上的不定根习称
87. 人参根茎上的凹陷状茎痕习称
A. 丽江山慈姑　B. 土贝母　C. 浙贝片
D. 大贝　　　　E. 珠贝

88. 直径在 3.5cm 以下者不摘除心芽的是
89. 取鳞茎，大小分开，洗净，除去心芽，趁鲜切成厚片，干燥的是
A. 薯蓣科植物薯蓣　　B. 豆科植物甘葛藤
C. 十字花科植物菘蓝　D. 薯蓣科植物山薯
E. 豆科植物野葛

90. 药材葛根来源于
91. 药材粉葛来源于
A. 折断时有粉尘飞扬，断面不平坦，略带层片状
B. 断面不平坦，外层黄棕色，内层灰白色
C. 断面呈纤维性片状，淡黄棕色或黄白色
D. 断面较平坦，粉性
E. 断面纤维性，呈裂片状分层

92. 合欢皮的性状特征是
93. 白鲜皮的性状特征是
94. 地骨皮的性状特征是
A. 草麻黄　　B. 中麻黄　　C. 木贼麻黄
D. 生麻黄　　E. 蜜麻黄

95. 少分枝，触之稍有粗糙感，节间长 2～6cm，鳞叶裂片 2（稀 3），髓部近圆形的是
96. 多分枝，有粗糙感，节间长 2～3cm，鳞叶裂片 3（稀 2），髓部呈三角状圆形的是
97. 较多分枝，无粗糙感，节间长 1.5～3cm，鳞叶裂片 2（稀 3），髓部近圆形的是
A. 麝香　　B. 乌梢蛇　　C. 牛黄
D. 羚羊角　E. 鹿茸

98. "当门子"是哪个药材的鉴别术语
99. "挂甲"是哪个药材的鉴别术语
100. "大挺"是哪个药材的鉴别术语

三、综合分析题（C型题）

共 10 分。每题 1 分，题目分为若干组，每组题目基于同一个临床情景病例，实例或者案例的背景信息逐题展开，每题的备选项中，只有 1 个最符合题意。

患者，男，56 岁，教师。长期站立授课，平素体弱多病。1 个月前，感短气，倦怠乏力多汗，食少便溏，腹部重坠，便意频数，小便淋漓。辨证为中气下陷，建议选择具有升举药性的药物治疗

101. 针对患者症状，可选择具有升举药性药物组是
A. 柴胡、升麻、黄芪　B. 牛膝、枳壳、人参
C. 薄荷、蝉蜕、木贼　D. 桑叶、牛蒡子、茯苓
E. 桔梗、苦杏仁、紫苏子

102. 不具有升浮特性的药物是
A. 菊花　　B. 芒硝　　C. 荆芥
D. 黄芪　　E. 蔓荆子

中药材质量的好坏，与其所含有效成分的多少密切相关，药材的采收年限、季节、时间、方法等直接影响药材的质量、产量和收获率。利用传统的采药经验，根据各种药用部位的生长特点，分别掌握合理的采收季节是十分必要的。

103. 根及根茎类药材的采收时间一般为
A. 秋、冬两季　B. 夏、秋两季
C. 开花前　　D. 春末夏初　　E. 春季

104. 可以采用"环剥技术"采收的是
A. 牡丹皮　B. 苏木　　C. 黄柏
D. 白鲜皮　E. 大血藤

105. 药材适宜采收期的确定应考虑的因素不包括
A. 有效成分积累动态　B. 药用部分的产量
C. 植物的发育阶段　　D. 产地
E. 毒性成分的含量

黄连上清丸，清热通便，散风止痛，用于

上焦风热所致的头晕目眩，牙龈肿痛，口舌生疮，咽喉肿痛，耳痛耳鸣，大便秘结，小便短赤。处方由黄连，栀子（姜制），连翘，蔓荆子（炒），防风，荆芥穗，白芷，黄芩，菊花，薄荷，大黄（酒炒），黄柏（酒炒），桔梗，川芎，石膏，旋覆花，甘草。

106. 关于辅料酒的作用描述，错误的是
A. 引药上行 B. 活血通络 C. 软坚散结
D. 矫味矫臭 E. 祛风散寒

107. 辅料姜汁的作用不包括
A. 温中止呕 B. 发表散寒 C. 缓和寒性
D. 增效减毒 E. 清热，润燥

丸剂作为中药传统剂型之一，始载于《五十二病方》，此外，《神农本草经》《太平惠民和剂局方》，《金匮要略》，《伤寒杂病论》等古典医籍中早有丸剂品种，剂型理论，辅料，制法及应用等方面的记载。丸剂丰富的辅料和包衣材料使其临床应用广泛，如水丸取其易化，蜜丸取其缓化，糊丸取其迟化，蜡丸取其难化等可满足不同的治疗需求。随着医学和制药工业的不断发展，丸剂的新工艺，新技术，新辅料等也有较快的发展。

108. 下列关于水丸特点的叙述错误的是
A. 表面致密不易吸潮 B. 可掩盖不良气味
C. 药物的均匀性及溶散时间不易控制
D. 生产设备简单，操作烦琐 E. 溶散，显效慢

109. 下列有关制蜜丸所用蜂蜜炼制目的的叙述，错误的是
A. 除去水分 B. 除去杂质 C. 改变药性
D. 增加黏性 E. 杀死微生物，破坏酶

110. 下列关于滴丸特点的叙述，错误的是
A. 起效迅速，生物利用度高
B. 生产车间无粉尘 C. 能使液体药物固体化
D. 生产工序少，生产周期短 E. 载药量大

四、多项选择题（X型题）

共10分。每题1分，题干在前，备选项在后。每道题备选项中至少有两个正确答案，多选，少选或不选不得分。

111. 甘草的法定来源是
A. 甘草 B. 胀果甘草 C. 光果甘草
D. 苦甘草 E. 刺果甘草

112. 人参主产地是
A. 辽宁 B. 吉林 C. 黑龙江
D. 云南 E. 广西

113. 党参的来源有
A. 素华党参 B. 党参 C. 川党参
D. 黄花党参 E. 红花当参

114. 《中国药典》规定细辛的原植物来源是
A. 北细辛 B. 汉城细辛 C. 华细辛
D. 花脸细辛 E. 南坪细辛

115. 没药的特点有
A. 不规则颗粒状 B. 质坚脆，破碎面不整齐
C. 有光泽 D. 无光泽 E. 气香而特异

116. 确定中药有毒无毒的依据是
A. 沉降多寡 B. 药味多少
C. 含不含有毒成分 D. 用量是否适当
E. 整体是否有毒

117. 中药配伍的目的是
A. 增强疗效 B. 改变药材性状
C. 降低毒副作用 D. 改变药性药味
E. 扩大治疗范围

118. 下列中药属于"怀药"的有
A. 地黄 B. 牛膝 C. 山药
D. 菊花 E. 细辛

119. 下列中药采用"发汗"的加工方法的有
A. 厚朴 B. 杜仲 C. 玄参
D. 续断 E. 茯苓

120. 宜采用炒焦炮制法的药物有
A. 栀子 B. 莱菔子 C. 蒲黄
D. 牛蒡子 E. 山楂

参考答案：
最佳选择题：1. C 2. B 3. E 4. A 5. D
6. D 7. A 8. A 9. D 10. C 11. C 12. C
13. E 14. D 15. A 16. A 17. D 18. E 19. B
20. B 21. B 22. E 23. C 24. E 25. E 26. B
27. E 28. A 29. B 30. B 31. A 32. E
33. D 34. A 35. C 36. E 37. D 38. A
39. B 40. D
配伍选择题：41. C 42. B 43. A 44. B 45. C
46. D 47. B 48. D 49. B 50. C 51. C
52. A 53. C 54. C 55. E 56. C 57. E 58. B
59. C 60. D 61. B 62. A 63. D 64. E

65. D　66. C　67. B　68. C　69. E　70. A
71. B　72. D　73. A　74. A　75. C　76. B
77. D　78. A　79. C　80. C　81. B　82. D
83. B　84. A　85. A　86. C　87. B　88. E　89. C
90. E　91. B　92. C　93. A　94. B　95. A　96. B
97. C　98. A　99. C　100. E

综合分析题：101. A　102. B　103. A　104. C
105. D　106. C　107. E　108. E　109. C　110. E
多项选择题：111. ABC　112. ABC　113. ABC
114. ABC　115. ABDE　116. CDE　117. ACE
118. ABCD　119. ABCDE　120. AE

模拟试题（二）

一、最佳选择题（A型题）

共40分。每题1分。题干在前，选项在后。每道题的备选选项中，只有一个最佳答案，多选、错选或不选均不得分。

1. 甘温药多能
   A. 发散风寒　B. 清热燥湿　C. 发散风热
   D. 利水渗湿　E. 补气助阳
2. 照顾兼证或兼有疾病发挥治疗作用的药称
   A. 使药　　B. 佐助药　　C. 臣药
   D. 君药　　E. 佐制药
3. 全年均可采收的药材是
   A. 两栖类动物药　B. 昆虫类动物药
   C. 皮类植物药　D. 根类植物药　E. 矿物药
4. 下列溶剂中极性最弱的是
   A. 乙醇　　B. 甲醇　　C. 丙酮
   D. 乙酸乙酯　E. 正丁醇
5. 山豆根中生物碱的主要类型是
   A. 吲哚类　B. 莨菪烷类　C. 异喹啉类
   D. 喹诺里西啶类　　E. 有机胺类
6. 《中国药典》中延胡索的质量控制成分是
   A. 小檗碱　B. 延胡索乙素　C. 毒芹碱
   D. 长春碱　E. 马钱子碱
7. 下列吡喃糖苷中最容易被水解的是
   A. 七碳糖苷　B. 五碳糖苷　C. 甲基五碳糖苷
   D. 六碳糖苷　E. 糖上连接羧基的糖苷
8. 水解可生产氢氰酸的是
   A. 红景天苷　B. 苦杏仁苷　C. 蔗糖
   D. 果糖　　E. 洋地黄毒糖
9. 《中国药典》中以马兜铃酸I为质量控制成分之一的中药是
   A. 补骨脂　B. 连翘　　C. 细辛
   D. 麻黄　　E. 当归
10. 满山红的质量控制成分是
    A. 芦丁　　B. 杜鹃素　C. 麻黄碱
    D. 槲皮素　E. 大黄素甲醚
11. 属于倍半萜类的化合物是
    A. 龙脑　　B. 紫杉醇　C. 梓醇苷
    D. 青蒿素　E. 穿心莲内酯
12. 生品、炒品均有止血作用，炒炭后止血作用增强的是
    A. 山楂　　B. 槐花　　C. 荆芥
    D. 蒲黄　　E. 血余炭
13. 醋白芍的炮制作用是
    A. 收敛止痛　　B. 缓和苦寒之性
    C. 降低酸寒之性，善于和中缓急
    D. 增强敛血养血，疏肝解郁作用
    E. 活血止痛
14. 厚朴姜炙的最主要目的是
    A. 增强止泻功效　B. 增强止呕功效
    C. 抑制寒性，缓和药性
    D. 消除对咽喉的刺激性，增强化痰的功效
    E. 消除刺激性，增强宽中和胃的功效
15. 经煅后失去结晶水的药材是
    A. 石决明　B. 明矾　　C. 磁石
    D. 赭石　　E. 自然铜
16. 经煅淬水飞后，质地纯洁细腻，宜用于眼科及外敷的是
    A. 自然铜　B. 白矾　　C. 炉甘石
    D. 朱砂　　E. 石膏
17. 药物蒸后便于保存的是
    A. 黄芩　　B. 地黄　　C. 木瓜
    D. 大黄　　E. 何首乌
18. 巴豆制霜的炮制目的不包括
    A. 增强疗效　　B. 降低毒性
    C. 使脂肪油含量下降到18%～20%
    D. 缓和泻下作用　E. 使巴豆毒素变性失活
19. 下列关于汤剂的叙述，不正确的有
    A. 以水为溶剂
    B. 能适应中医辨证论治，随症加减
    C. 吸收较快　　D. 煎煮后加防腐剂服用
    E. 制法简单易行
20. 下列属于含糖浸出剂型的是
    A. 浸膏剂　B. 煎膏剂　C. 汤剂
    D. 合剂　　E. 流浸膏剂
21. 下列关于酒剂与酊剂质量控制的叙述，正确的是

A. 酒剂不要求乙醇含量测定
B. 酒剂的浓度要求每100ml相当于原药材20g
C. 普通药物的酊剂浓度要求每10ml相当于原饮片1g
D. 酒剂，酊剂不需进行微生物限量检查
E. 含剧毒药的酊剂浓度要求每100ml相当于原饮片10g

22. 对皮肤和黏膜刺激性最小的表面活性剂是
A. 洁儿灭（苯扎氯铵） B. 聚山梨酯80
C. 新洁儿灭（苯扎溴胺） D. 肥皂类
E. 脂肪醇硫酸钠

23. 药剂学认为产生致热能力最强的热原微生物是
A. 革兰阳性杆菌 B. 革兰阴性杆菌
C. 铜绿假单胞菌 D. 金黄色葡萄球菌
E. 沙门杆菌

24. 以多成分制备中药注射剂，所测成分应大于总固体量的
A. 90% B. 85% C. 80% D. 70% E. 60%

25. 组成与皮脂分泌物最接近的软膏基质是
A. 硅油 B. 蜂蜡 C. 凡士林
D. 羊毛脂 E. 液状石蜡

26. 发挥全身作用的栓剂在直肠中最佳的用药部位在
A. 接近直肠上静脉 B. 接近直肠下静脉
C. 接近肛门括约肌 D. 应距肛门口2cm处
E. 接近直肠上、中、下静脉

27. 祛风湿药的代表药理作用是
A. 降压 B. 发汗 C. 抗炎镇痛
D. 调节胃肠运动 E. 利尿

28. 不属于补虚药的主要药理作用的是
A. 增强学习记忆功能 B. 增强机体免疫功能
C. 抗炎镇痛 D. 调节血脂代谢

29. 狗脊的入药部位是
A. 块根 B. 根茎 C. 干燥根茎和叶柄残基
D. 块茎 E. 鳞茎

30. 大黄药材横切面
A. 根部"星点"环列 B. 根茎有星点
C. 根和根茎均无星点 D. 根和根茎都有星点
E. 类白色

31. 具有"砂眼"和"珍珠盘"的中药材是
A. 藁本 B. 银柴胡 C. 三棱

D. 白薇 E. 白及

32. 附子常见的商品规格有
A. 泥附子、盐附子、白附子
B. 盐附子、黑顺片、白附片
C. 黑顺片、白顺片、黄顺片
D. 泥附子、黑顺片、白附子
E. 盐附子、黄附子、黑顺片

33. 黄连的味
A. 极苦 B. 苦 C. 甜 D. 涩 E. 微甜

34. 防已断面可见
A. 车轮纹 B. 星点 C. 云锦花纹
D. 罗盘纹 E. 朱砂点

35. 三七加工时剪下的芦头，支根，须根晒干后，其商品规格分别是
A. 剪口，筋条，绒根 B. 芦头，筋条，绒根
C. 筋条，剪口，绒根 D. 芦头，腿，须
E. 根头，支根，须

36. 党参的气味为
A. 气微，味苦，麻舌
B. 气微，味甘，辛，微苦
C. 有浓郁的香气，味苦
D. 有特异浓郁的香气，味甘，辛，咸
E. 有特殊的香气，味微甜

37. 饮片切面有多数细孔的药材为
A. 黄芪 B. 防已 C. 麦冬
D. 莪术 E. 泽泻

38. 不属于盐杜仲性状特征的是
A. 呈小方块或丝状
B. 表面黑褐色，内表面褐色
C. 折断时胶丝弹性较差
D. 易折断，断面有细密，银白色，富弹性的橡胶丝相连
E. 味微咸

39. 冬虫夏草有足八对，其中
A. 中部三对较明显 B. 中部四对较明显
C. 头部三对较明显 D. 尾部一对较明显
E. 头部四对较明显

40. 纤维性强，难折断，纤维层易成片地纵向撕裂，撕裂时有白色粉尘飞扬，该中药材为
A. 秦皮 B. 桑白皮 C. 牡丹皮
D. 合欢皮 E. 肉桂

二、配伍选择题（B型题）

共60分。每题1分。备选答案在前，试题在后。每组若干小题。备选项可重复选用，也可不选用。每组题均对应同一组备选答案，每题只有一个正确答案。

A. 利水渗湿　　B. 清热泻火　　C. 温里散寒
D. 收敛固涩　　E. 和中缓急

41. 淡味所示的效用是
42. 甘味所示的效用是
43. 涩味所示的效用是

A. 宁夏　　　B. 浙江　　　C. 河南
D. 福建　　　E. 安徽

44. 枸杞子的主产地是
45. 泽泻的主产地是

A. 膜分离法　　　B. 聚酰胺色谱法
C. 硅胶柱色谱法　D. 离子交换树脂法
E. 分馏法

46. 主要根据沸点高低分离物质的方法是
47. 主要根据解离程度不同分离物质的方法是

A. 发汗，平喘作用　　B. 抗菌作用
C. 降血脂作用　　　　D. 镇静，麻醉作用
E. 消肿利尿，抗肿瘤作用

48. 东莨菪碱具有
49. 苦参碱具有
50. 小檗碱具有

A. Feigl反应　　B. 无色亚甲蓝色显示试验
C. 与金属离子的络合反应　D. Borntrager反应
E. Keller-Kiliani反应

51. 用于区别苯醌和蒽醌的反应是
52. 羟基蒽醌类化合物遇碱颜色改变或加深的反应称为

A. 槐花　　B. 黄芪　　C. 银杏叶
D. 黄芩　　E. 葛根

53. 主要有效成分为异黄酮类化合物的中药是
54. 有效成分为芦丁的中药是

A. 水杨苷　　B. 红景天苷　　C. 芥子苷
D. 腺苷　　　E. 牡荆素

55. 属于氮苷类化合物的是
56. 属于碳苷类化合物的是
57. 属于硫苷类化合物的是

A. 穿心莲内酯　　B. 青蒿素　　C. 紫杉醇
D. 京尼平苷　　　E. 薄荷脑

58. 具有显著抗肿瘤作用的是
59. 高效抗疟疾的主要成分是
60. 临床用于上呼吸道抗菌消炎的是

A. 活血通经，祛瘀止痛
B. 补血，调剂，润肠通便
C. 止血和血
D. 入脾补血，缓和油润而不滑肠
E. 祛风止痛

61. 酒当归的作用是
62. 土炒当归的作用是
63. 当归炭的作用是

A. 生地黄　　B. 鲜地黄　　C. 熟地黄
D. 生地炭　　E. 熟地炭

64. 滋阴补血，益精填髓宜用
65. 养阴清热，凉血生津宜用

A. 鞣质　　B. 无机盐　　C. 生物碱
D. 挥发油　E. 氨基酸，蛋白质等营养性成分

66. 苦味药所含的主要成分是
67. 甘味药所含的主要成分是

A. 吸潮　　B. 晶型转变　　C. 水解
D. 氧化　　E. 风化

68. 酯类药物易
69. 具有酚羟基的药物易
70. 苷类药物易

A. 纯化水　　B. 制药用水　　C. 注射用水
D. 灭菌蒸馏水　　　E. 灭菌注射用水

71. 用于配制注射剂的水是
72. 用于配置普通制剂和实验用的水是
73. 包括纯化水，注射用水和灭菌注射用水的是

A. 溶解　　B. 软化　　C. 变脆
D. 气化　　E. 结晶

74. 吸湿性药物能使胶囊壁
75. 易风化的药物能使胶囊壁
76. 药物的稀醇溶液能使胶囊壁

A. 6%　　B. 9%　　C. 12%　　D. 15%　　E. 18%

77. 除另有规定外，水丸中水分含量不得超过
78. 除另有规定外，浓缩蜜丸中水分含量不得超过

A. 黄酒　　B. 麻油　　C. 阿胶
D. 明矾　　E. 水

79. 胶剂制备中加入的起降低黏性，便于切胶作用的辅料是

80. 胶剂制备时加入的起沉淀杂质作用的辅料是
81. 胶剂制备时加入的起矫味, 矫臭作用的辅料是

A. 苧头　　B. 剪口　　C. 筋条
D. 三七　　E. 绒根

82. 三七的根茎习称
83. 三七的支根习称
84. 三七的须根习称

A. 龙胆　　B. 坚龙胆　　C. 苏龙胆
D. 严龙胆　　E. 苦龙胆

85. 根表皮膜质, 木质部黄白色, 易与皮部分离的是
86. 原植物为龙胆, 三花龙胆和条叶龙胆的是
87. 主产于云南和四川的是

A. 金钗石斛　B. 铁皮石斛　C. 鼓槌石斛
D. 流苏石斛　E. 马鞭石斛

88. 质疏松, 断面平坦或呈纤维性; 味淡或微苦, 嚼之有黏性的是
89. 质硬而脆, 断面较平坦而疏松, 气微, 味苦的是

A. 呈倒圆锥形或圆筒形, 离散, 舌状花纵行皱缩, 散生金黄色腺点
B. 呈不规则球形或扁球形, 舌状花不规则扭曲, 内卷, 有淡褐色腺点
C. 呈扁球形或不规则球形, 舌状花上部反折, 通常无腺点, 管状花外露
D. 呈碟形或扁球形, 舌状花平展或微折叠, 彼此黏连, 通常无腺点
E. 花头外被鳞状苞片, 外表面紫红色或淡红色, 内表面具白色棉毛状物

90. 药材滁菊的性状特征是
91. 药材杭菊的性状特征是
92. 药材亳菊的性状特征是

A. 贝壳　B. 干燥分泌物　C. 病理产物
D. 除去内脏的干燥体　　E. 角

93. 地龙的药用部位是
94. 牡蛎的药用部位是
95. 蟾酥的药用部位是

A. 硫　B. 含水硫酸钙　C. 二硫化二铁
D. 硫化汞　　E. 水合硅酸镁

96. 石膏的主要成分是
97. 朱砂的主要成分是
98. 滑石的主要成分是

A. 绢丝样光泽　　B. 金属光泽
C. 金刚石样光泽　D. 玻璃光泽　E. 蜡样光泽

99. 自然铜具
100. 滑石具

三、综合分析题（C型题）

共10分。每题1分, 题目分为若干组, 每组题目基于同一个临床情景病例, 实例或者案例的背景信息逐题展开, 每题的备选项中, 只有1个最符合题意。

患者, 男, 45岁, 咳嗽, 吐痰清稀, 鼻塞流涕。建议选择性温归肺经的药物治疗。

101. 依据患者症状, 适合选择性温归肺经的药物组是
A. 桑叶, 菊花, 黄芩　B. 栀子, 竹叶, 淡竹叶
C. 细辛, 生姜, 麻黄　D. 附子, 干姜甘草
E. 吴茱萸, 艾叶, 荔枝核

102. 温性归肺经不适宜的病证是
A. 寒饮停肺　B. 肺寒咳痰　C. 虚寒型咳嗽
D. 阴虚热盛痰咳　E. 阳虚外感兼痰咳

保和丸出自《丹溪心法》, 由山楂, 神曲, 半夏, 茯苓, 陈皮, 连翘, 莱菔子组成保和丸能消食, 导滞, 和胃。用于食积停滞, 脘腹胀满, 嗳腐吞酸, 不欲饮食。

103. 处方中山楂应选用
A. 炒山楂　B. 生山楂　C. 山楂炭
D. 焦山楂　E. 姜山楂

104. 下列关于莱菔子的说法, 错误的是
A. 保和丸中莱菔子应选用炒制品
B. 保和丸中莱菔子应选用生品
C. 莱菔子炮制后可使药性变升为降
D. 炒莱菔子长于消食除胀, 降气化痰
E. 莱菔子炒制时应采用文火

清代名医徐洄溪将膏药"治里者"解释为"用膏贴之, 闭塞其气, 使药性从毛窍而入腠理, 通经贯络, 或提而出之, 或攻而散之, 较之服药尤有力, 此至妙之法也"现代研究显示, 外用膏剂可经皮给药而产生局部或全身治疗作用。

105. 药物经皮吸收过程是指
A. 药物从基质中释放, 穿透表皮, 吸收入血液循环而产生全身作用

B. 药物从基质中释放，穿透皮肤进入皮下组织而产生全身作用
C. 药物进入真皮，起到局部治疗作用
D. 药物渗透表皮到达深部组织
E. 药物通过毛囊和皮脂腺到达体内

106. 关于外用膏剂的叙述，错误的是
A. 软膏剂多用于慢性皮肤病，对皮肤起保护、润滑作用
B. 软膏剂中的药物通过透皮吸收，也可产生全身治疗作用
C. 黑膏药可起保护、封闭和拔毒生肌等作用
D. 黑膏药只能起局部治疗作用
E. 橡胶膏不经预热可直接贴于皮肤，但药效持续时间短

中药片剂的生产与上市始于20世纪50年代。随着科学技术的进步和现代药学的发展，新工艺、新技术、新辅料、新设备在片剂研究和生产中不断应用，中药片剂的成型工艺、生产技术日臻完善，中药片剂的类型和品种不断增加，治疗迅速提高，中药片剂已发展成为临床应用最广泛的剂型之一。

107. 下列关于片剂特点的叙述错误的是
A. 剂量准确
B. 溶出度及生物利用度较丸剂好
C. 生产自动化程度高
D. 片剂内药物含量差异大
E. 运输、贮存及携带，应用都比较方便

108. 下列可避免肝脏首过效应的片剂是
A. 分散片　B. 舌下片　C. 缓释片
D. 控释片　E. 口服泡腾片

今年来，有一些不法商贩将工业明胶卖给企业制成药用空胶囊，这种空胶囊再流入药品生产企业用于制造胶囊剂。由于皮革在工业加工时要使用含铬的鞣制剂，因此这样制成的空胶囊，往往重金属铬超标。经有关部门检测，多家药厂的多个批次药品，所用空胶囊重金属铬含量超标，"毒胶囊"事件引起了社会各界的广泛关注，也给药学工作人员敲响了药品安全的警钟。

109. 空胶囊的主要原料是
A. 琼脂　B. 明胶　C. 甘油
D. 山梨醇　E. 二氧化钛

110. 空胶囊的干燥失重应控制在
A. 8.5%～10.5%　B. 12.5%～17.5%
C. 5.5%～7.5%　D. 10.5%～12.5%
E. 7.5%～9.5%

四、多项选择题（X型题）

共10分。每题1分，题干在前，备选项在后。每道题备选项中至少有两个正确答案，多选、少选或不选不得分。

111. 适宜用麸炒的药物有
A. 枳壳　B. 斑蝥　C. 苍术
D. 龟甲　E. 阿胶

112. 宜酒炙的药物是
A. 延胡索　B. 甘遂　D. 丹参
E. 川芎

113. 香附常见的炮制方法有
A. 砂炒　B. 酒炙香附　C. 醋炙香附
D. 四制香附　E. 炒炭

114. 附子常用的饮片规格包括
A. 黑顺片　B. 黄附片　C. 白附片
D. 淡附片　E. 炮附片

115. 下列关于酒剂的特点叙述，正确的有
A. 酒辛甘大热，可促使药物吸收，提高药物疗效
B. 组方灵活，制备简便，不可加入矫味剂
C. 能活血通络，但不适于心脏病患者服用
D. 临床上以祛风活血、止痛散瘀效果尤佳
E. 含乙醇量高，久贮不易变质

116. 成品需要进行含醇量测定的有
A. 干浸膏剂　B. 合剂　C. 酒剂
D. 糖浆剂　E. 酊剂

117. 去除热原的方法有
A. 吸附法　B. 超滤法　C. 反渗透法
D. 离子交换法　E. 凝胶滤过法

118. 黑膏药基质的原料有
A. 植物油　B. 宫粉　C. 红丹
D. 雄黄　E. 朱砂

119. 舌下片的特点包括
A. 属于黏膜给药方式
B. 可以避免肝脏的首过效应
C. 局部给药发挥全身治疗作用
D. 原料药物易于直接吸收
E. 吸收迅速显效快

120. 大黄的来源有

A. 掌叶大黄　B. 药用大黄　C. 唐古特大黄

D. 藏边大黄　E. 河套大黄

参考答案

最佳选择题：1. E　2. C　3. E　4. D　5. D　6. B
7. B　8. B　9. C　10. B　11. D　12. D　13. D
14. E　15. B　16. C　17. A　18. A　19. D　20. B
21. E　22. B　23. B　24. C　25. D　26. D　27. C
28. C　29. B　30. B　31. B　32. B　33. A　34. A
35. A　36. E　37. E　38. D　39. B　40. B
配伍选择题：41. A　42. E　43. D　44. A　45. D
46. E　47. D　48. D　49. E　50. B　51. B　52. D
53. E　54. A　55. D　56. E　57. C　58. C　59. B
60. A　61. A　62. D　63. C　64. C　65. A　66. C
67. E　68. C　69. D　70. C　71. C　72. A
73. B　74. C　75. B　76. A　77. B　78. D
79. B　80. D　81. A　82. B　83. C　84. E
85. B　86. A　87. B　88. D　89. A　90. B
91. D　92. C　93. B　94. A　95. B　96. B
97. D　98. E　99. B　100. E
综合分析题：101. C　102. D　103. D　104. B
105. A　106. D　107. D　108. B　109. B　110. B
多项选择题：111. AC　112. DE　113. BCDE
114. ACDE　115. ACDE　116. CE　117. ABCDE
118. AC　119. ABCDE　120. ABC